Dr. med. Kay Bredehorst

Raus aus dem Ernährungschaos

Dr. med. Kay Bredehorst

Raus aus dem Ernährungschaos

So essen Sie sich gesund!

VAK Verlags GmbH
Kirchzarten bei Freiburg

Verlag und Autor haben sich um eine geschlechtergerechte Sprache bemüht. Aus Gründen der besseren Lesbarkeit wurde im Text meist die männliche Form gewählt; alle Angaben beziehen sich selbstverständlich auf Angehörige aller Geschlechter.

Bibliografische Information der Deutschen Nationalbibliothek
Die Deutsche Nationalbibliothek verzeichnet diese Publikation in der Deutschen Nationalbibliografie; detaillierte bibliografische Daten sind im Internet über http://dnb.d-nb.de abrufbar.

VAK Verlags GmbH
Eschbachstraße 5
79199 Kirchzarten
Deutschland
www.vakverlag.de

Layout: Richard Kiefer
Umschlag: X-Design, München
Satz & Druck: Friedrich Pustet GmbH & Co. KG, Regensburg
Printed in Germany
ISBN: 978-3-86731-224-0

Inhaltsverzeichnis

Dieses Buch widme ich meinen Kindern Maximilian, Linus und Sophia, meinen Eltern sowie meiner Frau Urszula.

Sie hat mir mit ihren Kochkünsten erst gezeigt, wie gesunde Nahrungsmittel zu einem Genuss werden können, und war zudem jeden Tag während der Fertigstellung dieses Buches an meiner Seite.

Hinweise des Verlags

Dieses Buch dient der Information über Möglichkeiten der Gesundheitsvorsorge. Wer sie anwendet, tut dies in eigener Verantwortung. Autor und Verlag beabsichtigen nicht, Diagnosen zu stellen oder Therapieempfehlungen zu geben. Die hier vorgestellten Vorgehensweisen sind nicht als Ersatz für professionelle Behandlung bei ernsthaften Beschwerden zu verstehen.

Einleitung

Betrachtet man die Vielzahl der gegenwärtigen Ernährungsphilosophien, erscheint ein weiteres Buch zu diesem Thema nahezu paradox. Doch gerade in Anbetracht dieses Dschungels aus teils widersprüchlichen Empfehlungen, tut ein Wegweiser besonders Not. Nachdem uns der Weizen schon seit Jahren dumm machen soll, eine fett- und proteinreiche Kost nach der Atkins-, Paläo- oder Keto-Diät für viele als *das* Allheilmittel gilt, Veganer aber am Ende wohl doch gesünder und länger leben, sollen uns nun auch noch Gemüse und Obst krank machen. Ja, wir sollen sogar Weißbrot statt Vollkornbrot essen. Ich sehe in Gedanken schon die Kinder in den Schulen aufspringen, die sich auf Dr. Gundry berufen, wenn sie Gemüse und Obst gegen Pizza eintauschen wollen. Denn mit den Aussagen des amerikanischen Arztes Steven Gundry ist nun die letzte Bastion gefallen, die Gesundheitsgurus und Propheten des Verzichts noch Schutz gewährt hatte. Wer hätte gedacht, dass wir tatsächlich irgendwann aufgefordert werden, auf Gemüse und Obst zu verzichten – und statt Vollkorn lieber Weißbrot zu uns nehmen sollen. Und das, obwohl alle renommierten Studien und die Regionen in der Welt mit dem größten Anteil an hochbetagten Menschen einer pflanzenbasierten Kost den Vorzug geben. Liest man andere Bestseller aus dem Gesundheitsbereich, so wird einem, basierend auf einer Vielzahl von Studien, auf jeder Seite dazu geraten, Obst, Gemüse und Vollkorn zu sich zu nehmen – also das glatte Gegenteil dessen, was Steven Gundry schreibt. Welcher Leser wäre jetzt wohl nicht verwirrt und würde am Ende sagen: „Zum Teufel mit den ganzen Ernährungsberatern."

Es ist im Grunde kaum zu glauben, wie viele Ernährungsansätze in den letzten Jahrzehnten aus dem Boden geschossen sind. Suchte man vor 20 Jahren in einer Buchhandlung Bücher über Diäten und Ernährungsmedizin, wurde man auf ein kleines verstaubtes Regal in der letzten Ecke verwiesen. Es war die Zeit, in der die ersten Bio-Supermarktketten entstanden und das allgemeine Bewusstsein für eine gesunde Ernährung wuchs. Diäten und Theorien wie die von Michel Montignac und Robert Atkins waren allerdings in den wenigsten deutschen Haushalten präsent, obwohl deren Weisheiten schon in den 1970er- und 1980er-Jahren in Amerika für Furore gesorgt hatten. Begriffe wie *glykämischer Index* und *glutenhaltig* erzeugten damals hierzulande noch keine Gänsehaut.

Geht man heute in eine Buchhandlung, wird man von Büchern zum Thema Ernährung schier erdrückt. Bei den Sachbüchern nimmt dieses Thema inzwischen den größten Raum ein.

Es stellt sich also umgekehrt die Frage, warum laut einer Studie des Robert-Koch-Instituts aus dem Jahr 2018 und den im Jahr 2017 veröffentlichten Zahlen des Statistischen Bundesamtes seit 2005 heute fast 20 Prozent aller Kinder und jeder zweite Erwachsene in Deutschland an Übergewicht leiden. Ist es heutzutage also nur „schick", sich mit dem Thema Ernährung zu beschäftigen, oder besteht ein wirklich ernsthaftes Interesse an einer gesünderen Lebensform? Und warum nur können die in all diesen Jahren erschienenen, unzähligen Bücher zum Thema Ernährung nichts an diesen Zahlen verändern?

Ich habe in meinem Ernährungsberateralltag immer wieder festgestellt, dass die meisten Patienten einfach von der schieren Menge und den Widersprüchen an „Thesen des Verzichts" verwirrt sind. Sie finden in dem Überangebot keinen für sie sinnvollen Weg, ihre jahrelang „gezüchteten" Essensgewohnheiten umzustellen. Wir werden später im Buch einige Ernährungsansätze differenzierter besprechen und auch im Hinblick auf Dr. Gundry sehen, dass der zeitweise Verzicht auf bestimmte Gemüsesorten, Vollkorngetreide und Obst sinnvoll ist, dies aber langfristig keine Option sein kann.

Wie wahrscheinlich die meisten von Ihnen bereits selbst feststellen mussten, halten Verzichtdiäten nicht lange das, was sie versprechen. Einmal abgesehen von dem Frust, den sie überdies verursachen. Ich möchte in diesem Buch verständlich erläutern, wie wichtig es ist, die Grundbedürfnisse des Körpers nach Proteinen (Eiweißen), Fetten und Kohlenhydraten (Zucker) zu bedienen. Keine dieser Nahrungsgruppen ist für uns prinzipiell ungesund. Ganz im Gegenteil, wir benötigen sie alle – lediglich Dosis und Darreichungsform machen wie immer das Gift.

Der Verzicht auf eine dieser elementaren Substanzen führt immer zu einem – in der Regel versteckten – generellen Mangel.

Darüber hinaus muss eine neue Form der Essensgestaltung auch den Alltagstest bestehen. Wenn man niemanden mehr besuchen kann, ohne dass man aufgrund selbst auferlegter Essensdogmen schon fast einer Sekte zugeordnet wird, ist das wenig erfreulich.

Für mich ist es besonders wichtig, meinen Patienten die Auswirkungen einer gesunden Ernährung auf den Körper und alle Formen möglicher Erkrankungen auf einfache Weise darzustellen. Erst wenn man versteht, wie viel jünger unsere Zellen durch die richtige Nährstoffzufuhr werden und wie viel besser man sich dadurch fühlt, wird gesundes Essen zu einem unverzichtbaren Bestandteil des Lebens, den man auch genießen kann. Eine Ernährungsumstellung hat nur Bestand, wenn sie mit Neugier und Lust auf mehr Gesundheit, Jugend und weniger Leiden aus freien Stücken begonnen wird.

Nach dem Lesen dieses Buches werden Sie hoffentlich kein schwindelerregendes Farb- und Bildrauschen mehr beim Anblick der unübersichtlichen Vielfalt an Ratgebern erleben. Ich habe alles darangesetzt, dass Sie hier einen ebenso simplen wie wissenschaftlich korrekten Leitfaden durch das „moderne" Ernährungschaos erhalten.

So stimmt es zum Beispiel, dass Veganer länger leben. Aber tun sie das, weil Fleisch generell ungesund ist oder leben sie länger, weil sie keine antibiotikaverseuchte Ware aus der Massentierhaltung zu sich nehmen? Und warum leben Mäuse, die nur zu bestimmten Zeiten gefüttert werden, deutlich länger als Mäuse, die ständig Nahrung zur Verfügung haben? Sie werden am Ende des Buches auch nachvollziehen können, weshalb künstliche und aus Naturprodukten industriell isolierte Substanzen Gift für Ihren Körper sind, was ein Übermaß an einfachen Kohlenhydraten wie Haushaltszucker mit Ihren Zellen anrichten kann und warum die Kombination aus tierischem Fett und isoliertem Zucker besonders förderlich ist, um schon früh von Herz-Kreislauf-Erkrankungen oder Demenz betroffen zu sein. Pflanzenfette hingegen sind auch in vielfältigen Kombinationen mit Kohlenhydraten grundsätzlich gesund, sofern sie nicht durch Erhitzungsverfahren zu streichoptimierten Produkten aus Transfetten werden, die unserem Körper dann deutlich mehr schaden als zu viele tierische Fette.

Sie finden hier eine Antwort auf die Frage, warum unsere Industriemilch so ungesund ist und warum Nahrungsergänzungsmittel oft noch mehr Risiken in sich bergen als jahrelang geprüfte Medikamente, welche ebenfalls viel zu oft unkritisch von Ärzten verschrieben werden. Ich werde versuchen, Ihnen aufzuzeigen, dass z. B. Allergien, generelle Unverträglichkeiten, Autoimmunerkrankungen, chronische Darmentzündungen, Herz-Kreislauf-Erkrankungen und Diabetes, aber auch Krebserkrankungen in vielen Fällen kein unabänderliches Schicksal sein müssen. Kurzum, ich möchte für Sie viele Widersprüche auflösen und Ihnen, Ihrer Familie und Ihrem Umfeld Hilfe anbieten, damit Ihre Ernährung zu Ihrer Gesunderhaltung oder auch eventuell notwendigen Heilung beiträgt.

Aufgrund der aktuellen Ereignisse der Corona-Pandemie während der Fertigstellung des Buches verweise ich hier auch auf den ernährungsmedizinischen Einfluss auf unser Immunsystem. Nicht ohne Grund sind ältere und vorerkrankte Menschen besonders gefährdet, an der Infektion zu sterben oder einen schweren Verlauf mit möglichen Langzeitfolgen durchleiden zu müssen. Wie auch Forschungsergebnisse in diesem Buch zeigen, ist eine gesunde Funktion unseres Immunsystems nur möglich, wenn unsere Darmflora und unsere körpereigenen Zellen sich in einem Gleichgewicht befinden, und genau dieses Gleichgewicht wird durch eine gesunde Ernährungsform und eine ausgeglichene Psyche beeinflusst. Unsere Psyche wiederum wird durch unsere körperliche Gesundheit stabilisiert. Denn auch diese ist nichts anderes als das Ergebnis eines biochemischen Prozesses. Kein Medikament kann biochemische Prozesse so beeinflussen wie unsere Ernährung das tut, und aus dieser Überzeugung heraus – basierend auf wissenschaftlichen Ergebnissen – wurde dieses Buch für Sie geschrieben.

Wie Hippokrates schon sagte: *Nahrung sei Dein Heilmittel.*

Viel Freude beim Lesen wünscht Ihnen
Dr. med. Kay Bredehorst

TEIL I

WIE DIE WESTLICHE ERNÄHRUNGSKULTUR UNS VORZEITIG ALTERN UND KRANK WERDEN LÄSST

KAPITEL 1

Meine eigene Ernährungsgeschichte – oder: Warum unsere Esskultur Krankheiten fördert

Eine Sache liegt mir am Herzen, die an dieser Stelle unbedingt erwähnt werden soll: Alle Ernährungsberater, mich natürlich eingeschlossen, wirken auf Außenstehende schnell wie strebsame Perfektionisten, die sich schon ihr ganzes Leben lang gesund ernähren. Übergewicht und eine ernährungsabhängige Entwicklung von Krankheiten scheinen sie nicht zu kennen. Natürlich ist das ein falsches Bild, weil viele gute Ernährungsbücher, z. B. der *Ernährungskompass* von Bas Kast, *How Not to Die* von Dr. Michael Greger und die *China Study* von Prof. Dr. T. Colin Campbell, von Menschen verfasst wurden, die in ihrem Leben – wie ich auch – verschiedene Entwicklungsphasen bei der Ernährung durchgemacht haben. Bas Kast beispielsweise hatte einen körperlichen Zusammenbruch, bevor er sich dazu entschied, sich anders zu ernähren. Und Prof. Dr. Colin Campbell verbrachte seine Kindheit auf einem Milchbauernhof, wo er jahrelang der festen Überzeugung war, dass Milch ein äußerst gesundes Produkt sei. Heute ist er nicht mehr dieser Meinung, wie man in seinem lesenswerten Buch eindrucksvoll nachvollziehen kann. Auch wir werden uns hier dem Thema Milch noch ausführlich widmen. Dr. Michael Greger hat seine Erfahrungen aus dem Medizinstudium genutzt, um sich für eine vegane Ernährung zu entscheiden. Während die genannten Autoren ihre Erfahrungen nutzten, um sich am Ende gesünder zu ernähren, hat Robert

Atkins von seiner Ernährungstheorie hingegen nicht profitiert: Er starb 2003, als er mit mehr als 30 kg Übergewicht auf der Straße kollabierte.

Aber nun zurück zu meiner eigenen Geschichte. Als Kind war ich immer dünn. Für viele, insbesondere meine Großmutter, zu dünn. Damals konnte ich essen, was ich wollte, und was ich aß, war alles andere als gesund. Zwar aß ich generell eher selten und immer nur kleine Mengen, aber wenn ich etwas zu mir nahm, dann ungesunde Dinge wie Toast mit Schokoaufstrich oder Wurst, Müsli mit Kakao, Hähnchen vom Grill oder Tiefkühlkost. Auch Zwischenmahlzeiten kamen nicht zu kurz – gerne Milchprodukte und Süßigkeiten. Gemüse, Obst und Salat waren absolute Fehlanzeige. Und hätte man mir damals gesagt, dass sich meine Ernährung einmal genau ins Gegenteil verkehren würde, hätte ich wahrscheinlich nur gelacht. Es war unvorstellbar, ohne diese Glücksmomente beim Genuss von Zucker auszukommen. Auf die Tiefkühlprodukte bekannter Firmen hätte ich allerdings – bis auf meine heiß geliebten Fischstäbchen – gut verzichten können. Als Kind konnte ich nicht verstehen, warum Erbsen, Bohnen, Brokkoli und Karotten etwas Leckeres sein sollen. Wer wie ich diese Produkte regelmäßig nur in Form von Tiefkühlware kennengelernt hat, kann verstehen, warum lange Zeit auch bei den frostfreien Originalen bei mir keine Freude aufkam.

Auffällig war jedoch, dass alles, was meine Großmutter zubereitet hatte, immer schmeckte, sogar Karotten und Bohnen, manchmal sogar Brokkoli. Es waren ganz einfache Gerichte wie Birnen, Bohnen und Speck oder Karotten in der Pfanne mit Butter und einer selbst gemachten Frikadelle aus Fleisch, das direkt von einem ländlich gelegenen Bauernhof kam. Der Unterschied war die Frische und Art der Zubereitung. Die Kochkünste meiner Großmutter waren – verglichen mit denen meiner Mutter – geradezu bemerkenswert. Aber bei uns hatte Essen keine große Genuss-Bedeutung. Es musste schnell gehen und einigermaßen schmecken. Zur Ehrenrettung meiner Mutter sollte ich erwähnen, dass sie heute eine sehr passable Köchin ist.

Trotz meiner doch recht spartanischen Ernährung im Hinblick auf die Nährstoffversorgung wurde ich weder krank noch dick. Scheinbar funktionierten meine Körperzellen hervorragend und waren in der Lage, munter und frisch ihre Aufgaben zu erfüllen. Aber warum war ich trotz des hohen Zuckerkonsums und beinahe völligen Verzichts auf natürliche Vitamine und sekundäre Pflanzenstoffe weiterhin so gesund? Lag es vielleicht doch am Lebertran oder an den Vitaminbrausetabletten, die ich bekam, um mein Salatdefizit auszugleichen?

So schlecht ich mich auch ernährte, so viel bewegte ich mich doch als Kind. Es gab keine Tageszeit, zu der man mich *nicht* auf den Fußballplatz hätte schicken können. Außerdem habe ich wenig und selten gegessen. Meine Essenspausen vom Abendbrot bis zum Frühstück waren lang, im Durchschnitt sicherlich 14 Stunden, sodass mein Körper sich in aller Ruhe erholen und regenerieren konnte. Zudem war ich jung und meine Zellen gesund.

Im Hinblick auf die elementaren Ernährungsregeln hatte ich also schon zwei wesentliche Grundsätze zur Erhaltung meiner Gesundheit verinnerlicht: Das war zum einen das Fasten über mindestens 14 Stunden, zum anderen eine reduzierte Kalorienzufuhr. In jungen Jahren reichte das scheinbar aus, um nicht zuzunehmen und um gesund zu bleiben.

Bereits vor 85 Jahren beobachtete Clive McCay von der Cornell University einen kuriosen Zusammenhang zwischen einem deutlich verlängerten Leben von Labornagetieren und einer Reduktion ihrer Kalorienzufuhr. Weitere Studien konnten inzwischen Zusammenhänge für ein längeres Leben belegen, wenn in jungen Jahren weniger Kalorien zugeführt und zudem längere Essenspausen eingehalten wurden, ohne dass es jedoch zu einem Mangel an Nährstoffen kam.[1] Es wäre toll, wenn das auch beim Menschen so funktionieren würde. Eine Perspektive auf Lebenszeitverdoppelung oder gar Unsterblichkeit kann ich aber leider nicht in Aussicht stellen, so viel sei schon einmal vorweggenommen.

Im weiteren Verlauf meines Lebens haben sich meine frühen Essgewohnheiten natürlich irgendwann doch nachteilig ausgewirkt. Doch selbst während meines Medizinstudiums habe ich mir keine Gedanken darüber gemacht, was diese ungesunde Ernährung mit meiner Gesundheit anrichten würde. In jungen Jahren glaubt man an das ewige Leben, sieht in den Spiegel und denkt sich: „Sieht doch alles aus wie immer."

Immerhin lernt man an der Universität auch die Fächer Physiologie und Biochemie kennen, sodass man von mir durchaus ein wenig mehr Einsicht über meine zukünftige Gewichtsentwicklung hätte erwarten können. Täglicher Nudelverzehr, regelmäßiger Bierkonsum und natürlich viele Süßigkeiten konnten mir im Studium nicht so viel anhaben, weil ich noch immer relativ viel Sport trieb und mich überwiegend aktiv mit dem Fahrrad bewegte. Als ich dann aber später im Beruf sehr viel mit dem Auto unterwegs sein musste, konnte man zusehen, wie sich ein ansehnlicher Bauch bei mir entwickelte. In dieser Zeit hatte ich immer wieder Phasen, in denen ich meine Ernährung reduzierte und mehr Sport trieb. Somit schwankte mein Gewicht und bewegte sich zwischen 85 und 90 kg. Im Studium hatte ich immerhin noch 78 kg bei einer Größe von 185 cm gewogen – wenngleich auch das nicht gerade gesund aussah.

Mit Anfang 40 fing es dann jedoch an, dass mir das Abnehmen nicht mehr so leichtfiel. Es dauerte viel länger und ich musste allerlei Anstrengungen unternehmen, um mein Gewicht deutlich zu reduzieren. Wenn ich früher zweimal pro Woche je 30 Minuten laufen musste, um wieder annähernd mein Normalgewicht zu erreichen, so musste ich nun mindestens 4 Stunden in der Woche intensiv Sport treiben. Zudem war es erforderlich, meine Ernährungsgewohnheiten zu ändern. Natürlich wusste ich damals auch noch nicht, dass ich die Bakterien in meinem Darm, die mich in jungen Jahren vor Übergewicht und Krankheiten geschützt hatten, mit meinen Ernährungsgewohnheiten inzwischen größtenteils vernichtet hatte.

Gib dem Affen keinen Zucker

Die sogenannte Montignac-Diät hatte ich bereits im Jahr 2003 das erste Mal ausprobiert. Sie propagiert den Verzicht auf einfache Kohlenhydrate und die Erhöhung des Fett- und Eiweißanteils in der Ernährung. Der glykämische Index (Glyx) war für die Kontrolle der Zufuhr von einfachen

Kohlenhydraten der wichtigste Parameter. Dieser misst den Blutzuckeranstieg nach dem Verzehr eines kohlenhydrathaltigen Lebensmittels. Kohlenhydrate sind chemisch betrachtet Zucker, die sowohl in einer einfachen, als auch in komplexeren Formen vorliegen können. Vereinfacht gesagt verhält es sich so: Je komplexer ein Kohlenhydrat ist, desto geringer ist der nachfolgende Zuckeranstieg im Blut. Je leichter wiederum Mehrfachzucker zu Einfachzuckern im Darm aufgespalten und dem Körper somit zur Verfügung gestellt werden, desto schneller steigt der Blutzuckerspiegel. Die Kartoffel ist ein gutes Beispiel: Wird sie erhitzt, entstehen aus der Stärke, die eigentlich ein komplexer Mehrfachzucker ist, leicht verdauliche Einfachzucker, die im Darm schnell aufgenommen werden. Die Stärke stellt eine Kette aus Glukosemolekülen (Zuckermolekülen) dar, die den Pflanzen als Energiespeicher dient. Diese Speicherform wird bereits im Mund und später im Darm durch das Enzym Amylase auf schnelle und einfache Weise in einzelne Glukosemoleküle aufgespalten. Und so kommt die erhitzte Kartoffel zu ihrem hohen glykämischen Index, der sie in Verruf gebracht hat, ein Dickmacher zu sein. Der hohe Blutzuckerspiegel führt nämlich zu einer vermehrten Insulinausschüttung, die eine Gewichtszunahme gravierend fördert. (Insulin wird – das nur am Rande – in der Schweinezucht als Masthormon verwendet.)

Lässt man die Kartoffel jedoch abkühlen, dann verändert sich ein gewisser Anteil der Stärkemoleküle zur sogenannten *retrograden* oder *resistenten Stärke*. Sie erschwert den Verdauungsenzymen im Darm deutlich die Arbeit, die Glukose aus der Stärke zu lösen. Kartoffelsalat hat folglich einen niedrigen glykämischen Index. Er ist sehr gut verträglich, wenn man ihn nicht gerade mit Mayonnaise oder Zucker an- bzw. „hinrichtet“. Die weitere Verarbeitung der retrograden Stärke zu Buttersäure durch unsere Darmbakterien im Dickdarm ergibt außerdem ein natürliches Heilmittel, denn Buttersäure stärkt die Zellbindungen im Darm und reduziert Entzündungen spürbar. Außerdem werden kranke Zellen in den notwendigen Zelltod geführt und die Ausbildung gesunder Zellen (Proliferation) wird gefördert. Leider enthält die Darmflora der meisten

Menschen nicht mehr die Bakterien, die zu dieser heilsamen Umwandlung in der Lage sind.

Meiner Erinnerung nach wurde diese Erkenntnis bei der Montignac-Diät seinerzeit noch nicht beachtet, sodass ich auf den so gesunden Kartoffelsalat verzichtete. Auch wenn ich heute aus gutem Grund kein Anhänger der damaligen Interpretation der Montignac-Diät mehr bin, so muss ich doch festhalten, dass Bauchspeck bis ins fortgeschrittene Alter vermieden werden kann, wenn man auf einfache Kohlenhydrate wie Zucker oder Weißbrot verzichtet.

Wenn ich also wieder einmal zugenommen hatte, versuchte ich es mit dieser Diät – und es war auffällig, wie gut die Gewichtsabnahme funktionierte. Montignac seinerseits war bereits als Kind übergewichtig. Er wurde schließlich Manager in einem Pharmaunternehmen und entschloss sich dann, zum Thema Ernährung zu forschen. Er war einer der ersten, die bereits Anfang der 1980er-Jahre den glykämischen Index bekannt machten. Er lag auch richtig mit der Annahme, dass Stoffwechselerkrankungen wie Diabetes sowie die generelle Entwicklung von Krankheit und Übergewicht unter anderem auf den Einfluss ständiger und zu hoher Insulinausschüttungen zurückzuführen sind. Auf der anderen Seite wurde ihm das Übermaß an tierischen Fetten und Proteinen wahrscheinlich zum Verhängnis. Michel Montignac starb bereits mit 66 Jahren an einem Prostata-Karzinom. Tatsächlich zeigen etliche Forschungsstudien, dass Völker mit pflanzenreicher Ernährung und reduziertem Verzehr tierischer Produkte nur sehr selten Prostatakrebs oder andere Karzinomformen entwickeln.[2]

Wie bereits angedeutet, fiel es mir mit zunehmendem Alter immer schwerer abzunehmen. Ich musste meine Kalorienzufuhr deutlich drosseln und gleichzeitig meine sportliche Betätigung spürbar erhöhen, um einigermaßen Erfolg zu haben. Warum das nun plötzlich so war, habe ich aber erst viel später verstanden. Bei der Klärung dieser Frage wird der oben erwähnte Punkt offensichtlich, der unsere übliche westliche Ernährung so schädlich macht – nämlich die gravierende Erhöhung des

Insulinspiegels. Der verstärkte Konsum von einfachen Kohlenhydraten spielt eine entscheidende Rolle für unsere Gesundheit.

Wie erwähnt ist Insulin ein in der Schweinezucht angewandtes Masthormon. Es sorgt dafür, dass Fettgewebe erhalten bleibt. Unter Fachleuten heißt die Auflösung von Fett *Lipolyse* – und genau diese wird durch Insulin gehemmt. In Muskeln, Nieren, Leber und Herz sorgt Insulin für die Aufnahme von einfachen Kohlenhydraten wie Glukose. Glukose versorgt die Zellen mit Energie und daher benötigen die Zellen auch keine weitere Energie, die über den Fettstoffabbau zur Verfügung gestellt werden könnte. Und so kommt es zur Hemmung des Fettabbaus.

Die Folgen eines chronisch erhöhten Insulinspiegels sind aber in vielfacher Hinsicht verheerend. Zum einen entwickeln sich Fettansammlungen in Organen wie der Leber, wenn die Ernährung zu viele einfache Kohlenhydrate enthält. Diese sind in Fruchtsäften, Fertigprodukten wie Ketchup und Süßigkeiten, aber eben auch in Brot, Pizzateig, Nudeln und vielen anderen Produkten enthalten. Zum anderen führt Insulin wie erwähnt dazu, dass die Zellen ständig mit der Aufnahme des zugeführten Zuckers beschäftigt sind; sie kommen schlichtweg nicht mehr dazu, ihre eigentlichen Aufgaben richtig zu erfüllen. Eine sehr wichtige Aufgabe ist die Produktion von Eiweißen wie etwa Enzymen, Antikörpern und Hormonen. Aber eben auch die Eigenreinigung der Zelle von Stoffwechselendprodukten, das Recycling von Abfallprodukten und die Einleitung des Zelltods (Apoptose), wenn die Zelle nicht mehr richtig funktioniert. Alle diese Funktionen werden durch Insulin gestört, sodass am Ende die Zelle mit den angebotenen Nährstoffen gar nichts mehr anfangen kann – sie verbrennt fast nichts mehr. Die Folgen sind zum einen die Erhöhung der Fettreserven und zum anderen die Einlagerung von Giften, Säuren und Abfallprodukten im Gewebe.

Zum besseren Verständnis stellen Sie sich vor, Sie möchten Ihre Wohnung und insbesondere Ihr Homeoffice aufräumen. Wir alle kennen ja die Situation, wie beschwerlich und unerfreulich es ist, wenn die Schränke überquellen und man befürchten muss, erschlagen zu werden, sobald man eine Tür öffnet. Um das zu vermeiden, haben Sie sich zum Großputz durchgerungen und auch einige Neuanschaffungen gemacht. Schreibtisch und Aktenschränke müssen ausgeräumt und sortiert werden, damit man endlich wieder Belege findet und ein effizientes Arbeiten möglich wird. Sie freuen sich schon darauf, wenn alle Schränke sortiert und der neue Schreibtisch mit Drucker und Computer aufgebaut ist, damit berufliche und private Aufgaben wieder mit Freude erledigt werden können.

Bei diesem Vorhaben werden Sie nun aber andauernd von einem Speditionsfahrer gestört, der bei Ihnen klingelt und immer neue Möbel bringt. Sie kommen zu nichts mehr – und anstatt dass Ihre Wohnung entrümpelt wird, kommen immer mehr Dinge hinzu. Irgendwann sieht es bei Ihnen aus wie auf einer Baustelle. So in etwa ergeht es Ihren Zellen, wenn Sie durch die dauernde Zufuhr von Zucker für einen hohen Insulinspiegel sorgen. Ständig müssen die Zellen sich dann mit der Aufnahme von einfachen Kohlenhydraten beschäftigen und können ihren eigentlichen Aufgaben nicht mehr nachkommen.

Die Körperzellen reagieren dann so, wie auch Sie reagieren würden: Sie bauen ihre „Klingelschilder“ ab. Das sind spezielle Zellrezeptoren, mTOR genannt, an denen das Insulin andockt, um die Zelle auf die Aufnahme von Zucker auszurichten und ihre Funktion zu steuern. Die langfristige Folge ist der sogenannte Typ-2-Diabetes, man nennt ihn auch den erworbenen Diabetes mellitus. Er ist aber in aller Regel heilbar, wenn dieser Zustand noch nicht über viele Jahre hinweg chronisch geworden ist.

Der Körper schützt sich also selbst, indem er dafür sorgt, dass Insulin seine Wirkung erst gar nicht entfalten kann. Damit schützt er sich aber vor allem auch davor, dass Zellen und das gesamte Gewebe in Mitleidenschaft gezogen werden – und sich am Ende aus dem ganzen Schlamassel Krebszellen entwickeln können. Denn die in dieser Form überfrachteten und ausgelaugten Zellen sind bereits auf dem besten Weg, sich in bösartig wachsende Zellen zu verwandeln.

Zu viel Zucker im Blut schadet uns also. Der Körper muss dennoch in der Lage bleiben, Zucker selbst in die Zellen zu schleusen. Spritzt ein Patient bereits Insulin, sorgt er also jeden Tag dafür, dass die „Klingelschilder“ an den Zellen abgebaut werden, das ist reiner Selbstschutz. In der Folge muss die Insulindosis immer weiter erhöht werden, um doch noch einige intakte Zellrezeptoren zu erreichen. Und das wirkt sich verheerend aus:

- Einlagerung von Fett in die Organe
- Schädigung der Körperzellen durch Zuckeransammlungen, Säuren und Stoffwechselendprodukte
- Fehlende Regeneration defekter Zellstrukturen
- Zunehmende Umprogrammierung der Zellen in ein Schlafstadium, bis Sie kaum noch Gewicht verlieren können
- Mutation von gesunden Körperzellen zu Krebszellen[3]

Die hieraus entstehenden Auswirkungen auf den Körper sind teilweise erstaunlich. So hat man beispielsweise festgestellt, dass die essenzielle Aminosäure Methionin, die nicht vom Körper selbst gebildet wird, sondern aus der Nahrung aufgenommen werden muss, durch die gesonderte Zufuhr aus Nahrungsergänzungsmitteln das Krebsrisiko erhöhen kann. Bislang war man immer vom Gegenteil ausgegangen.

Bei Menschen mit hohem Insulinspiegel können jedoch die eigenen Körperzellen nur noch in geringem Ausmaß Methionin aufnehmen, weil sie ihre Stoffwechselaktivität deutlich zurückgefahren haben. Dafür freuen sich die Krebszellen – die jeden Tag im Körper entstehen und normalerweise von unserem Immunsystem lautlos unschädlich gemacht werden –, genau über diese Aminosäure. Sie verhilft ihnen zu Wachstum und bringt ihnen so einen Wettbewerbsvorteil. Bei einem normalen Stoffwechsel verwenden die Zellen das Methionin selbst und überlassen es nicht den Krebszellen. Und so leuchtet es auch ein, dass Menschen, die Methionin-Präparate verwenden, einem höheren Risiko unterliegen, Krebs zu entwickeln.

Nährstoffpräparate sind also nicht generell harmlos, sondern manchmal sogar mit erheblichen Risiken verbunden. Die Risiken scheinen aber auch für Methionin in tierischen Produkten wie Fleisch und Eiern zu gelten.[4]

In Anbetracht dieser Schilderungen zu Insulin müssen wir uns also fragen, warum unser Körper es denn überhaupt erzeugt.

Die Antwort ist einfach: Ohne Insulin kann keine Glukose in die Zellen aufgenommen werden. Aber Zellen brauchen Glukose. Allerdings nicht im Dauerbeschuss – und genau da liegt das Problem. Wie so oft ist es das Maß, und das ist bei unserer industriellen westlichen Ernährung komplett aus dem Lot geraten. Wir nehmen einfach viel zu viele einfache Zucker zu uns – durch Säfte, Brot, Süßigkeiten, Pizza, Fast Food, Limonaden und eine schier endlose Zahl von weiteren gezuckerten Produkten. Süße Dinge verkaufen sich besser, und so kommt es, dass Zucker nahezu allen Produkten beigefügt wird.

Gerade die industriell isolierten Zucker werden viel zu schnell und in hohem Maß von unserem Körper resorbiert und überfluten dann unsere Gewebezellen. Es fehlen dann z. B. Nährstoffe wie Zink und Chrom sowie sekundäre Pflanzenstoffe, etwa aus Gewürzen wie Kurkuma oder Zimt, die helfen können, die Zuckerresorption zu senken.[5] Es fehlt auch an Ballaststoffen, von denen sich unsere gesunde Darmflora ernährt. Ein Anteil dieser Bakterien, die Laktobazillen, können Zucker in Milchsäure umwandeln, sodass die Zuckeraufnahme ebenfalls sinkt. Wie wir später noch sehen, wird durch die Milchsäure die Menge der aus dem Gleichgewicht geratenen und somit pathogenen (schlechten) Bakterien im Darm reduziert. Halten wir also fest: *Ein Problem unserer Ernährung besteht darin, dass die enthaltenen Zucker von anderen Nährstoffen isoliert und in konzentrierter Form dargeboten werden.*

Ein gutes Beispiel hierfür ist Brot. Statt die wichtigen Nährstoffe aus der Schale des Korns beizubehalten, produzieren wir weißes Mehl, das nur noch aus dem Kern des Korns besteht. Die hier enthaltenen Kohlenhydrate entwickeln nun ohne die Begleitnährstoffe einen hohen glykämischen Index und bewirken so eine hohe Insulinausschüttung. Vollkornbrot hingegen hat einen niedrigeren glykämischen Index als Weißbrot und ist somit auch gesünder.

Kommen wir noch einmal kurz zurück zu meinem körperlichen Verfall: Wir waren bei der Frage stehengeblieben, warum ich nicht mehr so einfach abnehmen konnte und warum mir der Verzicht auf Zucker half, schnell wieder mein Normalgewicht zu erreichen. Jetzt kennen Sie die Antwort: Ich war bereits eine Hormonbombe, denn das in meinem Körper seinerzeit chronisch erhöhte Insulin ist eigentlich ein Hormon. Und Hormone wiederum haben die Eigenschaft, die Zellfunktion über einen speziellen Rezeptor an der Zelle zu beeinflussen. Und das tut Insulin über den sogenannten mTOR-Rezeptor.

Meine Zellen waren durch den Störfaktor Insulin schon so in ihrer Funktion geschädigt, dass sie die angebotenen Nährstoffe gar nicht mehr annehmen wollten. Auch die Reduktion der Kalorien auf empfohlene 1800 kcal täglich nutzte nichts. Ich vermute, mein damaliger Bedarf lag vielleicht noch bei 800 kcal. Dabei benötigt theoretisch der Körper eines Mannes meiner Größe schon fast 2000 Kalorien ohne jede Bewegung – aber eben nur theoretisch. Und auch nur dann, wenn die Zellen nicht „schlafen" und teilweise ihre Funktion eingestellt haben. Aus diesem Grund fällt es vielen Menschen im mittleren Lebensalter nicht mehr so leicht, Gewicht zu verlieren.

Die geschilderten Prozesse werden unter dem medizinischen Begriff *Metabolisches Syndrom* zusammengefasst. Es ist gekennzeichnet durch Übergewicht, Bluthochdruck, erhöhte Blutfettwerte und einen erhöhten Blutzuckerspiegel.

Mit zunehmendem Lebensalter und nach einer Odyssee an Ernährungsumstellungen fiel es mir schwer, mich auf Fotos zu akzeptieren, und das, obwohl ich im Spiegel aus meiner Sicht noch ganz normal aussah. Ich wog am Ende 110 kg bei 185 cm Körpergröße, das waren mindestens 25 kg zu viel. Zudem litt ich unter Bluthochdruck und erhöhten Blutfettwerten. Meinen Zuckerspiegel habe ich lieber gar nicht erst kontrollieren lassen. Kurz gesagt – auch ich litt also an einem Metabolischen Syndrom.

Aber nicht nur das: Meine Haare wurden zunehmend grau und feiner, ich wurde innerhalb von zwei Jahren so weitsichtig, dass ich eine Brille benötigte, bekam deutlich mehr Falten und sah viel älter aus, als es mir lieb war. Glücklicherweise standen noch keine Kinder im Bus von ihren Sitzen auf, um dem alten Mann Platz zu machen. Aber auf unter 40 hatte mich schon lange niemand mehr geschätzt.

Was hatte nur dafür gesorgt, dass ich so „aus dem Ruder" laufen konnte?

- Zucker aus Süßigkeiten und Fertigprodukten wie Ketchup. (In einer Flasche Ketchup sind 40 g auf 100 g Zucker enthalten, das sind 10–12 Zuckerwürfel!)
- Regelmäßiger Genuss von Alkohol, der ebenfalls sehr viele einfache Kohlenhydrate enthält.
- Fruchtsäfte mit hohem Fruktosegehalt, also mit isoliertem Zucker aus dem Nährstoffkonzert des Fruchtfleisches.
- Mangel an Faserstoffen durch einen zu geringen Verzehr von Gemüse und Obst.
- Mangel an sekundären Pflanzenstoffen aus Gemüse und Obst.
- Überwiegend passive Fortbewegung und keinerlei sportliche Aktivitäten.

Die Folge war ein hoher Insulinspiegel, der meinen Fettaufbau und Zellverfall förderte. Durch den Nährstoffmangel waren überdies die zellulären Funktionen eingeschränkt. Im Ergebnis hat mein Körper einfach nicht mehr richtig funktioniert. Die gesundheitlichen Gefahren, die daraus entstehen, sind immens und werden in der Regel weit unterschätzt.

Die folgenden und viele weitere potenzielle Erkrankungen können aus dem geschilderten Zustand entstehen:

- Herzinfarkt
- Schlaganfall
- Demenz und Morbus Alzheimer
- Allergien
- Autoimmunerkrankungen, zu denen nach aktueller wissenschaftlicher Forschung wohl auch Morbus Parkinson gehört[6]
- Hauterkrankungen
- Entzündliche Darmerkrankungen
- Krebs

Mögliche Warnzeichen sind z. B. ein frühzeitiges und schnell voranschreitendes Ergrauen der Haare, innerhalb kurzer Zeit stark zunehmende Sehstörungen, die viel zu früh auftretende Reduktion der Hautspannung sowie das Vorhandensein von Augenschwellungen. Nehmen Sie solche Anzeichen, wenn sie verfrüht, plötzlich und außergewöhnlich stark auftreten, also nicht auf die leichte Schulter. Sie belegen, dass Ihre zellulären Funktionen gestört sind. Denn wenn ein Gewebe davon betroffen ist, sind es in unterschiedlichen Abstufungen auch alle anderen. Unser Körper ist ein komplexes System, letztlich hängt alles mit allem zusammen.

Die Milch macht es eben nicht

Natürlich gibt es noch weitere Nahrungsprodukte, die uns schneller alt und krank werden lassen. Hierzu gehört z. B. Milch. Wer das Buch *China Study* von Dr. Campbell gelesen hat, ahnt, welchen Einfluss Kuhmilch auf unseren Körper hat. Der Autor Colin Campbell wurde auf einem Milchbauernhof groß und war vom gesunden Einfluss der Milch absolut überzeugt – bis er sich der Ernährungsmedizin widmete. Im Verlauf seiner wissenschaftlichen Tätigkeit stieß er auf eine Studie aus Indien, die bei einem hohen Anteil der Versuchstiere die Entwicklung von Leberkrebs aufzeigen konnte, wenn die Tiere mit Aflatoxin belastet waren, einem Krebs erregenden Schimmelgift, das häufig in Erdnüssen vorkommt, und wenn sie gleichzeitig 20 Prozent tierische Proteine in Form des Milchproteins Kasein zu sich nahmen. Die Ratten, die nur fünf Prozent ihres Energiebedarfs in Form von Kasein gefüttert bekamen, erkrankten in nur sehr wenigen Fällen an Leberkrebs. Dieses Ergebnis war so beeindruckend, dass Campbell den Test in einer eigens angelegten Studie wiederholte. Ratten leben im Durchschnitt zwei Jahre, sodass die Studie auf 100 Wochen ausgelegt wurde. Alle Ratten, die neben der Aflatoxin-Belastung 20 Prozent ihres Energiebedarfs durch Kasein gedeckt bekamen, erkrankten auch hier in sehr vielen Fällen an Leberkrebs. Die Tiere, deren Futter nur zu 5 Prozent aus Kasein bestand, erfreuten sich – wie bereits in der Vorstudie – hingegen überwiegend bester Gesundheit, hatten ein glänzendes Fell und erkrankten im Laufe ihrer normalen Lebenserwartung auch nicht an Leberkrebs.[7] Leider lassen sich diese beeindruckenden Ergebnisse nicht so einfach auf den Menschen übertragen; allerdings sind durchaus Parallelen zu finden.

Im Laufe der Forscherkarriere von Dr. Colin Campbell war eine seiner Aufgaben die Untersuchung von ungewöhnlich hohen Leberkrebsraten bei Kindern auf den Philippinen. Wie sich herausstellte, waren Erdnüsse und Getreide mit Aflatoxin belastet. Die hohen Leberkrebsraten bei den Kindern entstanden aber erst, nachdem die dort übliche Unterernährung durch hohe Milchproteingaben ausgeglichen wurde. Die Kinder, die kein zusätzliches Milchprotein erhielten, erkrankten nicht an Leberkrebs.

Auch in Anbetracht dieser Erkenntnisse ist es kaum nachzuvollziehen, warum in europäischen und amerikanischen Schulen noch immer Milch propagiert wird. Die Erklärung liefert Dr. Campbell allerdings umgehend mit: In sämtlichen Gremien der Weltgesundheitsorganisation (WHO) und anderen Gesundheitsorganisationen sorgen politische Einflüsse aus der Milchindustrie dafür, dass weiterhin viele Eltern an den förderlichen Einfluss von Milch auf die Gesundheit ihrer Kinder glauben. Überdies konnten weitere Studien aufzeigen, dass Milch das Wachstum von Prostata- und Brustkrebs fördert, weil eben auch Wachstumshormone in der Milch enthalten sind.[8]

Wie es um die Qualität unserer „modernen" Milch von Hochleistungskühen bestellt ist, ist inzwischen ebenfalls hinlänglich bekannt. Statt also einen bewussten Umgang mit Milch zu pflegen, erhöhen wir bei Kindern durch einen unkritischen Konsum von Milchprodukten das Risiko, dass diese sich in jungen Jahren schon vor natürlichen Umweltgiften wie Aflatoxinen nicht mehr ausreichend schützen können und dann entsprechend Schaden nehmen – denn bei Licht besehen gibt es überall in unserer Umwelt, in jedem Nahrungsmittel Giftstoffe.

In weiteren Studien konnte Dr. Colin Campbell auch aufzeigen, dass selbst Ratten mit Hepatitis-B-Infektionen (HBV) in den seltensten Fällen an Leberkrebs erkrankten, wenn ihre Nahrung nur maximal 5 Prozent Kasein enthielt – obwohl die Infektion bis dahin als eine wesentliche Ursache bei der Entstehung von Leberkrebs galt.[9] Nach der Durchführung weiterer Studien über das Enzym MFO (Multifunktionelle Oxidase) liegt nun die Vermutung nahe, dass die Anregung des Enzyms durch tierisches Protein toxische Stoffwechselendprodukte erzeugt. MFO baut nämlich das Schimmelgift Aflatoxin zu einem Endprodukt ab, welches dann das Erbgut angreift und über verschiedene Wege zur Entwicklung von Krebs führt. Zudem scheint die Aktivität der Viren durch die Kasein-Zufuhr erst angeregt zu werden.[10]

Die wichtigsten Ergebnisse lassen sich wie folgt zusammenfassen:

- Kasein kann unter bestimmten Umständen dazu führen, dass Viren und Toxine krebsfördernd wirken.
- Voraussetzung scheint die Gabe von deutlich mehr als 5 Prozent Kasein zu sein, bezogen auf den gesamten Energiebedarf.
- Pflanzliche Proteine erzeugen keine erhöhten Krebsraten, auch dann nicht, wenn der Proteinbedarf übermäßig damit gedeckt wird.

Die gleichen Versuche mit Soja- oder Glutenprotein ergaben auch bei Dosierungen von mehr als 20 Prozent keine Karzinom-Entwicklung. Diese Ergebnisse legen nahe, dass die Zufuhr von tierischem Protein, insbesondere Milch, die Entstehung von Krankheiten fördert. Pflanzliche Proteine hingegen sind auch in höheren Dosierungen unbedenklich. Das alles gilt übrigens auch für unbelastete Milchprodukte, die bereits frei von Giften und Antibiotika sind.

Es ist doch erstaunlich, dass wir die einzigen Wesen sind, die nach der Stillzeit mit Muttermilch noch fremde Milch tierischen Ursprungs zu uns nehmen, mit Proteinstrukturen, die um ein Vielfaches größere Moleküle enthalten als menschliche Muttermilch. Und selbst Muttermilch nehmen wir meist ab dem zweiten Lebensjahr nicht mehr zu uns, auch wenn in anderen Kulturen Kinder bis ins Kleinkindalter hinein gestillt werden.

Im Regal mit den Gesundheitsbüchern sind Ihnen sicherlich auch schon Titel begegnet, die einen hohen Proteinverzehr – auch über tierische Produkte – propagieren. Seien Sie vorsichtig damit, diesen Rat in Ihr Leben zu integrieren. Zwar bestehen unser Immunsystem, unsere Enzyme, Muskeln und viele Körperbestandteile überwiegend aus Eiweißen bzw. Proteinen – und das könnte den Schluss nahelegen, dass wir am besten jede Form von Protein in hohen Mengen zu uns nehmen sollten –, gerade aber bei tierischen Proteinen sind die Risiken bei zu hoher Zufuhr, also über dem tatsächlichen Bedarf, zu beachten. Beim Verzehr von pflanzlichen Proteinen müssen Sie sich hingegen keine Gedanken machen, wenn Sie Ihr Muskelwachstum mit Hummus, Soja oder Erbsen anregen möchten. Der generelle Bedarf an Eiweißen ist bei den meisten Menschen übrigens nicht annähernd so hoch wie die Menge an Eiweiß, die sie sich zuführen, weil sie viel zu wenig Sport treiben und sich auch sonst kaum ausreichend bewegen. Dennoch gibt es Menschen, die auch ohne Sport und Bewegung einen hohen Eiweißbedarf haben, und das sind all jene, die unter chronischen Entzündungen und Erkrankungen leiden oder Kinder, die sich noch im Wachstum befinden. Es ist also immer individuell zu betrachten, wie der Eiweißbedarf auszurichten ist.

Im Folgenden werden Ihnen noch weitere Beispiele begegnen, die zeigen, dass der Nutzen vieler Nahrungsprodukte für unsere Gesundheit nur aufgrund der Art ihrer Zubereitung variieren kann. So stellt sich z. B. die Situation bei fermentierter Milch – wie Kefir, Joghurt und Buttermilch – ganz anders dar. Studien belegen nachhaltig die lebensverlängernde Wirkung von fermentierten Milchprodukten. Was genau Fermentation ist und warum der gesundheitliche Einfluss so hoch ist, werden wir im Folgenden noch erläutern.[11]

Protein ist nur bedingt tierisch gut

Sollten wir nun auf einmal alle Veganer werden? Nach Auffassung von Dr. Colin Campbell und Dr. Michael Greger gibt es auf diese Frage ein klares Ja. Ich selbst komme hier eher zu einem „Jein". Auch ich beschäftige mich seit mehr als zehn Jahren mit weltweit erschienenen ernährungsphysiologischen Studien. Sie besagen, dass unser Konsum von tierischem Protein deutlich zu hoch ist und uns das aus verschiedenen Gründen krank macht. Einige der Ursachen wurden durch die Untersuchungen von Campbell zumindest für den Bereich Milch aufgedeckt. Tierische Proteine im Überfluss sorgen für die Aktivierung von Enzymen, die aus „normalen" Giften toxische Substanzen werden lassen; erst das fördert im besonderen Maße die krebserregende Wirkung von beispielsweise Toxinen oder Viren, wie dies bei der Hepatitis-Erkrankung der Fall ist.

Meines Erachtens ist hier aber weniger das Protein selbst das Problem dieser Nahrungsquelle, sondern vielmehr die Art des Fettes und die generell toxische Belastung von Produkten aus unserer heutigen Nahrungsindustrie. Selbstverständlich kann es nicht förderlich sein, wenn wir regelmäßig Fleisch zu uns nehmen, das bereits durch Gifte und Antibiotika im Viehfutter hoch belastet ist. Der Einfluss von Antibiotika auf unsere Darmflora ist gravierend und Ursache einer Vielzahl von entzündlichen Darmerkrankungen und Allergien.

Aber auch wenn die Tiere überwiegend mit unbelastetem Getreide gefüttert werden, setzen sie viel Fett an. Dafür sorgt das Insulin, das durch die

Stärkezufuhr aus dem Getreide ausgeschüttet wird. Die aufgebauten Fette enthalten hohe Mengen an gesättigten und sogenannten Omega-6-Fettsäuren, die wie die Omega-3-Fettsäuren zu den mehrfach ungesättigten Fettsäuren gehören. Und diese sollten doch eigentlich alle gut sein – wo liegt also das Problem? Ungesättigte Fettsäuren sind durch ihre Struktur beweglicher und dadurch für die Zellfunktionen nützlicher. Bas Kast beschreibt sie auch passend als „Yogameister" der Fettsäuren. Ihre Beweglichkeit sichert ein optimales Funktionieren der entsprechenden Zellmembranfunktionen. Dies gilt grundsätzlich auch für die ungesättigten Omega-6-Fettsäuren, nur sorgen diese zusätzlich für die Steuerung von entzündlichen Reaktionen im Körper, was in Maßen auch so sein soll und sinnvoll ist, weil der Körper sich mit akuten Entzündungen als natürliche Abwehrreaktion schützen muss.

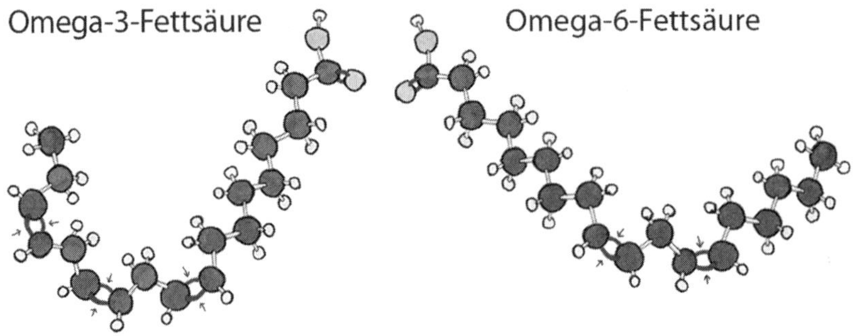

Das Merkmal aller Omega-3-Fettsäuren ist das Vorliegen mehrerer Doppelbindungen (siehe Pfeile) zwischen den Kohlenstoffatomen (C) über die gesamte Fettsäurekette; die erste Doppelbindung befindet sich immer am dritten C-Atom. Diese Doppelbindungen ermöglichen das „Falten" und sind charakteristisch für ungesättigte Fettsäuren. Omega-3-Fettsäuren sind also mehrfach ungesättigte Fettsäuren.
Omega-6-Fettsäuren hingegen vollziehen diese Bindung und Faltung am sechsten C-Atom. Es liegen somit zwei unterschiedliche „Gerüste" vor und hierin ist auch ihre unterschiedliche Wirkung begründet: Während Omega-3-Fettsäuren Entzündungen im Körper reduzieren, erhöhen Omega-6-Fettsäuren die Entzündungsreaktion. Beides ist zwar notwendig, aber die meisten Menschen nehmen zu viele Omega-6- und zu wenige Omega-3-Fettsäuren zu sich. Dieses Beispiel zeigt deutlich, dass in aller Regel kein einzelner Nährstoff der „Bösewicht" ist, sondern sich das gesunde Gleichgewicht verschoben hat.

Leider enthält unsere Nahrung inzwischen aber viel zu hohe Anteile an diesen Omega-6-Fettsäuren. Omega-3-Fettsäuren hingegen hemmen entzündliche Prozesse. Doch sie sind nur noch ausreichend in Fisch und Fleisch von Tieren enthalten, die natürlich ernährt werden. Fisch kommt allerdings heute leider meist aus Zuchtkulturen und ist daher nicht mehr sehr reich an Omega-3-Fettsäuren, denn es werden in aller Regel Fischmehl, Meeresabfälle und Getreide verfüttert, zudem werden Antibiotika und künstliche Zusatzstoffe beigefügt.

Algen kommen im Fütterungsplan der Fischfarmen nur selten vor. Der Verzicht auf Algen führt aber zur Reduktion der gesunden Omega-3- und zum Anstieg der Omega-6-Fettsäuren. Ähnliches gilt übrigens auch für Wildfleisch: Frisches Rotwild vom Jäger enthält viel höhere Konzentrationen an Omega-3-Fettsäuren als Fleisch von Masttieren, von Ausnahmen der vorbildlichen Haltung und Fütterung einmal abgesehen. Unsere heutige Form der Ernährung hat dazu geführt, dass unser Verhältnis von Omega-6-Fettsäuren zu Omega-3-Fettsäuren etwa 15:1 beträgt. Dieses sollte jedoch eher bei 2-2,5:1 liegen, wenn wir nicht unter ständigen Entzündungen im Körper leiden wollen. Es ist also nicht der Fisch grundsätzlich, der reich an Omega-3-Fettsäuren ist und deswegen so gesund sein soll. Vielmehr sind alle tierischen Produkte reich an Omega-3-Fettsäuren, wenn die Tiere pflanzlich ernährt werden. Und von Omega-3-Fettsäuren benötigen Sie mehr, als Sie heute wahrscheinlich zu sich nehmen.

Wenn wir also Fleisch essen, dann sollten wir folgende Regeln beachten:

- Biohaltung zur Vermeidung von Antibiotika.
- Weidehaltung bzw. Heufütterung oder im Falle von Fisch Algenfütterung
- Tierhaltung mit viel Bewegung und Auslauf, weil das die Entwicklung eines gesunden Tieres unterstützt.
- Eine humane Form des Schlachtens und des vorherigen Transports, um den Stress zu reduzieren und natürlich auch, um ethische Aspekte der Ernährung zu fördern.

- Unsere Ernährung sollte maximal 10 Prozent tierische Proteine enthalten.

Werden diese Regeln eingehalten, ist der Verzehr von tierischem Eiweiß durchaus förderlich, zumindest aber gesundheitlich unbedenklich. Tierische Produkte enthalten viele Spurenelemente wie Zink, Eisen und Selen sowie B-Vitamine, darunter das so wichtige Vitamin B_{12}, das durch die hygienische Aufbereitung unserer Pflanzen und die allgemein schlecht ausgebildete Darmflora bei den meisten Menschen ohne die Aufnahme von Fleisch schnell zur Mangelware im Körper werden kann. Vitamin B_{12} hat im Zusammenspiel mit Folsäure einen starken Einfluss auf die Entwicklung von Nerven und Gehirn. Fleisch liefert überdies alle essenziellen Aminosäuren in einem für uns gesunden Verhältnis und zugleich eine hohe Energiemenge pro Gewichtseinheit. Es ist also kein Wunder, dass die Frühmenschen nach der Ausweitung des Fleischverzehrs einen deutlichen Zuwachs der Gehirnmasse zu verzeichnen hatten. Wir werden noch darauf zu sprechen kommen, dass der Verzehr von Fleisch anscheinend auch bestimmte Darmbakterien fördert, die für die Entwicklung und Förderung unserer Gehirngesundheit wichtig sind.

Es ist allerdings ein heikles Thema, gegenwärtig noch den Verzehr von Fleisch zu empfehlen. Vor 10 000 Jahren begann die Nutztierhaltung, die aber gerade in den letzten 70 Jahren aus dem Ruder gelaufen ist – sie hat sich in dieser Zeit vervierfacht. Welche gravierenden Folgen für unsere ländliche Kultur entstanden sind, kann man in Presse und Fernsehen verfolgen.

Menge und Qualität von Fleisch bzw. tierischen Produkten sind heute das eigentliche Problem. Würden wir, wie vor Tausenden von Jahren, vielleicht nur einmal pro Woche Fleisch zu uns nehmen, dann wäre der Fleischkonsum unbedenklich. Wir müssten uns ja viel bewegen, um ein Tier überhaupt erlegen zu können. Und da es sich um ein Wildtier handeln würde, das sich natürlich ernährt und ebenfalls viel bewegt – umso besser.

Emil Ginter, Ph. D. an der University of Bratislava, weist also eventuell zurecht darauf hin, dass die gesündesten Europäer in Island, der Schweiz,

Schweden und Norwegen zu finden sind. Obwohl die Bewohner große Mengen Nahrung tierischen Ursprungs konsumieren, ist die Lebenserwartung in diesen Ländern die höchste in Europa.[12] Aufgrund der geografischen Lage und der Lebensweise in den Ländern sind die tierischen Produkte hier recht ursprünglich erhalten geblieben – wie es in früheren Zeiten eben der Fall war. Entscheidend ist am Ende die Qualität und die konsumierte Menge. Je höher der Konsum ist, umso schwieriger ist es, ein entsprechend hochwertiges Produkt bereitzustellen. Der Preis, den die Umwelt und unser Klima für einen hohen Konsum von tierischen Produkten bezahlen, kommt unserer Gesundheit außerdem nicht gerade in förderlicher Weise entgegen.

Unser Fleischverzehr liegt aber heute pro Kopf bei fast 200 Gramm pro Tag, also bei 1,4 kg pro Woche. Zu empfehlen ist jedoch ein maximaler Verzehr von wöchentlich 250-500 Gramm, und zwar von hochwertigem Fleisch aus artgerechter Weidehaltung, von Tieren, die viel Bewegung hatten und frei von Antibiotika gefüttert wurden.

Hinzu kommt, dass wir heute Unmengen von verarbeitetem Fleisch in Form von Wurst, abgepacktem Schinken, Hotdogs, Burgern und sonstigem Fast Food zu uns nehmen. Allesamt Produkte, die zu viel Krebs erregendes Phosphor, Nitrat und Gift enthalten, und die durch die Belastung mit Antibiotika Quelle für gravierende Beeinträchtigungen unserer Darmflora sind.

Auch mir ist es leider in früheren Jahren nicht gelungen, auf solche Produkte ganz zu verzichten. Meine tägliche Ration an tierischen Produkten lag eher bei 250 Gramm pro Tag und nicht pro Woche. Industriell aufbereitete Produkte wie Salami und abgepackter Schinken waren der Studentenstandard, den ich leider auch noch in späteren Zeiten beibehielt. Bei Einkäufen im bekannten schwedischen Möbelhaus freute ich mich auf die Hotdogs und während langer Autofahrten konnte ich kaum ein Fast-Food-Restaurant auslassen. Gesundes Leben aus der Sicht von heute sähe gewiss anders aus.

Aber selbst wenn man nicht mehr Student ist und sich teures Fleisch leisten kann, ist das noch kein Garant für gesundes Essen. Ein Beispiel hierfür ist das Kobe-Rind aus Japan. Dieses Tier erhält dort das beste und reinste Futter, hat Platz, um sich zu bewegen, und es wird sogar noch jeden Tag mehrfach mit der Bürste massiert, damit das Fleisch besonders zart wird. Ist Kobe-Rind also besonders gesund? Entscheiden Sie selbst: Kobe-Rinder leben ähnlich wie wir in einer industriellen Wohlstandsgesellschaft. Getreide im Überfluss sorgt jedoch für eine hohe Ausschüttung von Insulin, sodass die gesamte Muskulatur des Fleisches zunehmend verfettet. Der hohe Fettanteil macht das Rindfleisch zwar besonders zart, aber eigentlich ist es das Produkt eines gemästeten und mit Insulin überfluteten Tieres, das viele entzündungsfördernde Fettsäuren aufweist und durch den hohen Insulinanteil sicher auch zelluläre Schäden davongetragen hat, die einer Entgiftung der Zellen entgegenwirken. Ein teures Produkt ist also noch lange nicht gesund, auf der anderen Seite wird der Preis die meisten Menschen daran hindern, zu viel davon zu verzehren. Es wäre schlussendlich wünschenswert, wenn alle tierischen Produkte wieder deutlich teurer würden, um die Menge der Zuchttiere und deren Lebensqualität erheblich zu verbessern. Unser Klima und unsere Gesundheit würden es uns danken. Nur aus Umweltgründen zum Veganer zu werden, ist für mich allerdings nicht nachvollziehbar und aus ernährungsphysiologischer Sicht auch nicht zu empfehlen.

Fett ist eben nicht gleich Fett

Bleiben wir noch etwas ausführlicher beim Fett: Wie bereits angesprochen, sind ungesättigte Fettsäuren gesünder als gesättigte Fettsäuren. Ungesättigte Fettsäuren finden wir in Pflanzenölen, aber auch in tierischen Produkten. Der Anteil der gesättigten Fettsäuren ist jedoch in tierischen Produkten deutlich höher. Selbst wenn Sie Fleischfett überwiegend über artgerecht auf der Weide gehaltene Tiere zu sich nehmen, bleibt ein immer noch hoher Anteil an gesättigten Fettsäuren übrig. Und das ist ein Problem, wenn wir noch viele andere tierische Fette über Milchprodukte

Gesättigte Fettsäure

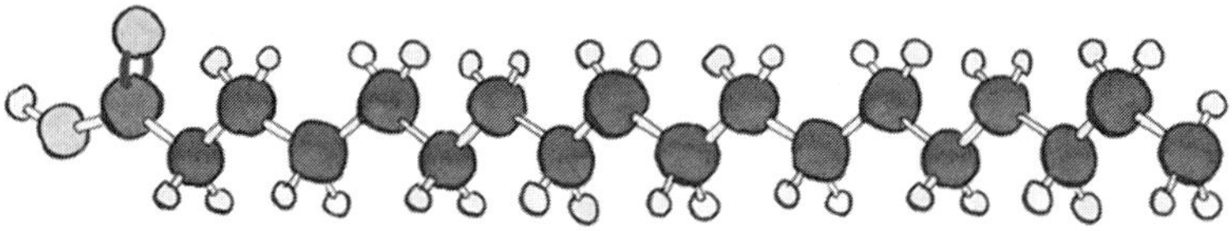

Ungesättigte Fettsäure

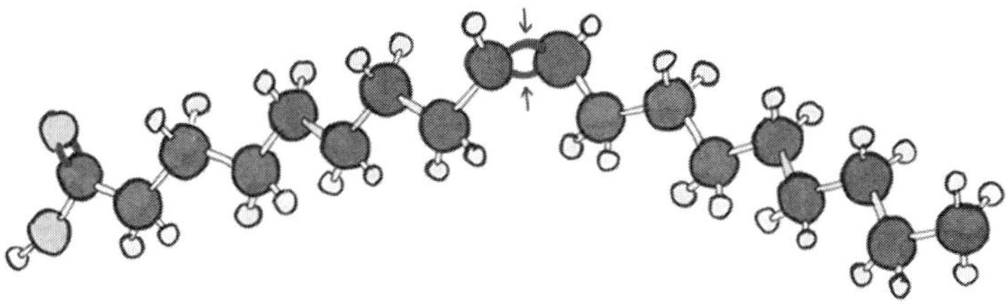

Transfettsäure

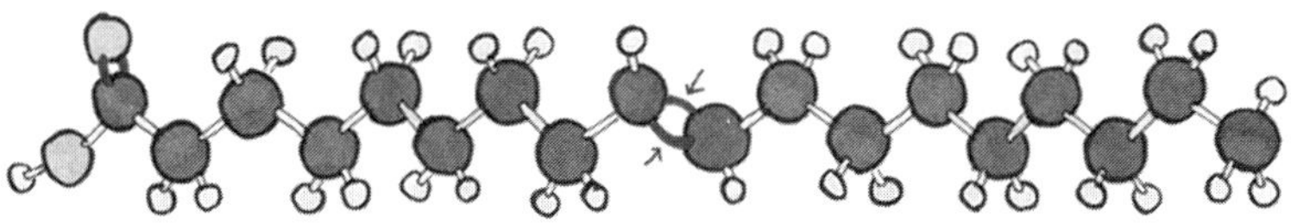

Auf den Abbildungen erkennt man die unterschiedlichen Bindungen der einzelnen Atome. Bei den gesättigten Fettsäuren (oben) gehen alle (dunkelgrauen) C-Atome je zwei Bindungen mit einem (hellgrauen) H-Atom und zwei mit einem C-Atom ein. Das letzte C-Atom in der Kette geht (rechts) mit drei H-Atomen zum „Tanz", weil das entsprechende C-Atom fehlt. Diese Bindungsart sorgt dafür, dass sich die gesättigte Fettsäure nicht biegen kann. Diese Biegung ist aber für den Aufbau unserer Zellmembranen und für viele Zellfunktionen entscheidend.
Bei der ungesättigten Fettsäure (Mitte) fehlen zwei Wasserstoffatome, sodass die (dunkelgrauen) C-Atome eine Doppelbindung (siehe Pfeil) miteinander eingehen, die einen Knick in der Kette bewirkt. Dadurch sind die Fettsäuren als Bestandteile von Zellmembranen flexibler und verbessern die Zellfunktion.
Transfettsäuren (unten) entstehen durch Erhitzung ungesättigter Fettsäuren, wenn wir z. B. Olivenöl zu stark erhitzen. Dann „springt" ein Wasserstoffatom in eine gegenüberliegende Position und die „geknickte" Doppelbindung zwischen den C-Atomen wird aufgehoben. Diese Form stellt sich als eine der starrsten und ungesündesten für die Funktion unserer Zellmembranen und für unsere Cholesterinwerte heraus. Transfettsäuren finden sich in den meisten Margarinen, in Keksen, Chips, frittierten Nahrungsmitteln und allen Produkten und Zubereitungsarten, bei denen pflanzliches Fett zu stark erhitzt wurde.

sowie Fertigprodukte wie Salami oder generell Wurst zu uns nehmen. Die gesättigten Fettsäuren zeichnen sich durch eine unbewegliche Struktur aus und können ihre Funktion in den Zellmembranen nur mangelhaft erfüllen. Fette werden aber in die Zellwände integriert und übernehmen hier im Zusammenspiel mit Hormonen und Elektrolyten eine wichtige Rolle für die Zellkommunikation. Starre Fette kann die Zelle nicht besonders gut gebrauchen und genau dazu gehören die gesättigten Fettsäuren.

Aber auch die Transfette in der Margarine gehören dazu. Warum also wurde uns Margarine dann jahrelang in der Werbung als ein besonders gesundes Produkt für unser Herz-Kreislauf-System verkauft, das vor Schlaganfall und Herzinfarkt schützen soll? Weil sie einen sehr hohen Anteil an ungesättigten Fettsäuren enthält, schließlich entsteht Margarine aus pflanzlichen Ölen wie Sonnenblumenöl, und diese Öle haben generell einen hohen Anteil an ungesättigten Fettsäuren. Und hier kommt das große Aber: Um Margarine streichfähig zu machen, müssen diese Öle durch Erhitzungsprozesse gehärtet werden. Dabei entstehen Fette, welche zwar nach wie vor ungesättigte Fettsäuren enthalten, aber nicht mehr so beweglich sind, wie es sich unsere Zellen für ihre Nutzung in den Zellmembranen wünschen. Beim Erhitzungsprozess werden nämlich die beiden Wasserstoffatome, die sich an den Kohlenstoffatomen mit der Doppelbindung angelagert haben, verschoben – nun liegen sie nicht mehr nebeneinander, wie zwei Glieder einer Fahrradkette, sondern gegenüber. Und dadurch ist die Fettsäure nicht mehr in der Lage, diese mechanische Biegung auszuführen; sie ist nun starr statt beweglich.

Die Auswirkungen sind gravierend. Die Europäische Kommission hat für das Jahr 2021 die Verwendung industriell hergestellter Transfette auf maximal 2 Prozent (pro 100 g Fett) beschränken lassen. 100 Gramm Chips überschreiten diese Grenze bereits um ein Vielfaches. Bei einem Anteil von 2-3 Prozent Transfettsäuren steigt Ihr Risiko, an einem Schlaganfall oder Herzinfarkt zu erkranken um den Faktor 2 bis 3. Transfette steigern dabei nachweislich auch den Anteil des schlechten LDL-Cholesterins.[13] Wenn Sie sich wundern, warum Ihr LDL-Anteil bei den Cholesterinwerten nicht sinkt, obwohl Sie wenig Fleisch und sonstige tierische Fette wie Butter oder Sahne zu sich nehmen, dann achten Sie einmal auf die pflanzlichen Öle, die erhitzt wurden. Hierzu gehören Chips, Croissants, Margarine, das Frittierfett von eigentlich gesunden Produkten wie Falafel, oder auch zu hoch erhitzte Lein-, Sonnenblumen- und Olivenöle beim Braten. Es gilt die Regel, dass man pflanzliche Öle nicht zu stark erhitzen sollte, weil der Anteil an Transfetten hierdurch enorm ansteigt. Ein weiterer nachteiliger Effekt beim Erhitzen von ungesättigten Fettsäuren ist das Entstehen von freien Sauerstoffradikalen, die uns schaden können. Bevor Sie jetzt beim Braten aber wieder auf Butter zurückgreifen, nehmen Sie lieber Kokosfett. Es besteht auch überwiegend aus gesättigten Fettsäuren, hat aber einen höheren Anteil an mittelkettigen Fettsäuren von etwa 15 Prozent. Diese Fettsäuren scheinen für unser Herz bzw. unsere generelle Gesundheit weniger schädlich zu sein und enthalten zudem nicht die entzündungsfördernden Omega-6-Fettsäuren, wie man sie in Butter – insbesondere aus Milch von getreidegefütterten Rindern – findet. Vielmehr scheint der hohe Anteil an Laurinsäure, eine Fettsäure mit 12 C-Atomen und somit gerade noch als mittelkettige zu bezeichnende Fettsäure, Entzündungen entgegenzuwirken und sie wurde deshalb auch als Mittel gegen Zahnfleischentzündungen und als Prophylaxe gegen Alzheimer empfohlen. Die Studienlage ist noch zu widersprüchlich und frei interpretierbar, als dass einzelne Untersuchungen hier Erwähnung finden könnten, die eine dieser Theorien verfestigen. Aber grundsätzlich handelt es sich um ein Pflanzenfett und diese haben sich generell eher als gesundheitsfördernd gezeigt. Die enthaltenen kürzeren gesättigten Fettsäuren werden im Vergleich zu jenen aus tierischen Fetten zudem nicht so sehr als Speicherfett, sondern eher als Bausteine in unserem „Baukasten“ Körper verwendet.

Auch wenn man also generell sagen kann, dass ungesättigte Fettsäuren aus pflanzlichen Fetten gesund sind, muss man immer darauf achten, wie diese in der Küche verwendet werden. Ein kaltes Pflanzenöl ist gesund. Erhitzen wir es in der Pfanne oder beim Frittieren, ist es gesundheitsschädlich. Auch oxidieren ungesättigte Fettsäuren schnell und oxidierte

Fette werden im Körper nicht gebraucht, sondern eingelagert – gerne auch an den Gefäßwänden, wo sie zu Entzündungen führen. Verwenden Sie also nie ranzige Öle und sorgen Sie dafür, dass Ihre Öle immer kühl gelagert und schnell verbraucht werden.

Wenn wir generell Fette, insbesondere tierische Speicherfette und Transfette, die nicht so schnell oder auch gar nicht in unserem „Baukasten" verwendet werden, mit Zucker kombinieren, z. B. in Sahnetorten, dann konzentrieren sich die Fette im Blut und beginnen besonders schnell zu oxidieren. Der Grund: Entweder nehmen die Zellen für die Energiegewinnung Zucker *oder* Fett auf – beides zusammen findet kaum statt. Der Zucker fördert die Ausschüttung von Insulin und das wiederum schickt ihn mit hoher Geschwindigkeit in die Zellen. Die Fette dagegen müssen sich gedulden und wandern träge über die Blutbahn zu den Speicherorten, so wie es das Insulin befohlen hat. Auf ihrem Weg dorthin fangen sie jedoch an zu oxidieren und neigen dazu, unseren Gefäßen durch die Bildung freier Sauerstoffradikale und Anlagerungen an den Gefäßwänden, die leicht durch die Bindung von Kalzium verkalken, besonders zu schaden.

Wir sehen hier wieder, dass Zucker, weder zusammen mit Fett noch mit Eiweiß, eine gesundheitsfördernde Angelegenheit ist. Ich gestehe, dass ich das selbst ab und zu vergesse, wenn ich mal Käsetorte mit Sahne esse. Eine Essensentscheidung, die mich ganz sicher nicht klüger macht und meine Lebenserwartung eher verkürzt.

Cholesterin ist übrigens kein Fett. Es ist ein polyzyklischer Alkohol, der auch aus Fettsäuren aufgebaut wird. Es ist die Grundlage für die Bildung von Gallensäuren und Hormonen wie z. B. Cortisol. Zudem übernimmt es die Rolle der Zellmembranstabilisierung, die wir schon erwähnt haben. Es ist also lebenswichtig und zu Unrecht verteufelt worden. Gesättigte Fettsäuren fördern jedoch die Entstehung einer besonderen Cholesterinform, die Fett zu den Zellen transportiert, um Energie zu liefern. Dazu wird es an ein Transportprotein (LDL-Cholesterin) gebunden, das mit der Entwicklung von Herz-Kreislauf-Erkrankungen zu tun hat, insbesondere wenn bei den Betroffenen ein chronisch erhöhter Insulinspiegel durch einen hohen Zuckerkonsum vorliegt.[14]

Ungesättigte Fettsäuren erhöhen hingegen das „gute“ HDL-Cholesterin. Es transportiert das Cholesterin in die Leber, damit zum Beispiel Gallensäure oder Hormone produziert werden können. HDL-Cholesterin ist mit einem deutlich verringerten Risiko verbunden, an Herz-Kreislauf-Krankheiten zu erkranken. Auch hier zeigt sich also wieder, dass ungesättigte Fettsäuren aus Pflanzen oder von Tieren aus Weidehaltung unser Risiko für Gefäßerkrankungen spürbar senken.[15]

Viel Pflanze, wenig Wanze

Die *China Study* von Dr. Campbell mit mehr als 6000 Probanden hat gezeigt, dass eine überwiegend pflanzliche Ernährung deutlich gesünder ist als eine fleischorientierte.[16] Auch die sogenannte *Nurses Health Study* der Harvard University mit mehr als 120 000 Frauen im Alter zwischen 30 und 50 Jahren bestätigt das. Diese Studie wurde von der *Health Professionals Follow-Up Study* durch eine Beobachtung von mehr als 50 000 Männern ergänzt.[17] Beide ergeben klare Belege dafür, dass eine überwiegend pflanzliche Ernährung gesünder ist und fast immer mit einem optimalen altersgerechten Gewicht einhergeht.

Nahezu alle Volkskrankheiten – und insbesondere auch Krebs – werden durch einen zu hohen Konsum an tierischen Produkten gefördert.[18] Eine der möglichen Ursachen ist die hohe Menge an Häm-Eisen, das nur in tierischen Produkten vorkommt. Es kann vom Körper nicht über die Aufnahme im Darm reguliert werden. Einige Studien belegen, dass Häm-Eisen eine Störung des Gleichgewichts von freien Sauerstoffradikalen im Blut bewirkt, wodurch die Entstehung von Krebs gefördert werden kann.[19]

Auch die Art der Zubereitung von Fleisch ist für unsere Gesundheit fraglich. Wenn wir Fleisch grillen oder braten, entstehen polyzyklische Kohlenwasserstoffe, die für die Entstehung von Krebs verantwortlich gemacht werden. Ebenso unglücklich ist die Tatsache, dass beim Ablöschen des

Grillguts mit Bier oder beim Grillen mit gezuckerten Marinaden so genannte AGE (*Advanced Glycation Endproducts*) entstehen. Diese verzuckerten Proteinmoleküle werden in unser Gewebe eingelagert. Hier fördern sie Entzündungen und Gefäßverklebungen, die uns schneller altern lassen. Bei Patienten mit Alzheimer lassen sich in aller Regel große Mengen an AGE im Gehirn nachweisen. Man kann sich nun leicht vorstellen, warum Diabetiker mit deutlich zu hohen Blutzuckerwerten auch unter hohen AGE-Spiegeln leiden und Demenzerkrankungen so häufig die Folge sind.[20]

Ein weiterer Faktor ist die sogenannte Epigenetik, hierunter versteht man die Lehre vom Einfluss der Umwelt auf die Vererbung. So konnte man z. B. feststellen, dass Bewegung und Entspannung, aber auch die Art der Ernährung die Steuerung unserer Gene beeinflusst. Gene, die für die Entwicklung von Krebs verantwortlich sind, können über sogenannte Methylgruppen buchstäblich an- und abgeschaltet werden, man kann sich das wie eine Art Lichtschalter vorstellen. Wissenschaftliche Studien zeigen, dass eine pflanzliche Ernährung und viel Bewegung eine gesundheitsfördernde Verteilung der Methylgruppen auf unseren Genabschnitten fördern.[21]

Sie können also sehr wahrscheinlich durch Ihre Ernährung auch die gesundheitsfördernde Wirkung Ihrer Gene beeinflussen. Das bedeutet, dass Ihre genetische Prädisposition kein Schicksal sein muss, sondern durch Ihre Art der Ernährung so beeinflusst werden kann, dass diese genetische „Vorbestimmung“ nicht zum Tragen kommt. Diese Erkenntnis ist meines Erachtens in höchstem Maße motivierend, um sich mit Ernährung noch intensiver zu beschäftigen. Wie sehr hat man sich doch immer ein Medikament gewünscht, das so etwas leisten kann – und hat dabei übersehen, dass uns diese Fähigkeiten etliche Pflanzen aus der Natur liefern.

Menschen, die ihre Ernährung überwiegend aus Pflanzen zusammenstellen, haben außerdem den Vorteil, hohe Mengen an unschädlichen Proteinen und gesundheitsfördernden ungesättigten Fettsäuren aufzunehmen. Auch werden in Form der Ballaststoffe nur schwer verdauliche Zucker aufgenommen, die den Insulinspiegel senken und nicht erhöhen.

Es spricht also nahezu alles für eine vegane Ernährung. Warum empfehle ich trotzdem den gelegentlichen Fleischkonsum? Anscheinend hat erst Fleisch die Entwicklung unserer Vorfahren zu noch intelligenteren Wesen mit größerem Gehirn ermöglicht. Die zeitlichen Zusammenhänge zwischen der Ernährungsergänzung mit Fleisch und dieser körperlichen Entwicklung sind auf jeden Fall auffällig. Zudem ist das lebenswichtige Vitamin B_{12} in ausreichenden Mengen heute eigentlich nur noch in Fleisch enthalten. Nahrungsergänzungsmittel mit industriellem Vitamin B_{12}, die einen Mangel beheben sollen, lehne ich aus gutem Grund mit dem Hinweis auf die Gefahren isolierter Vitamine grundsätzlich ab. Wer regelmäßig Sauerkraut selbst zubereitet oder Gemüse frisch aus dem Beet verzehrt, könnte auch ohne Fleisch für einen ausreichend hohen Vitamin-B_{12}-Spiegel sorgen. Aber wer tut das heute noch?

Zudem muss man sich die Frage stellen, warum in einigen Weltregionen Menschen besonders lange leben (sogenannte *Blue Zones* auf Kreta, in Bulgarien oder Japan), in denen ebenfalls Fleischprodukte gegessen werden. Allerdings werden Tiere nur zu besonderen Anlässen bzw. selten verzehrt. Sehr wichtig ist außerdem: Die Tiere stehen nicht in Ställen, sondern laufen auf Weiden umher, und sie fressen kein Getreide, sondern Gras – Antibiotika sind ein Fremdwort.

ZUSAMMENFASSUNG

Wie wir gesehen haben, gibt es zu unseren Nahrungsbestandteilen nicht immer eine klare Aussage über ihren gesundheitlichen Nutzen im Sinne von gut oder schlecht. Vielmehr gibt es etliche Faktoren, die darüber entscheiden, ob etwas gesund oder krankheitsfördernd ist. Grundsätzlich benötigen Sie Zucker, Fette, Proteine, Vitamine, Mineralien und sekundäre Pflanzenstoffe. Man kann zusammenfassend also sagen, dass all diese Substanzen in Pflanzen am gesündesten für Sie bereitgestellt werden. Die komplexen Zucker (Kohlenhydrate) aus einer Pflanze sind Ihrer Gesundheit zuträglich und für Ihre Zellfunktion existenziell, während zum Beispiel Haushaltszucker Ihnen Diabetes, Herz-Kreislauf-Erkrankungen, Demenz und Krebs bescheren kann. Der durch Zucker entstehende hohe Insulinspiegel lässt unsere Zellen schneller altern und fördert alle Formen chronischer Erkrankungen. Zudem sorgt Zucker für die Karamellisierung unserer Zellproteine, indem sogenannte AGEs (*Advanced Glycation Endproducts*) entstehen, die unsere Zellfunktion durch die Schädigung der Zellproteine erheblich einschränkt.

Ob Fette Ihnen nutzen oder schaden, hängt ganz wesentlich davon ab, ob Sie gesättigte oder ungesättigte Fettsäuren zu sich nehmen. Grundsätzlich liefern auch hier pflanzliche Produkte die zumeist deutlich gesünderen Fette. Sie sind Quelle der für uns so wichtigen ungesättigten und mittelkettigen Fettsäuren. Wer in der Pflanzenwelt Ersatz hierfür sucht, muss z. B. zu Ölen aus Meeresalgen greifen. Wer keinen Fisch oder keine Wildtiere essen möchte, kann auch zu Fischöl-Kapseln greifen. Diese sind jedoch oft mit Toxinen belastet.

Bei der Aufnahme von Proteinen zeigt sich der Verdacht, dass tierische Proteine gerade durch ihren hohen Anteil an Wachstumshormonen und toxischen Belastungen bzw. Belastungen durch Antibiotika einen negativen Einfluss auf unsere Gesundheit haben. Dies gilt aber nur in den westlichen Industrienationen, wo zu viel Fleisch aus Massentierhaltung verzehrt wird. Zur besseren Orientierung lassen sich aus meiner Sicht folgende Punkte bereits hier für Ihre Gesundheit zusammenfassen:

Zucker sollten überwiegend aus komplexen pflanzlichen Kohlenhydraten stammen, um Ihren Insulinspiegel zu senken und Ihre Darmflora gut zu entwickeln bzw. zu schützen. Einfache Zucker aus Haushaltszucker, Weißbrot, Pizza, Fertigprodukten wie Ketchup oder Süßigkeiten sollten Sie auf unter 50 Gramm pro Tag reduzieren.

Erhöhen Sie den Anteil an mehrfach ungesättigten Fettsäuren oder sogenannten mittelkettigen Fettsäuren, die Entzündungen in Ihrem Körper reduzieren und ideal für den Einbau in die Zellmembranen sind. Am besten geeignet sind Leinöle, Meeresalgen-Öle, Fleischfett von weidegefütterten Tieren und Kokosfett. Bei der Verwendung von Ölen wie Olivenöl, die ebenfalls ungesättigte, aber nicht die essenziell notwendigen mehrfach ungesättigten Fettsäuren enthalten, achten Sie bitte darauf, diese nicht zu stark zu erhitzen, um keine Transfette zu produzieren. Transfette gehören zu den ungesündesten Produkten, die Sie zu sich nehmen können. Sie fördern Krebs- und Herz-Kreislauf-Erkrankungen.

Alle aktuellen Studien zeigen auf, dass eine pflanzenbasierte Ernährung mehr Vorteile bietet. Dies gilt auch bezüglich der erstaunlichen Tatsache, dass unsere Gene durch unsere Ernährungsform und insbesondere durch eine pflanzliche Ernährung positiv beeinflusst werden können. Dennoch gibt es einige Hinweise darauf, dass auch die Zufuhr von tierischen Proteinen unserer Gesundheit zuträglich ist und für unsere Entwicklung in der Menschheitsgeschichte einige Vorteile gebracht hat.

KAPITEL 2

Der immer gleiche Weg zur Erkrankung

Zwar werden wir alle nicht jünger, aber wir können Sorge dafür tragen, dass wir deutlich später altern und deutlich länger leben. Diese Zusage kann Ihnen keine Creme und kein noch so teures Elixier auch nur ansatzweise machen. Und das ist relativ einfach zu bewerkstelligen. Wir müssen dafür lediglich einige Grundregeln unseres Verhaltens ändern. Unser Konzept heißt: Die Regeln der Verhaltensmedizin beachten und an eine gesunde Ernährung koppeln, plus viel Bewegung und mehr Entspannung. Der Begriff der Verhaltensmedizin meint hier nichts anderes als den gesundheitlichen Einfluss eines Verhaltens, etwa die Menge an Bewegung oder die Art der Ernährung. Nichts hat einen so großen Einfluss auf unsere Gesundheit wie unser eigenes Verhalten. Leider ist in unserer westlichen Welt ein gesundes Verhalten für viele Menschen kaum noch möglich aufgrund von wenig Zeit, dauernder Erreichbarkeit, wegen eines hohen Leistungsanspruchs und wenig Wissen über Gesundheit.

Am Ende geht es einfach um eine Entscheidung, die Sie ganz persönlich fällen – und dann aber auch konsequent umsetzen müssen. Wenn Sie diese Entscheidung *nicht* treffen, hilft auch kein Buch weiter. Egal, wie viele Diätbücher Sie auch lesen oder was Sie sonst noch an guten Vorsätzen haben, wenn Sie es nicht umsetzen, wird sich auch an Ihrer Gesundheit nichts ändern.

Woran liegt es also, dass wir uns mit Veränderungen so schwertun und diesen Schritt im Alltag allzu gerne hinauszögern? Aus meiner Sicht sind die Ursachen vielgestaltig:

- Niemand verlässt gerne seine Komfortzone, auch wenn es nur kleine Veränderungen sind.
- Man wird für seine abweichende Ernährungspraxis zum Spaßverderber. (Ich trinke seit drei Jahren keinen Alkohol mehr und esse nur sehr wenig Zucker, ich weiß also, wovon ich rede.)
- Es gibt zu viele unterschiedliche Ernährungsphilosophien und immer einen Bericht, der am Ende doch wieder alles für Unsinn erklärt. (Sobald ein Fernsehbericht oder der Arzt im weißen Kittel etwas Gegenteiliges behauptet, ist es mit der Motivation vorbei.)
- Die Kenntnisse über die Entstehung von Krankheiten sind oft gering und die Potenziale der Eigenheilung werden maßlos unterschätzt.

Diesen letzten Punkt möchte ich mit Ihnen genauer betrachten: Was macht einen Körper gesund oder krank?

Die grundsätzlichen Erkenntnisse sind einfach zu verstehen. Eine Körperzelle funktioniert nur gut, wenn sie auch die Nährstoffe erhält, die sie braucht und sie diese auch richtig verarbeiten kann. Sie kann das aber nur, wenn sie keinen Mangel leidet, Zeit für ihre Arbeit bekommt und sich regenerieren kann. Das gilt für die einzelne Zelle genauso wie für das entsprechende Gewebe. Denn ein Gewebe ist nichts anderes als ein funktionierender Zusammenschluss von Zellen, um für den Körper in seiner Gesamtfunktion eine entsprechende Aufgabe zu erfüllen, etwa die Gewebe von Leber, Niere, Lunge oder der Haut.

Woher bekommen unsere Körpergewebe und Organe nun ihre Nährstoffe? Sie erhalten sie aus dem Blutkreislauf. Das Blut transportiert die Nährstoffe zur Zelle, sodass diese wieder „auftanken“ kann. Das Blut muss also ins Gewebe gelangen können, um dort für die Versorgung mit Nährstoffen und Sauerstoff zu sorgen. Ist das nicht mehr möglich, erleidet das Organ einen Infarkt, wie man ihn vom Herzinfarkt kennt. Dann ist die Blutversorgung nicht mehr in allen Bereichen gewährleistet. Das Gewebe stirbt innerhalb von wenigen Stunden ab und kann auch nicht mehr ins Leben zurückgeholt werden. Es ist ein Irrglaube, dass hiervon immer nur das Herz betroffen ist. Gefäße können überall im Körper verstopfen. Eine Gefäßverstopfung, die das Gehirn betrifft, ist der Schlaganfall (Insult).

Dass aber alle unsere Organe genauso unter Mikroinfarkten leiden können, ist nicht weithin bekannt. So weiß man heute, dass eine Demenzerkrankung häufig gefäßverengende Ursachen hat. Viele dieser Patienten haben Jahre vorher bereits unter Mikroinfarkten der Hirngefäße gelitten. Das Gehirn weist dann durch etliche kleine abgestorbene Gewebebereiche viele Fehlstellen auf – das Gedächtnis ist sprichwörtlich wie ein Sieb.

Um gesund zu bleiben, sollten wir zunächst einmal dafür Sorge tragen, dass unsere Gefäße gesund bleiben. Die Formel dafür lautet:

- Normaler Blutdruck
- Geringe LDL-Cholesterinwerte
- Verzicht auf Zellgifte wie Nikotin
- Äußerst moderater Konsum von Rotwein oder Verzicht auf Alkohol
- Viel Bewegung
- Ausreichend Wasser trinken
- Vermeidung von negativem Stress
- Reduktion von Zucker und anderen insulintreibenden Produkten
- Ausreichende Zufuhr von sekundären Pflanzenstoffen

Die meisten Menschen werden feststellen, dass eher weniger als mehr dieser Punkte auf sie zutreffen.

Nehmen wir als Beispiel einmal den Alkohol. Der Konsum wird nach wie vor kontrovers diskutiert. Neueste Studien und auch Meta-Studien

(d. h. eine zusammenfassende Auswertung vieler Studien) zeigen, dass wir scheinbar von geringen Mengen Alkohol profitieren. Eine Beobachtungsstudie an der University of Cambridge, zusammen mit dem University College of London unter der Leitung von Steven Bell, konnte aufzeigen, dass insbesondere unser Herz-Kreislauf-System von der geringfügigen Aufnahme von Wein mit 13-prozentigem Alkoholgehalt profitiert. Die Grenze des Gesundheitseffektes lag bei 175 ml pro Tag für Männer. Für Frauen kann man diesen Wert als Richtangabe halbieren.

Dabei steht Rotwein im Verdacht, gesünder als Weißwein zu sein, weil er reich an sogenannten Tanninen (Gerbstoffen) ist. Sie beeinflussen die Regulation der Antioxidanzien im Körper vorteilhaft.[22] Insbesondere die Tannat-Traube aus Südfrankreich ist besonders reich an diesen Gerbstoffen. Wie der Name schon andeutet, hat sie einen sehr hohen Anteil an Tanninen. Viele Rotweine stammen aus Regionen, in denen die Menschen ebenfalls sehr lange leben, wie zum Beispiel auf Sardinien oder Kreta.

Wer sich für Weine interessiert, sollte jene mit einem besonders hohen Anteil an Tanninen bevorzugen. Dazu zählen neben der Tannat-Traube die Cabernet-Sauvignon-Traube aus dem Bordeaux-Gebiet, die Sangiovese aus dem Chianti-Gebiet, die Nebbiolo-Traube des Barolo oder die Rebsorte Syrah aus dem Rhônetal. Böse Zungen sagen, das sei der Grund, warum Franzosen kaum an Herz-Kreislauf-Erkrankungen, aber so häufig an Leberzirrhosen leiden.

Nun wäre es aber sicherlich der falsche Schluss, sich auf den Rotwein zu stürzen und zu glauben, man lebe automatisch länger, wenn man tief ins Rotweinglas schaut. Es sind ja nur sehr geringe Mengen, die man unbedenklich trinken darf, wenn es um den gewünschten gesundheitlichen Effekt geht. Alkohol erhöht eben auch die Herzfrequenz und somit den Blutdruck. Das stört die Qualität des Schlafs und damit die Erholungsphase. Durch die hohe Kreislaufbelastung werden zudem die Blutgefäße geschädigt. Ein hoher Blutdruck führt in den Gefäßen zu Mikroschäden, an die sich zu gerne überflüssige Fette anlagern. Sie verkalken dann, und das kann schließlich zu Infarkten führen.

Alkohol ist grundsätzlich ein Zellgift, das unseren Organen schadet. Jeder, der einmal über Weihnachten und Silvester deutlich zu viel Alkohol getrunken hat und hinterher zum Arzt ging, um seine Blutwerte messen zu lassen, kann ein Lied davon singen. Plötzlich verkündet der Arzt, die Gamma-GT-Werte seien zu hoch. Dieser Wert betrifft ein Zellmembran-Enzym, das Leberschäden durch Alkohol besonders sensitiv aufzeigen kann. Wenn wir uns ansehen, wie in unserer Gesellschaft mit Alkohol umgegangen wird, dann erkennt man schnell, wie weit wir von einem gesunden Umgang entfernt sind. Zwar ist der Pro-Kopf-Verbrauch mit 28 Gramm pro Tag gar nicht so weit entfernt von dem maximal verträglichen Rahmen für einen Mann (180 ml Alkohol mit 13 % = 23,4 g), aber man darf nicht vergessen, dass Frauen lediglich 12 Gramm zu sich nehmen sollten und zudem die Menge nicht gleichmäßig auf 7 Tage verteilt wird. Wie immer macht die Dosis das Gift und so kommt es auch zu Exzessen, die unserem Körper schaden. Übermäßiger Alkoholkonsum bedeutet Stress für die Zellen, von dem sie sich über Tage oder gar Wochen erst einmal erholen müssen. Doch wer will bei einem gemütlichen Abend mit Freunden oder bei einer Feier den anderen den „Spaß verderben", indem er auf Alkohol verzichtet oder gar maßvolles Trinken einfordert? Dann fällt man durch das Raster des Brauchtums, es sich am Wochenende einfach einmal gutgehen zu lassen.

Welche weiteren Faktoren behindern in unserem „modernen" gesellschaftlichen Leben den Erhalt eines gesunden und leistungsstarken Körpers? Um die Organe optimal versorgen zu können, müssen die elementaren Nährstoffe überhaupt erst einmal im Blut vorhanden sein. Und woher kommen sie ins Blut? Die Antwort lautet: aus dem Darm. Und genau da liegt ein ganz wesentliches Problem unserer heutigen Ernährung. Um die Gesundheit unseres Darms ist es nicht gut bestellt. Um unsere Nahrung und die Ernährungsgewohnheiten der westlichen Welt noch viel weniger.

Wenn wir einmal einen typischen Tag aus der Ernährungsperspektive unserer westlichen Welt betrachten, sieht das wie folgt aus: Es fängt mit Brot zum Frühstück an. Brot wird heute zum größten Teil mit Mehl gebacken, dem die wichtigsten Inhaltsstoffe fehlen, denn diese sitzen insbesondere außen in der Kornhülle. Der freie Kern enthält vor allem Stärke und nur noch wenig andere Nährstoffe. Wie wir gesehen haben, sorgt diese Form der Zubereitung für eine hohe Insulinausschüttung. Durch Insulin leiden die meisten unserer Zellen eigentlich Hunger, obwohl paradoxerweise Energie im Überfluss vorhanden ist. Aber leider verhält es sich so: Viel Zucker und Fett, jedoch wenig Nährstoffe.

Auf das Frühstücksbrötchen streichen wir entweder Margarine mit den absolut schädlichen sogenannten Transfetten oder tierisches Fett in Form von Butter. Das wird dann noch mit Leberwurst oder Salami ergänzt, die zudem reich an entzündungsfördernden Omega-6-Fettsäuren, Phosphaten, Antibiotika und Nitraten sind. Das ist nicht weiter erstaunlich, da die Wurst in der Regel von Tieren stammt, die genauso schlecht ernährt werden wie wir. So ein Tier hat es in der industriellen Kultur schwer: Es wird mit minderwertigen Produkten und Nahrungsabfällen oder hoch belastetem Getreide gefüttert. Dem Futter werden Antibiotika und synthetische Nährstoffe wie Aminosäuren und Vitamine untergemischt und das Tier wird unter unsäglichen Bedingungen im Stall gehalten und transportiert. Diese Tiere produzieren Unmengen an Stresshormonen und Insulin. Zudem bekommen sie für die Mast auch noch regelmäßig zusätzliches Insulin gespritzt.

Wenn wir solche Fleischprodukte zu uns nehmen, brauchen wir uns nicht über die Vorhaltungen von Vegetariern zu wundern. Sie können uns jederzeit vollkommen zu Recht erklären, dass sie im Durchschnitt länger und vor allem gesünder leben. Und das, obwohl sie oftmals unwissentlich unter einem akuten Mangel an Vitamin B_{12} und Vitamin D leiden.

Natürlich fehlt beim Frühstück dann meist auch der Zucker nicht. Er versteckt sich in Kaffee, Tee, Müsli, Konfitüre und sogar in der Wurst. Wie bereits erwähnt, ist gerade die Kombination aus Zucker und Fett äußerst ungünstig. Wenn Sie also Wurst und Marmelade am Morgen zu sich nehmen, fördern Sie erheblich die Zunahme an Fettgewebe und Gefäßverkalkung.

Mittags wird dann entweder schnell irgendwo eine Bratwurst, ein Schnitzel mit Kartoffeln oder Spaghetti mit Sahnesoße bestellt. Und wieder kommt es zu einer Kombination aus Fett, Zucker und minderwertigen Fleischprodukten; der Mangel an frischem Gemüse in der westlichen Welt kommt noch hinzu – er ist der überwiegende Standard.

Bereits nach einem halben Tag haben wir also schon die zweite Portion des Fett-Zucker-Gemischs verzehrt und die besagten maximalen 10 Prozent an tierischen Proteinen überschritten. Milchprodukte wie Käse oder ein Kakao haben eventuell auch noch zusätzlich den Weg in den Magen gefunden. Überall verfügbare Süßigkeiten wie Schokoriegel, Gummibärchen und Lakritze kaschieren dann den Zuckerabfall im Blut, der durch die hohe Insulinausschüttung ständig erneut auftritt.

Am Abend gönnen wir uns schließlich noch eine ausgiebige Mahlzeit. Wieder mit, wie soll es auch anders sein, viel Fett und versteckten Zuckern in Soßen. Nährstoffe, Vitamine, sekundäre Pflanzenstoffe wie Polyphenole, Carotinoide, Saponine, Phytosterine, Lektine, Mineralien, gesunde Fettsäuren, pflanzliche Proteine und Ballaststoffe sind in aller Regel Fehlanzeige.

Funktion und Aufbau einer Zelle

Zum besseren Verständnis Ihres „zellulären" Elends (denn das Elend der Zelle ist auch immer Ihres), gehe ich kurz auf die Funktion einer Zelle ein.

Jede Zelle hat spezielle Aufgaben zu erfüllen. Man denke z. B. an die Leberzelle, der etliche Substanzen aus dem Verdauungsprozess zugeführt werden. Die Leber verarbeitet sie wiederum zu neuen, verwertbaren Produkten und stellt sie dem Körper zur Verfügung. Wenn wir Eiweiße (Proteine) verdauen, dann werden sie in einzelne Aminosäuren aufgespalten, die in der Leber wieder zu neuen benötigten Proteinen zusammengebaut werden. Gute Beispiele sind der Blutfarbstoff Hämoglobin oder Hormone. Diese Aufgaben sind komplex und absolut vergleichbar mit einer Fabrik, die höchste Anforderungen an Werkstoffe, Logistik, Qualität, Arbeitszeiten, Pausen, Management, Recycling sowie an Pflege und Neuanschaffung von Werkzeugen und Maschinen stellt.

Die Zelle ist in der Tat so etwas wie eine Fabrik. Auch die Zelle produziert nichts, wenn sie lediglich Energie hat, ihr aber keine Werkstoffe zur Verfügung stehen. Zellen wollen ihre Funktion erfüllen und werden dazu vom Körper durch Hormone angetrieben. Die Steuerung durch die Hormone wird über Rezeptoren an der Zellwand eingeleitet. Diese Rezeptoren, bestehend aus Eiweißen (Proteinen), müssen in flexible Zellwandstrukturen eingebettet sein, um einen reibungslosen Ablauf der Steuerung über den Hormonrezeptor-Weg zu garantieren. Hier tun sich insbesondere die ungesättigten Fettsäuren hervor, die aufgrund ihrer Doppelbindungen sehr beweglich sind. Allerdings ist auch das heute so verteufelte Cholesterin von enormer Wichtigkeit für die Funktion der Zellmembran.

Wenn eine Zelle aufgrund von fehlerhaften Zellrezeptoren, Nährstoffmangel, einer Überflutung an Energieträgern wie Zucker, durch die sie ständig gestört wird, ihre Funktion nicht mehr erfüllen kann, dann gehen die Zellorganellen für die Energieverbrennung und die Produktion langsam zugrunde und die Zelle beginnt, den Betrieb einzustellen. Wir spüren das an unserem reduzierten Energiebedarf – oder wie ich damals an der Tatsache, dass nur noch wenige Mahlzeiten am Tag ausreichten, um zuzunehmen.

Normalerweise ist die Zelle in der Lage, ihre Produktionsmaschinen (Zellorganellen) selbst abzubauen und zu recyceln, sobald diese beschädigt sind und nicht mehr richtig funktionieren. Das ist eigentlich ungeheuerlich: Wir können uns demnach selbst verdauen und wieder neu aufbauen! Ein Prozess, der vor allem während einer Hungerphase stattfindet und dessen Entdeckung dem Japaner Yoshinori Ohsumi im Jahr 2016 den Nobelpreis für Medizin eintrug.[23] Diese Verdauungs- und Recyclingmaschinen in der Zelle nennen sich Lysosomen – sie sind ein wahres Wunderwerk der Natur. Nur funktionieren diese Mechanismen der Regeneration eben nicht, wenn wir uns – und dadurch unsere Zellen – mit Fett und Zucker überfluten.

Müde Zellen neigen zur Krebsentwicklung

Haben Sie schon einmal davon gehört, dass jede Zelle „Selbstmord" begehen kann – die sogenannte Apoptose? Sie setzt ein, wenn die Zelle kurz davor ist, aufgrund ihres schlechten Zustandes „einzuschlafen“ und zu einer Krebszelle zu mutieren. Sobald die Zelle diese Apoptose nicht mehr ausführen kann, ist unser Körper stark gefährdet, Krebszellen zu produzieren. Besonders bei Zellen, die bereits geschädigte Mitochondrien aufweisen, ist das häufig der Fall.

Die zum „Krebs-Keim“ gewordene Zelle geht dann zu einer anaeroben Form der Energiegewinnung über. Das heißt, sie vergärt den Zucker ohne Sauerstoff zu Milchsäure und stoppt die Produktion von Energieträgern über den Zitronensäurezyklus in den Mitochondrien. Der komplexe Zitronensäurezyklus wurde erst im Laufe der höheren Entwicklung von Zellen ermöglicht und hat den Vorteil, dass ein wesentlicher Baustein als Abbauprodukt in Form von Acetyl-CoA sowohl aus Zuckern, aber eben auch aus Fetten und Eiweißen für die Energiegewinnung verwendet werden kann. Dieses Acetyl-CoA wird mit Oxalacetat zu Zitronensäure umgewandelt. Über die weitere Umwandlung der Zitronensäure zurück zum Oxalacetat entsteht unter Zuhilfenahme von Sauer- und Wasserstoff schlussendlich ein Energieträger: ATP (Adenosintriphosphat). Mithilfe dieses Prozesses zur Energiegewinnung wird sichergestellt, dass unser Energiebedarf mit unterschiedlichen Nahrungsquellen gedeckt werden kann. Die evolutionär frühen Zellen konnten diese Energie nur über die Vergärung von Zucker gewinnen.

Geht es unseren Energiefabriken, den Mitochondrien, zunehmend schlecht, weil diese wie zuvor beschrieben überlastet sind, dann kehrt die Zelle zum reinen Vergärungsprozess von Zucker zurück, stellt ihre ursprünglichen Funktionen ein und beginnt zudem, sich ungehemmt zu vermehren. So kann eine Krebszelle entstehen.

Durch diese anaerobe Energiegewinnung entsteht als Endprodukt Laktat und daraus nachfolgend Milchsäure. Sie kennen das vom Sport: Wenn Ihre Sauerstoffversorgung nicht mehr ausreicht für die Art der körperlichen Belastung, wird die Energiegewinnung ohne Sauerstoff angekurbelt. Aus dem produzierten Laktat entsteht bei untrainierten Menschen Milchsäure und das spüren Sie in Form von Muskelkater. Bei trainierten Menschen, deren Zellen gut funktionieren, wird das Laktat verbrannt oder in Glykogen umgewandelt und es entsteht kaum Milchsäure. Krebszellen produzieren große Mengen an Milchsäure und schützen sich mit diesem Säureschutzmantel vor dem körpereigenen Immunsystem bzw. vor den Krebs-Killerzellen. Auch können sich diese veränderten Zellen von der normalen Gewebeversorgung abkapseln, schließlich benötigen sie keinen Sauerstoff mehr, weil sie nur noch den abgebauten Zucker als Energiequelle verwenden. Durch die veränderte Form der Energiegewinnung und die Entwicklung des Säureschutzmantels kann die Krebszelle dann autonom wuchern.

Aus dieser Erkenntnis haben Otto Warburg bereits 1924 und nachfolgende Wissenschaftler insbesondere an der Universität Heidelberg abgeleitet, dass man das Krebswachstum durch den Verzicht auf Zucker hemmen kann. Zudem gilt es, die Mitochondrien der Zellen zu schützen, weil hier der Energiestoffwechsel stattfindet. Zellen besitzen, je nach Organ, Tausende davon, eine Leberzelle etwa 6000, während eine Herzzelle nur um die 2000 aufweist. Und womit pflegen wir diese Mitochondrien am besten? Sie ahnen es wahrscheinlich schon: Zum einen mit guten Nährstoffen, im Wesentlichen aus Pflanzen, zum anderen mit Pausen in der Nahrungsaufnahme.

In diesen Energiefabriken wird aber nicht nur Energie hergestellt, sondern es entsteht auch eine Menge „Ruß" in Form von freien Sauerstoffradikalen; sie sind das Abfallprodukt des Zitronensäurezyklus. Diesen freien Sauerstoffradikalen fehlen zwei Elektronen, die sie nun anderen Molekülen und wichtigen Zellbestandteilen buchstäblich stehlen, und auf diese Weise sorgen sie für fortschreitende Zelldefekte. Funktioniert die Produktion von Antioxidanzien – deren Aufgabe das Einfangen der freien Radikale ist – nicht mehr richtig, kommt es zu gravierenden Schädigungen der Mitochondrien. Die freien Sauerstoffradikale werden nicht mehr gebunden und auch nicht unschädlich gemacht. So muss die Zelle sich dann irgendwann dazu entscheiden, sich auf den reinen Weg der Glykolyse zur Energieerzeugung zu begeben und damit in das Vorstadium der Krebsentwicklung einzutreten.

1995 hat Dr. Johannes Coy von der Universität Heidelberg ein Gen entdeckt, das im aktivierten Zustand dafür sorgt, dass selbst bei gut funktionierenden Mitochondrien der Weg des Zitronensäurezyklus *nicht* eingeschlagen wird. Er hat dieses Gen TKTL1 genannt. Inzwischen ist belegt, dass eine Aktivierung dieses Gens gerade bei aggressiven Tumoren fast immer auftritt.[24] Er leitete daraus eine Form der Krebsbehandlung ab, die inzwischen schon bei vielen Patienten erfolgreich angewandt wurde – selbst bei eher aussichtslos erscheinenden Krankheitsverläufen. Das Geheimnis besteht im Aushungern der Krebszelle durch einen absoluten Verzicht auf Zucker. Nur so kann verhindert werden, dass die Krebszelle sich „parasitisch" weiter ernährt und sich mithilfe der Milchsäure als Tarnkappe vor dem körpereigenen Immunsystem schützt.

Durch eine pflanzenreiche und fleischarme Ernährung wird nun versucht, die Mitochondrien zu stärken und außerdem die Stilllegung des TKTL1-Gens zu erreichen. Inzwischen konnte nachgewiesen werden, dass sekundäre Pflanzenstoffe über die bereits kurz thematisierte Methylierung von Genen in der Lage sind, krebsfördernde Gene abzuschalten.[25]

Fabriken müssen produzieren und dürfen nicht nur verbrennen

Die Mitochondrien sind auch für den reibungslosen Ablauf der Zellprozesse verantwortlich, weil sie die Energie dafür liefern. Werden Mitochondrien geschädigt, kommt es zum Erliegen etlicher Zellfunktionen – und der Energiebedarf des Körpers sinkt. In Anbetracht von immer mehr übergewichtigen und chronisch kranken Menschen in den westlichen Industrienationen liegt die Vermutung nahe, dass sehr viele unter solch einer Mitochondriopathie leiden könnten.

Gerade weil wir viel Zucker und wenig natürliche Nährstoffe zu uns nehmen, wird durch die vermehrte Ausschüttung von Insulin in der Zelle eine ganze Kette ungünstiger Mechanismen ausgelöst. Sie wird dann nämlich zur regelmäßigen Energieverbrennung angeregt, selbst wenn kaum noch Energiebedarf entsteht. Das führt zur Produktion von immer mehr Sauerstoffradikalen. Gleichzeitig hemmt der Mangel an Nährstoffen und insbesondere an sekundären Pflanzenstoffen die Bildung von Antioxidanzien und es kommt zur Schädigung von Zellsubstanzen.

Generell stört die hohe Insulinbelastung die Reparaturprozesse der Zelle und auch ihre Fähigkeit zur Selbstzerstörung (Apoptose), wenn „Gefahr im Verzug" ist. Diese verlorene Fähigkeit zur Apoptose entsteht insbesondere dann, wenn die Mitochondrien schon erheblich geschädigt wurden. Denn der Vorgang benötigt Energie – und diese fehlt dann eben.

Kommen wir nun noch einmal zusammenfassend auf die Bedürfnisse der Zelle zu sprechen. Sie benötigt für ihre Arbeit folgende Substanzen:

- Baustoffe wie Fette und Proteine
- Sekundäre Pflanzenstoffe, Vitamine und Mineralien für die Unterstützung zellulärer Funktionen und als Schutz vor Abfallprodukten wie freien Sauerstoffradikalen
- Energieträger wie Fette und Kohlenhydrate

Folgende Aufgaben muss die Zelle damit erledigen:

- Produktion der Bausteine für den jeweiligen Aufgabenbereich (Niere, Herz, Leber …)
- Entgiftung
- Abfallbeseitigung
- Recycling der Zelle
- Kommunikation mit anderen Zellen
- Einleitung der Apoptose (Selbsttötung), wenn notwendig

Stellen wir uns nun vor, Sie wären Fabrikdirektor in Ihrer eigenen Zelle und trügen Verantwortung für die hier zusammengefassten Aufgaben. Diese könnten Sie nicht erfüllen, wenn Sie in Ihrer Zellfabrik lediglich Energieträger wie Zucker und Fette in einem dauernd brennenden Hochofen (Mitochondrien) vorfinden – aber die wichtigen Baustoffe und

Co-Baustoffe wie Proteine, Mineralien, Vitamine und sekundäre Pflanzenstoffe fehlen. Hinzu kommt, dass ständig neuer Zucker und neue Fette am Fabriktor angeliefert werden. Weil Ihnen jedoch die Baustoffe fehlen, um etwas zu produzieren, können Sie das Überangebot an Energie kaum noch verwerten. Auch die Rußentwicklung (freie Sauerstoffradikale) bekommen Sie allmählich nicht mehr in den Griff.

Irgendwann wissen Sie nicht mehr, wohin mit all den überflüssigen Energieträgern; Sie müssen sie ablagern oder aber zusätzlich verbrennen, obwohl diese Energie gar nicht benötigt wird. Können Sie sich vorstellen, wie es nach einigen Jahren in Ihrer Fabrik aussieht? Überall gibt es Rußablagerungen (freie Sauerstoffradikale, Fette und Zucker), die Ihre Fabrik zunehmend unbrauchbar machen. Es fehlt zudem die Zeit, aufzuräumen und Maschinen zu warten oder zu erneuern. Mit der Zeit stellen alle Maschinen ihren Betrieb ein und in Ihrer Fabrik (Zelle) sieht es aus, als hätte eine Bombe eingeschlagen.

Kein Raum und kein Schrank können mehr geöffnet werden, ohne dass Ihnen etwas entgegenkommt. Selbst wenn Sie aufräumen wollten, kämen Sie vor lauter Arbeit gar nicht dazu, weil an der Pforte ständig neue Energieträger angeliefert werden.

Nicht anders ergeht es am Ende auch unseren Zellen, wenn man ihnen täglich immer nur Zucker, Fette, Weißbrot, Fertigprodukte und Süßigkeiten anbietet. So ist es denn auch kein Wunder, dass ein Amerikaner im Selbstversuch schon nach 30 Tagen Anzeichen einer Leberverfettung mit erheblichen Funktionseinschränkungen zeigte, als er sich ausschließlich von Fast Food ernährte. Gemeint ist Morgan Spurlock, der in seinem Dokudrama *Super Size Me* sich mehr als einen Monat lediglich von Burgern, Pommes und Co. ernährte. Seine im Film gezeigten körperlichen Veränderungen, etwa die Entwicklung von erhöhten Leberenzymen im Blut und eine erhebliche Gewichtszunahme, wurden dann auch durch eine nachfolgende schwedische Studie zumindest teilweise bestätigt.[26] Man muss allerdings hinzufügen, dass Spurlock sich in dieser Zeit kaum noch bewegte und vergleichbare Experimente in ihrer Auswirkung deutlich milder ausfielen.

Unsere Zellen sind eigentlich Wunderwerke, die bei einer gesunden Ernährung in der Lage sind, all ihre Aufgaben hervorragend zu erfüllen. Dazu gehört auch, überschüssige Nahrung geordnet zu speichern, störende Stoffwechselendprodukte zu entsorgen und neue zu produzieren.

Wenn der oben beschriebene Ernährungsmissstand allerdings viele Jahre lang anhält, wird eine betroffene Zelle zunehmend vom umgebenden Gewebe abgekapselt, denn sie erfüllt ihre Aufgaben nicht mehr korrekt und erzeugt zu viel Abfall. In solch einem Fall wird die Zelle nicht mehr so gut mit Nährstoffen und Sauerstoff aus dem Blut versorgt, weil auch die Durchblutung zurückgefahren wird. Hierbei spielen ebenfalls wieder Säuren und Stoffwechselendprodukte, die sich im Umfeld der Zelle anhäufen, eine große Rolle. Warum das so ist, ist nachvollziehbar: Hätten Sie in der Nachbarschaft eine Fabrik, die giftige Säuren und Produktionsabfälle ausstößt, würden Sie ebenfalls dafür sorgen, dass sie umgehend geschlossen und von der Nachbarschaft abgekapselt wird. Genau das tut Ihr Körper auch: Ist die Versorgung der Zelle mit Sauerstoff und Nährstoffen nicht mehr sichergestellt und funktionieren die Mitochondrien nicht mehr richtig, muss eine gravierende Veränderung stattfinden, wenn die Zelle nicht sterben soll. Unsere Körperzellen gehen in diesem Stadium zunehmend zur erwähnten anaeroben Ernährung über, sie bauen also Zucker ohne Sauerstoff über die Vergärung ab. Im übertragenen Sinne bedeutet das: Die ursprünglichen Produktionswege zur Energieerzeugung, wie der Zitronensäurezyklus, werden nicht mehr genutzt.

Die betreffende Zelle arbeitet dann nicht mehr im Verbund mit den anderen und möchte sich nun ungehemmt vermehren, um ihre Existenz in einem für sie immer fremder werdenden Umfeld zu sichern. Normalerweise räumt das Immunsystem andauernd mutierte Zellen beiseite, denn im Körper entstehen tagtäglich, je nach Gesundheit, Tausende von Krebszellen, das ist ein vollkommen natürlicher Vorgang. Wenn hier also keine Körperpolizei unterwegs wäre, die diese gefährlichen Mitbürger aus dem Spiel nimmt, dann würde ihr Wachstum überhandnehmen und am Ende entstünden Metastasen. Bildlich gesprochen: Eine bösartige (maligne) Rocker-Gang, die erst ein Dorf und dann ein ganzes Land überfällt.

Die erste „Polizei-Truppe" des Immunsystems sind z. B. die sogenannten natürlichen Killerzellen (NK-Zellen). Diese können maligne Zellen aufspüren und verzehren. Im Anschluss präsentieren Sie dann noch zelluläre Fragmente („Leichtenteile") der spezifischen Immunabwehr, um einen besonders effizienten „Großeinsatz" durchführen zu können. Diese Reaktion wird durch Einlagerung von Milchsäuren im Gewebe jedoch deutlich erschwert.

Behält man das im Hinterkopf, ist der Ansatz, Krebs durch eine zuckerfreie Ernährung und Entsäuerung zu bekämpfen, logisch und nachvollziehbar.[27]

Nun ist aber nicht nur die Entstehung von Krebs ein Problem. Vielmehr können weitere Erkrankungen dadurch entstehen, dass die Körperzellen ihre Aufgaben nicht mehr korrekt erfüllen. Sie bekommen zwar Energielieferanten wie Zucker und Fett sowie Proteinbaustoffe aus dem Fleischanteil in der Nahrung, aber – im übertragenen Sinne – zu wenig weitere Bausubstanzen wie Zement, Schrauben, Nägel, Kleber, Verbundstoffe und vieles mehr. Wenn die Zellen die vorgesehenen hochwertigen Produktionsabläufe nicht mehr sicherstellen können, erkrankt zunächst das umliegende Gewebe und irgendwann das ganze Organ, wie zum Beispiel das Herz. Sind es Organe, die für andere Gewebe Aufgaben zu erfüllen haben, etwa die Leber, dann wird es besonders dramatisch.

Stellen Sie sich vor, was geschähe, wenn die Leber aufhören würde, Vitamin K zu nutzen, um Gerinnungsfaktoren für die Blutgerinnung zu produzieren. Plötzlich könnte Ihr Blut nicht mehr gerinnen und aus einer kleinen Wunde würde eine große Katastrophe. Oder wenn Ihr Körper Bilirubin, das Abfallprodukt des Hämoglobins, nicht mehr abbauen könnte – Ihre Haut würde sich plötzlich gelb färben. Und was wäre, wenn verschiedene Eiweiße nicht mehr gebildet werden könnten, sodass die Muskeln sich allmählich zurückbilden und die Haare sich lichten würden? Irgendwann bräche das Immunsystem ganz zusammen, weil es auch aus Eiweißen besteht, die die Leber eigentlich synthetisieren müsste.

Wer einmal einen Patienten mit einer Leberzirrhose im Endstadium gesehen hat, weiß, wovon ich spreche. Es gibt wohl kaum ein besseres Beispiel, um den Verfall eines Zellgewebes und die Folgen nachzuvollziehen. Diese Patienten leiden unter anderem unter Blutungen, Muskelschwund und einer Fehlfunktion des Immunsystems. Zudem lichten sich die Haare und die Haut verfärbt sich gelb.

Bei den meisten Menschen beginnt jedoch der Zerfall des Körpers aufgrund einer ungünstigen Ernährungsweise scheinbar harmlos, ohne dass es bemerkt wird. Man wundert sich über gelegentliche Herz-Rhythmus-Störungen, eine beginnende Vergesslichkeit, das plötzliche Auftreten einer stark zunehmenden Weitsichtigkeit und die Entwicklung von grauen Haaren. Die Haarzellen beispielsweise sind auf einmal erschöpft und produzieren keine Enzyme mehr, die Wasserstoffperoxid abbauen können. Dieses reichert sich dann in den Haaren an – und lässt sie ergrauen.

Auch ich kann ein Lied davon singen: Dank einer veränderten Ernährung sind meine Haare heute weniger grau als noch vor einigen Jahren und ich komme nicht mehr außer Atem, wenn ich meinem 70-jährigen Vater einen Berg hinauf folge. Ich hoffe, diese Erfahrung mit Ihnen teilen zu dürfen, wenn Sie sehen, wie Ihre eigenen Körperzellen wieder „anspringen" und normal arbeiten.

Leider sieht es in den westlichen Industrienationen mit dem Zustand unserer Körperzellen oft ganz anders aus. Wenn wir zum Beispiel in die Schulen schauen, müssen wir feststellen, dass die Folgen ungesunder Ernährung bereits bei unseren Kindern umfangreich zu beobachten sind. Laut den Zahlen des Bundesgesundheitsministeriums sind 8,7 Prozent aller Kinder zwischen 3 und 12 Jahren übergewichtig. Die Zahl steigt bei Kindern von 12-17 auf fast 30 Prozent an. Laut den Daten der WHO sind die Zahlen für Kinder eher noch alarmierender.[28] Eine Welt voller Einfach-Kohlenhydrate aus Zucker, Milchprodukten und Fett, dazu drastisch reduzierte Bewegung und die ständige Nutzung von Smartphones, all das ist alarmierend. Es gibt inzwischen sogar Kinder, die bereits Typ-2-Diabetes entwickeln, eine Erkrankung, die normalerweise erst im fortgeschrittenen Alter auftritt.

Wenn ich also von dem immer gleichen Weg von Erkrankungen spreche, dann meine ich damit genau diese Entwicklung, die sich bis in jede Zelle des Körpers hinein verlängert. Ist dieser Prozess einmal in Gang gekommen, erkrankt erst nur die Zelle, dann das umliegende Gewebe – und schon bald auch das jeweilige Organ. Und irgendwann der ganze Körper.

Die Zeichen des biologischen Alters sind gnadenlos

Kommen wir noch einmal zurück zu den grauen Haaren. Durch die Forschungen von Prof. Dr. Karin Schallreuter von der University of Bradford erhalten wir die Antwort, warum unsere Haare ergrauen. Für die Farbproduktion der Haare ist das Enzym Tyrosinase verantwortlich. Es wird durch Anreicherung von Oxidanzien wie Wasserstoffperoxid – bekannt als Bleichmittel – in den Haarwurzeln in seiner Funktion gestört und die Haare ergrauen.

Wasserstoffperoxid wird normalerweise durch ein weiteres Enzym, die sogenannte Katalase, abgebaut. Mit zunehmendem Alter bzw. dem Voranschreiten zellulärer Störungen wird die Produktion der Katalase gestört, ihre Konzentration in der Zelle nimmt deutlich ab. Um bei unserem Bild zu bleiben: Es ist nur logisch, dass die Zelle vor lauter Energieverbrennung und der Anlieferung weiterer Energiestoffe ihren eigentlichen Aufgaben nicht mehr nachkommen kann.

Die von einigen Autoren empfohlene Einnahme des Vielblütigen Knöterich, *Polygonum multiflorum*, kann derzeit nicht empfohlen werden. Die Wirkungen bleiben in aller Regel aus und stattdessen treten scheinbar des Öfteren Schädigungen der Leber auf – ein weiterer Grund, sich nicht auf Nahrungsergänzungsmittel zu verlassen. Viel sinnvoller sind eine vielfältige Ernährung und die Regeneration eines kranken Darms. Hiermit sind Sie in der Regel erfolgreicher, wenn Sie etwas gegen Ihre Alterserscheinungen tun möchten.

Weitere Anzeichen für ein verfrühtes biologisches Altern sind die folgenden:

- Nachlassen des Kurzzeitgedächtnisses
- Depressive Verstimmungen

- Störungen der Sexualität
- Ungünstiges Muskel-Fett-Verhältnis
- Faltige und dünne Haut
- Hörprobleme

Der wichtigste Alterungsfaktor ist immer die Störung der zellulären Funktion durch mangelhafte Proteinproduktion. Eine der wichtigsten Voraussetzungen für die normale Zellfunktion ist die Präsenz von Enzymen. Das sind Eiweiße, die die Stoffwechselreaktion steuern. Sie müssen stets in ausreichender Menge vorrätig sein. Produziert die Zelle sie nicht mehr effizient, können wichtige Zellfunktionen nicht mehr erfüllt werden. Für das reibungslose Funktionieren der Enzyme werden aber auch bestimmte Vitamine, Mineralien, sekundäre Pflanzenstoffe und Spurenelemente benötigt. Schwermetalle wiederum blockieren den Platz dieser Substanzen, wodurch sich ihre enorme Schädlichkeit erklärt.

Zu den wichtigsten Altersfaktoren gehören demnach:

- *Oxidative Schäden der Zelle*, zum Beispiel der Zellmembranen mit Störung der Zellaustauschprozesse, Degeneration der Mitochondrien, der Energiekraftwerke für die Enzymherstellung sowie Motoren und Manager der Stoffwechselfunktionen des gesamten Körpers.

- *Seneszens* (Einschlafen der Zelle) als Folge übermäßig hoher Belastungen durch die Dauerzufuhr und Verbrennung von Energieträgern wie Zucker und Fett. So bildet sich das Vorstadium zur Entwicklung von Krebs, das bei einem gesunden Gewebe normalerweise zur Apoptose (Selbstzerstörung) geführt hätte.

- *Verlust der Apoptose* mit sehr schwerwiegenden Konsequenzen, da nach all den beschriebenen Schädigungen eine Selbsttötung der Zelle am Ende die einzige Rettung darstellen würde. Ich gehe im Folgenden noch darauf ein, warum viele entscheidende Faktoren in unserer Ernährung, die sogenannten *Mastersubstanzen*, Grundlage für die Sicherstellung der Apoptosefähigkeit sind.

Zu diesen drei wichtigsten Faktoren kommen noch weitere, etwa die Verzuckerung von Proteinen, Störungen des Hormonstoffwechsels, Fehlfunktionen des Immunsystems, chronische Entzündungen und insbesondere Störungen der Darmflora. All das wird ebenfalls in späteren Kapiteln noch beleuchtet. Auch die Schädigung der DNA durch Umweltgifte, Stress, Sonnenlicht und die ungünstige Form der Methylierung von DNA-Abschnitten, um Gensequenzen an- und abzuschalten, werden wir ebenfalls noch zu einem späteren Zeitpunkt besprechen.

Apropos DNA: Die Aussicht, dass wir eventuell durch eine veränderte Ernährung unsere Gene ganz gezielt reparieren können, gehört zu den erstaunlichsten Fähigkeiten unseres Körpers. Es scheint sogar möglich, durch bestimmte Substanzen und ein stressreduziertes Leben Alterungsprozesse deutlich zu verlangsamen, ja teilweise sogar umzukehren.

Prof. Dr. Elizabeth Blackburn erhielt 2009 den Nobelpreis für Medizin für die Entdeckung, dass die Telomerlänge der DNA durch die Ernährung gefördert werden kann. Kurz vorweg, Telomere sind und waren in aller Munde, weil man glaubte, mit ihrer Hilfe das Altern aufhalten zu können.

Telomere sind Verlängerungen der Chromosomen im Kern jeder Körperzelle, auf die sich Schutzproteine als Kappen setzen können. Sie werden bei jeder Zellteilung kürzer, bis die Schutzkappen keinen Platz mehr finden auf den Chromosomenenden. Sobald sie fehlen, verkleben die Enden der Chromosomen – bis die Funktion der Zellen komplett zum Erliegen kommt. Denken Sie hier an Schnürsenkel, die ausfransen, wenn die Schutzkappen vorne fehlen.

Inzwischen ist wissenschaftlich erforscht, dass nur die Umstellung auf eine vorwiegend pflanzliche Ernährung und die Reduktion von Stress die Telomer-Aktivität erhöht. Tatsächlich konnte Prof. Blackburn sogar aufzeigen, dass durch regelmäßige Bewegung, Entspannung und eine gesunde Ernährung die Telomere sich auch wieder verlängern können.[29]

Auf Bildern von vor zehn Jahren sah ich aus wie Anfang 50 – heute bin ich tatsächlich Anfang 50 und sehe nun aus wie Anfang 40. So gesehen konnte ich mich also durch die Ernährungsumstellung der letzten fünf Jahre erfreulicherweise optisch um zehn Jahre verjüngen. Anzeichen dafür, dass sich meine Zellen auch innerlich entsprechend verjüngt haben, gibt es ebenfalls. Auf früheren Fotos habe ich viele graue Strähnen im Haar, davon ist heute nur noch wenig zu sehen. Meine Sehkraft hat sich gebessert, ich bin am Tag nicht mehr müde, die Tränensäcke unter den Augen sind deutlich zurückgegangen und meine Fitness hat enorm zugenommen. Das sage ich nicht aus Eitelkeit, sondern konstatiere es rein sachlich als Arzt und Wissenschaftler.

Im Rückblick war es im Grunde zum Schämen, in welchem Zustand ich seinerzeit war. Als vor zwei Jahren ein stark übergewichtiger Patient aus Russland zu mir kam, fühlte ich mich sofort an mich selbst erinnert. Er klagte darüber, dass er kaum noch schwerere Sachen tragen könne und mit der Libido seiner 35-jährigen Ehefrau könne er ebenfalls kaum noch mithalten. Genau genommen entwickelte sich bei ihm eine manifeste Impotenz und sein Arzt stellte zudem erste Anzeichen von Typ-2-Diabetes fest. All das waren Symptome, die man eher bei einem 60- bis 80-Jährigen und nicht bei einem Mann Mitte 30 erwarten würde.

Zwei der Ursachen waren der Konsum von Wodka und Fast Food. Als ich ihm vorschlug, er möge doch lieber hochwertigen Rotwein in kleinen Mengen in die Gläser füllen, wurde ich darüber aufgeklärt, dass Wein nur etwas für Frauen sei. Ein echter Russe trinke eben Wodka – und den nicht zu knapp. Als ich anmerkte, dass mir ein potenter Rotweintrinker, der fit und gesund ist, weitaus männlicher erscheint als ein übergewichtiger, impotenter Wodkatrinker, hatte ich ihn jedoch überzeugt. Er sah sich in dem Moment das erste Mal wirklich selbst im Spiegel und nicht mehr nur den, den er sehen wollte. Sowohl meine eigene Erfahrung als auch die Schicksale meiner Patienten haben mir immer wieder gezeigt, dass die Voraussetzung für eine Umstellung der Lebensweise allzu oft die ungeschönte Erkenntnis des eigenen Zustandes ist. Das gilt für übergewichtige Patienten im gleichen Maße wie für Alkoholiker. Auch magersüchtige Menschen scheint es in ähnlicher Form zu treffen. Sie sehen im Spiegel nicht den übermäßig dünnen Körper, den alle anderen sehen. Erst wenn die objektive Betrachtung des eigenen Körpers wieder funktioniert, gelingt es ihnen, gesund zu werden.

Wir können also offenbar sehr viel selbst dazu beitragen, gar nicht erst zu erkranken oder wieder gesund zu werden. Unser Körper kann viel mehr reparieren und erneuern, als wir es uns vorstellen können.

Mein Patient, der angesprochene Russe, kam nach sechzehn Wochen als komplett neuer Mensch in die Praxis. Er hatte 10 kg abgenommen, sein Blutdruck war fast wieder normal und auch seine Libido war zurückgekehrt. Er erzählte mir, dass er beinahe wieder wie seine jüngeren Kollegen schwere Sachen tragen könne und zudem sah er um Lichtjahre besser aus – vor allem aber schien er glücklich zu sein.

Glücklich war er nicht nur durch die Freude über seinen neuen Zustand. Man kann davon ausgehen, dass auch die gesamte Hormonproduktion wieder besser funktionierte und das Glückshormon Serotonin vermehrt produziert wurde. Ein toller Stoff, der übrigens nicht etwa überwiegend im Gehirn, sondern zu 90 Prozent im Darm gebildet wird.

Wie können Sie nun dafür sorgen, dass auch Sie wieder jünger aussehen und sich gesund und fit fühlen? Ich möchte Ihnen hier bereits Mut machen: Sollten Sie unter einer erworbenen Form einer Stoffwechselerkrankung leiden, etwa unter Typ-2-Diabetes oder unter Adipositas, entzündlichen Darmerkrankungen, Allergien, chronischen Entzündungen, Rücken- und Gelenkschmerzen, Herz-Kreislauf-Erkrankungen – dann werden Sie mit sehr hoher Wahrscheinlichkeit diese Leiden erheblich reduzieren oder sogar ganz beseitigen können. Die Voraussetzung hierfür ist jedoch eine Veränderung Ihrer Ernährung. All diese Erkrankungen basieren auf einer mangelhaften Funktion Ihrer Zellen, begründet durch Ihre Lebensumstände in Form von Fehlernährung, Bewegungsmangel und zu viel Stress. Wir möchten nun dafür Sorge tragen, dass es Ihren Zellen und somit auch Ihrem Körper und Ihrer Psyche wieder besser geht.

Gefäßverpflanzung ohne Bypass-Chirurgie – oder: Wie Pflanzen heilen

Vielleicht haben Sie schon einmal von der Geschichte von Prof. Dr. Caldwell B. Esselstyn Jr. gehört oder gelesen, jenem berühmten Allgemeinchirurgen aus den 1960er- bis 1990er-Jahren. Er war in den fünfziger Jahren Olympiasieger im Rudern, diente als Chirurg im Vietnamkrieg und bekam für seine Tapferkeit einen Bronze Star verliehen. Nach mehr als 100 Veröffentlichungen in führenden wissenschaftlichen Forschungsjournalen wurde er 1994 als einer der besten Ärzte der USA ausgezeichnet. Die Liste an renommierten Preisen, die er für seine Arbeit als Arzt erhalten hat, würde die ganze Seite füllen.

Irgendwann im Laufe seiner Berufszeit hatte er genug von den Misserfolgen der operativen Kardiologie und entschied sich, seinen Patienten eine rein pflanzlich basierte Diät nahe zu bringen. Er führte mit 18 Patienten, die zuvor etliche kardiologische Ereignisse wie Herzinfarkte und Angina-Pectoris-Anfälle erlitten hatten, eine eigene Studie durch. Die Patienten mussten komplett auf tierische Produkte verzichten und sich ausschließlich pflanzlich ernähren. Der Zielwert des Gesamt-Cholesterins lag bei 150 mg/dl – tatsächlich erreichten seine Patienten aber einen Wert von 130 mg/dl. Zum Vergleich: Die meisten Menschen der westlichen Welt leiden unter der Cholesterinwerten von deutlich über 200 mg/dl.

Das Ergebnis: Alle Studienteilnehmer erlitten in den folgenden fünf Jahren keine weiteren kardiologischen Ereignisse und es kam zu einer durchschnittlichen Zunahme des Blutdurchflusses in den Koronararterien von mehr als 30 Prozent. Bei einer Katheter-Untersuchung des Herzens eines dieser Patienten konnte eindrucksvoll bildlich dargestellt werden, wie sich eine zuvor fast komplett verstopfte Koronararterie regeneriert hatte. Nach fünf Jahren konsequenter Diät war im Grunde nichts mehr davon nachweisbar – und das ganz ohne Chirurgie.[30]

Verstehen Sie mich nicht falsch: Die heutige Medizin kann ein Lebensretter sein. Das ist auch ein Grund, warum wir Menschen heute so alt werden. Wenn sich eine Gefäßverengung plötzlich komplett schließt, dann hilft nichts anderes, als diese mithilfe eines Katheters so schnell wie möglich wieder aufzudehnen, damit der Patient nicht in kurzer Zeit verstirbt.

Wenn ich allerdings die Wahl zwischen einer Operation und einer Ernährungsumstellung habe, gibt es für mich keine Frage – zumal allgemein bekannt ist, dass sich ohne eine konsequente Umstellung der Ernährung nahezu alle instrumentell erweiterten Gefäße innerhalb weniger Jahre oder sogar schon nach Monaten wieder verengen –, dann bevorzuge ich doch lieber gleich eine Ernährung, die mich vor einem Herzinfarkt schützt.

Im Laufe meiner Jahre als Arzt habe ich oft in Notaufnahmen gearbeitet und die Notfallmedizin zu schätzen gelernt. Sie rettet Leben und lindert Schmerzen – hauptsächlich durch das Abstellen von Symptomen, die auf einer langjährigen chronischen Erkrankung basieren und sich plötzlich durch einen Auslöser erheblich verstärken. Bei einem Asthmaanfall werden Sie froh sein, dass ein Arzt Sie schnell mit Salbutamol und Theophyllin behandelt und nicht etwa mit Gemüse und einem Ernährungsplan vor Ihnen steht. Geht es aber um chronische Erkrankungen und deren Ursachen, versagt erfahrungsgemäß die moderne Schulmedizin regelmäßig.

Wie ich selbst an etlichen Patienten gesehen habe, kann die Ernährungsmedizin von der deutlichen Linderung der täglichen Beschwerden bis hin zur kompletten Heilung in vielen Fällen weiterhelfen. Hierzu gehören Patienten mit Bluthochdruck, Typ-2-Diabetes, Schilddrüsenfunktionsstörungen, Gelenk- und Rückenschmerzen, Herz-Kreislauf-Erkrankungen, chronischen Magen-Darm-Erkrankungen und Allergien. Im Grunde jedoch haben sich die Patienten mit unserer Hilfe alle selbst geheilt, weil sie selbst es waren, die eine Umstellung der Lebensweise vorgenommen haben.

In meinen Jahren als Arzt im Krankenhaus habe ich bei Licht besehen nicht einen einzigen Patienten geheilt, einmal ausgenommen akute Infekte wie eine Lungenentzündung durch die Behandlung mit Antibiotika oder die Zertrümmerung von Gallensteinen mithilfe einer Lithotripsie. Als Ärzte lernen wir im Studium so viel über die Ursachen von Erkrankungen und bekommen die biochemischen und physiologischen Grundlagen geliefert, um all das zu verstehen – aber am Ende können wir dennoch keine echte Therapie durchführen, weil uns die Pharmaindustrie immer nur eine Lösung anbietet: die Unterdrückung der Symptome durch entsprechende Medikamente.

Es würde ein ganzes Buch füllen, wenn man beschreiben wollte, welche Folgen die medikamentöse Behandlung mit Cortison, Insulin, Antibiotika, Schmerzmitteln, Blutfettsenkern und Magensäurehemmern haben kann. Sie sind gravierend und nach umfassender Studienauswertung die Ursache von Tausenden von Todesfällen.

Natürlich wird die Pharmaindustrie dagegenhalten und darauf verweisen, dass all diese Medikamente etlichen Menschen das Leben gerettet haben. Das stimmt ganz gewiss – allerdings nur als Notfall-Medikamente. Sobald sie aber chronisch eingesetzt werden und man versucht, die Symptome auf Dauer damit einzudämmen, ohne jedoch die Ursache zu beseitigen, wird es weniger erfreulich für den Patienten. Die Dosis muss dauernd erhöht werden, weil die Medikamente die Erkrankungsursache zunehmend verfestigen.

Wenn es so schlimm ist, könnte man nun argumentieren, warum werden wir dann alle immer älter? Warum wissen die Rentenversicherungen nicht mehr, wie die zunehmend alte Gesellschaft solidarisch finanziert werden soll? Ganz einfach: Früher sind die Menschen tatsächlich häufig an Notfällen, Kinderkrankheiten, schlechter Hygiene und Hunger verstorben. Die Rate dieser Todesfälle konnte durch eine stetig verbesserte Notfallversorgung, Impfungen, mehr Hygiene und eine allgemein hervorragende Versorgung mit Lebensmitteln erheblich eingedämmt werden. Medikamente wie Antibiotika, Impfstoffe und Cortison haben eben gerade in der Notfallmedizin umfassende Erfolge vorzuweisen, auf diese Präparate möchte heute niemand mehr verzichten. Auch gibt es chronische entzündliche Autoimmunerkrankungen, die ohne Cortison schnell tödlich enden würden.

Nicht zu vergessen sind auch die außergewöhnlichen Möglichkeiten der modernen Chirurgie und die verbesserte Vorsorge durch eine Vielzahl modernster Geräte zur Früherkennung von Erkrankungen wie Prostata- oder Darmkrebs. Die Chirurgie ist eine Kunst, die in der Tat heilen kann, das ist unbestritten. Allerdings würde auch die Chirurgie deutlich weniger Patienten behandeln müssen, wenn wir mithilfe einer gesunden Ernährung bereits die Entstehung von Erkrankungen verhindern könnten.

ZUSAMMENFASSUNG

In diesem Abschnitt habe ich versucht, Ihnen ein wenig mehr über die Funktion unseres Körpers zu vermitteln, um die Ursachen von Erkrankungen besser zu verstehen. Auch wenn einige Abschnitte vielleicht sehr detailliert waren, so bin ich doch der festen Überzeugung, dass man seine Ernährung nur umstellen kann, wenn man die Fehlfunktion, unter welcher der eigene Körper leidet, besser versteht.

Eine der wesentlichen Ursachen dieser zellulären Fehlfunktion ist ein Überangebot an Kalorienträgern wie Zucker und Fett, gekoppelt mit einem Mangel an Nährstoffen, beispielsweise von sekundären Pflanzenstoffen, Ballaststoffen, Mineralien, hochwertigen Proteinen und Vitaminen. Die Zellen hungern danach und verbrennen stattdessen die Energielieferanten wie eine Art Brennofen, der nur noch Ruß, aber keine Produkte mehr produziert. All dieser Ruß, im Körper versinnbildlicht durch die Oxidanzien als Endprodukte des Verbrennungsprozesses, fängt dann an, unsere Zellen anzugreifen, und zerstört so wichtige Zellorganellen wie die Mitochondrien. Zudem sorgt der Nährstoffmangel dafür, dass unser Zellgenom nicht mehr richtig abgelesen wird, sodass die Produktion wichtiger Zellbestandteile gestoppt wird.

In der Folge erkrankt die Zelle zunehmend und stellt ihre Aufgaben schrittweise ein. Wir nennen das Seneszenz. Gerade Insulin fördert diesen Krankheitsprozess und verhindert am Ende sogar zunehmend die Möglichkeit, dass der Körper sich von diesen kranken Zellen durch die Apoptose befreit. Die Lösung ist, den Zellen mehr Zeit zu geben, um sich zu regenerieren, und ihnen das zu liefern, womit sie sinnvoll arbeiten können. Zusammengefasst sollten Sie also folgende Punkte hieraus für Ihren Alltag ableiten:

- Reduktion von Zucker, um den Insulinspiegel zu senken.
- Lange Essenspausen zwischen Abendessen und Frühstück, um dem Körper Zeit zu geben, sich zu regenerieren und um sich auch der Produktion von beispielsweise Eiweißen zu widmen.
- Vermehrter Konsum von Gemüse und Obst für die Zufuhr von Vitaminen und vor allem sekundären Pflanzenstoffen.
- Regelmäßige Bewegung, z. B. Spaziergänge oder das Nutzen des Fahrrads für den Arbeitsweg.

Wenn Sie diese Punkte beachten, werden Ihre Zellen ihre Funktion wieder aufnehmen und nicht länger im „Tiefschlaf versinken" – zumal seneszente Zellen dazu neigen, zu entarten und somit durchaus als Vorboten maligner (bösartiger) Erkrankungen angesehen werden können.

KAPITEL 3

Die Nahrungsergänzungslüge – oder: Warum der Körper nur Naturprodukte und keine isolierten Nährstoffe „versteht"

Im Jahr 1956, als Prof. Dr. Denham Harman seine Theorien über das Altern im *Journal of Gerontology* veröffentlichte[31], wurde der Grundstein unseres Antioxidanzien-Wahns gelegt. Er war als einer der Ersten der Ansicht, dass die Oxidanzien unsere Zellen schädigen. Verantwortlich dafür seien Umweltfaktoren, Stress und eine hohe Verbrennungsrate von Zucker; all das würde die Pufferkapazitäten unserer körpereigenen Antioxidanzien irgendwann übersteigen. Die Lösung bestand in der Zufuhr antioxidativer Nahrungsergänzungsmittel, also im Wesentlichen von Vitaminpräparaten wie Vitamin C. Seitdem ist der Zuwachs an Vitaminprodukten ins Unermessliche gestiegen. Und so ist es kein Wunder, dass inzwischen auch unsere Apotheken und Reformhäuser an dem Milliardengeschäft rund um Nahrungsergänzungsmittel beteiligt sein wollen.

Apotheken verkaufen bereits in großen Mengen Vitaminpräparate, Antioxidanzien und Konzentrate, die reich sind an sekundären Pflanzenstoffen, sowie Mineraliensupplemente, Spurenelemente, Basensäfte, Präbiotika wie Inulin-Präparate, Probiotika und pflanzliche Eiweißlieferanten. Inzwischen sind so viele Produkte mit Antioxidanzien angereichert, dass selbst Cremes damit versehen sind, um vor Hautalterung zu schützen.

Nun häufen sich jedoch die Erkenntnisse, dass die isolierte Zufuhr von Vitaminkonzentraten schädlich ist. Ja, es besteht sogar Grund zur Annahme, dass sie krebserregend sind. Die Erklärung ist simpel: Natürlich gibt es einen Grund, warum unser Körper Oxidanzien, also freie Sauerstoffradikale, bei der Energiegewinnung produziert. Ansonsten würde jeder Atemzug die Beschleunigung unseres Verfalls bedeuten, und es wäre dann von Vorteil, regelmäßig die Luft anzuhalten. Forschungsergebnisse aus dem Jahr 2015 an der Universität Dresden[32] zeigen, dass die sogenannten Reaktiven Sauerstoffspezies (ROS) für den Erhalt und die Pflege unserer Gefäße notwendig sind. Sie senken offenbar sogar den Blutdruck. Weitere Untersuchungen mittels eines Reviews verschiedener Studien von Prof. Dr. Elena Martinez von der University of California San Diego (UCSD)[33] zeigten erste Hinweise, dass die unkritische Gabe von Nahrungsergänzungsmitteln durchaus mit Risiken für die Entwicklung von Krebserkrankungen behaftet ist. Andere Studien konnten zeigen, dass die Gabe von Beta-Carotinen (Vitamin-A-Präparate) das Lungenkrebsrisiko um bis zu 39 Prozent erhöht. Weitere Studien mit Selen und Vitamin E zeigten Hinweise einer Förderung von Prostata-Karzinomen.[34]

Das gilt insbesondere für Gruppen mittleren bis höheren Alters. Je älter wir werden, desto mehr Krebszellen entstehen pro Tag. Sie werden allerdings durch unser Immunsystem – auch mit der Hilfe von freien Sauerstoffradikalen – eliminiert. Nehmen wir nun Antioxidanzien ein, wird die Vernichtung dieser Krebszellen eventuell sogar unterbunden.

Im Jahr 2013 wurde in den *Annals of Internal Medicine* die Metaanalyse von 26 Studien zur Prävention kardiovaskulärer Erkrankungen mithilfe von Multivitaminpräparaten veröffentlicht.[35] Im Ergebnis musste festgestellt werden, dass die Präparate keinerlei Einfluss auf die Entwicklung von Herz-Kreislauf-Erkrankungen hatten. Ich bin nach Durchsicht dieser Studien und auch auf Grund eigener Erfahrungen inzwischen fest davon überzeugt, dass Vitaminpräparate, insbesondere als synthetisch veränderte Produkte, keinen Nutzen stiften und am Ende sogar ein erhöhtes Risiko für die Entwicklung von Erkrankungen bergen.

Ein weiterer Beleg: Die Gabe von N-Acetylcystein verdoppelt bei Mäusen die Ausbildung von Metastasen nach erfolgter Krebserkrankung.[36] N-Acetylcystein ist jedoch unter Ernährungsmedizinern ein hochgepriesenes Antioxidans, das zudem noch für eine intrazelluläre Entgiftung eingesetzt wird.[37]

Losgelöst vom Thema der Antioxidanzien veröffentlichte eines der weltweit führenden Forschungsjournale *The Cell* eine Studie von Vishal Singh von der University of Toledo.[38] Sie zeigte erschreckende Ergebnisse bezüglich heute gängiger Methoden zur Therapie unseres Darms auf: Die Gabe des löslichen Faserstoffs Inulin bei Mäusen, der unsere gute Darmflora ernähren und vermehren soll, führte nach der Fermentation zwar zur Senkung des Diabetes-Risikos – allerdings aber auch zu einem erhöhten Auftreten von Leber-Karzinomen. Wenn Sie in einer Apotheke oder einem Reformhaus nach Inulinpulver für den Darm fragen, werden Sie von einem gewaltigen Angebot überrascht. Vielleicht betrachten Sie dieses Produkt jetzt mit anderen Augen.

Wenn wir Nahrungsergänzungsmittel zu uns nehmen, dann ergänzen wir eine Substanz, von der wir meinen, dass sie unserem Organismus fehlt. Wir wissen es aber nicht genau und schon gar nicht wissen wir, *wie viel* wir von dieser Substanz brauchen. Noch wichtiger aber ist, dass wir kaum wissen, welches „Nährstoffkonzert" der Körper im Zusammenspiel mit anderen Co-Substanzen benötigt.

So weiß man heute, dass Vitamin D, Folsäure und B-Vitamine etliche begleitende Spurenelemente benötigen, um vom Körper überhaupt aufgenommen werden zu können. Isolierte Nährstoffe hingegen wie Kurkumin aus Kurkuma oder Aloin aus Aloe vera können auch zelltoxisch wirken. So haben Mäuse nach der Gabe von isoliertem Aloin nach zwei Jahren ein Darm-Karzinom entwickelt, während der natürliche Aloe-vera-Saft aus der Pflanze, zusammen mit der aloinhaltigen Schale, komplett unschädlich zu sein scheint.

Der negative Effekt von Zucker auf unseren Körper ist den meisten Menschen inzwischen bekannt. Zucker verklebt buchstäblich lebenswichtige

Proteine bis hin zur Funktionsstörung, beeinträchtigt unsere Zellen bis hin zur Entwicklung von Karzinomen, fördert Karies und Entzündungen und stört unseren Stoffwechsel bis hin zur Entwicklung von Diabetes. Wenn Kinder in Brasilien oder Kolumbien Zuckerrohr kauen, weil es so herrlich süß ist, erkranken sie weder an Diabetes, noch entwickeln sie Karies. Im Gegenteil, das Zuckerrohr scheint ihre Gesundheit erheblich zu fördern. Es enthält eine Vielzahl von blutzuckersenkenden Substanzen wie komplexe Kohlenhydrate (Polysaccharide), sekundäre Pflanzenstoffe und z. B. das Spurenelement Chrom. Es kommt dadurch – ähnlich wie bei süßen Tomaten oder Karotten – niemals zu einer Überlastung des Organismus durch „nackten" Zucker. Nur wenn wir ein Produkt isoliert zu uns nehmen, werden diese Autoregulationen massiv gestört.

Genau das schiere Gegenteil finden Sie nun aber in der Apotheke oder im Reformhaus. Die Regale sind voll mit Kurkuminextrakt, Multivitaminprodukten, Inulinpulver, Vitamin-D-Präparaten und vielen anderen Erzeugnissen aus industrieller Fertigung. Damit ist die Chance auf Heilung extrem gering und die Wahrscheinlichkeit von Nebenwirkungen bis zu einem erhöhten Krebsrisiko recht hoch. Denn heute wissen wir, dass die Heilmittel nur in der Ganzheit der Pflanze, eingebettet in zahlreiche natürliche Verknüpfungen, ihre heilende Wirkung entfalten. Das ist nicht weiter verwunderlich, denn immerhin haben alle Organismen letztendlich einen gemeinsamen Ursprung und „passen" also seit Jahrmillionen ernährungstechnisch zueinander.

Master of the Genes

Wie die Wirkung der Pflanzen auf die Gesundheit unseres Körpers funktioniert, soll anhand der sogenannten Mastersubstanzen verdeutlicht werden, wie sie in einer gesunden natürlichen Nahrungsquelle enthalten sind.

Eine Mastersubstanz zum Beispiel ist Klotho. Sie wurde von dem japanischen Wissenschaftler Makoto Kuro-o entdeckt.[39] Es ist ein Protein mit Hormonfunktion, das die Lebensdauer von Mäusen verdoppeln kann.

Im Körper wird Klotho durch Licht produziert und durch die Aufnahme pflanzlicher Nahrung gefördert. Es scheint auf vielfältige Stoffwechselprozesse in unserem Körper zumindest bei Mäusen gesundheitsfördernd einzuwirken.[40]

Die Produktion von Klotho ist aber deutlich reduziert, wenn Sie sich wenig bewegen, wenig Tageslicht abbekommen, viel Zucker konsumieren und kaum pflanzliche Nahrung zu sich nehmen. Beim Diabetes mellitus ist der Klotho-Spiegel in aller Regel maximal abgesunken. Zudem fördert eine geringe Klotho-Expression die Insulinresistenz und somit die Entwicklung von Typ-2-Diabetes (Informationen zur Genexpression finden Sie nachfolgend).

Die Studienergebnisse legen also nahe, dass durch eine vermehrte Klotho-Produktion verschiedene Erkrankungen vermieden oder gemildert werden können – vom Vorstadium eines Diabetes in Form einer zunehmenden Insulinresistenz über das Metabolische Syndrom bis hin zum manifesten Typ-2-Diabetes sowie zu Blutdruckstörungen.

Die derzeit bekanntesten und wichtigsten pflanzlichen Aktivatoren des Klotho-Gens sind die Polyphenole in Kurkuma und Rotwein, unter anderem das Resveratrol. Das könnte auch erklären, warum Rotwein trotz seines Alkoholgehalts zu einem verringerten Blutdruck und einer deutlich reduzierten Gefäßverkalkung führen kann – aber all das natürlich nur in den bereits angesprochenen geringfügigen Mengen.[41]

Die Steuerung der Klotho-Gen-Aktivierung läuft über den Rezeptor für Vitamin D. Das erklärt auch, warum Tageslicht zu einer erhöhten Klotho-Protein-Vermehrung führt. Kurkuma aktiviert ebenfalls den Vitamin-D-Rezeptor und wirkt somit ähnlich wie das Tageslicht auf die Klotho-Produktion ein.[42]

Die Klotho-Produktion wird auch durch eine Kalorienrestriktion angeregt, was wiederum ein Beleg zu sein scheint, wie die Reduktion der Nahrungslast für unsere Zellen die Funktion unseres Gewebes verbessert.[43, 44]

Eine weitere wichtige Mastersubstanz ist die sogenannte AMP-aktivierte Proteinkinase (AMPK) zur Regulation des Energiehaushalts. AMPK fördert den Abbau von Fettsäuren, sorgt für ein optimiertes Kohlenhydrat-Fett-Verhältnis und aktiviert die Gefäßbildung in den Muskelzellen. Überdies stärkt AMPK die Produktion von Mitochondrien. Und davon können unsere Zellen für den ausreichenden Energietransport ja nie genug bekommen. Außerdem führt die optimale Energieversorgung innerhalb der Zellen zu einer Verjüngungskur für den gesamten Körper, weil die Zellfunktionen Energie benötigen, die hierdurch entsprechend gesichert werden kann.

Gefördert wird die Produktion von AMPK insbesondere durch die Aufnahme von Polyphenolen – also einmal mehr durch die bereits erwähnten sekundären Pflanzenstoffe. Ganz besonders geschieht dies durch Epigalocatechingallat (EGCG) aus grünem Tee.[45]

Weitere Mastersubstanzen sind die Enzyme aus der Familie der Sirtuine, die bei der Zufuhr von sekundären Pflanzenstoffen, Zuckerverzicht und Bewegung, vor allem Muskeldehnung beim Yoga oder bei asiatischen Kampf- und Mediationskünsten, ebenfalls vermehrt ausgeschüttet werden. Gehemmt werden diese durch – Sie ahnen es sicherlich schon – Zucker und die vermehrte Insulinausschüttung. Sirtuine spielen eine wichtige Rolle bei der Pflege unserer Mitochondrien und unserer DNA.[46]

Ebenfalls für die Forscher von großem Interesse ist die Mastersubstanz Nrf2, ein sogenannter Transkriptionsfaktor, der die körpereigene Produktion von Antioxidanzien in den Zellen fördert. Isolierte Vitamine können das nicht. Rotweintrauben, grüner Tee und Äpfel können Nrf2 aktivieren und somit dafür Sorge tragen, dass dieses Protein die zelleigene Produktion von Antioxidanzien ankurbelt.[47]

Wenn wir uns also vor Augen führen, was passiert, wenn isolierte Antioxidanzien, z. B. Vitamine, dem Körper von außen zugeführt werden, verdeutlicht dies nochmals die Wichtigkeit der Mastersubstanzen. Isolierte Antioxidanzien blockieren unsere „Kampfstoffe" – die freien Sauerstoffradikale im Blut – gegen Krebszellen und fremde Erreger, während Mastersubstanzen wie Nrf2 unsere intrazellulären Antioxidanzien anregen, und zwar genau dort, wo diese zum Schutz vor dem Ruß (freie Sauerstoffradikale durch die Energiegewinnung) aus unserer Zellfabrik benötigt werden. Bei der Gabe von Vitamin C konnte sogar nachgewiesen werden, dass es intrazellulär die Aktivierung von Nrf2 hemmt. Das ist ein Hinweis, warum von außen zugeführte isolierte Antioxidanzien wie Vitamin C die Produktion von Schutzstoffen gegen freie Sauerstoffradikale in der Zelle hemmen.[48]

Sekundäre Pflanzenstoffe

Den entscheidenden Beitrag zur Hemmung und Aktivierung von Genen liefern die bereits angesprochenen sekundären Pflanzenstoffe. Sie wirken somit indirekt und in vielfacher Weise komplex auf unsere Gesundheit ein.

Statt der für uns so einfach nachzuvollziehenden direkten Wirkung von z. B. Vitaminen in ihrer Funktion als Antioxidanzien (zur Hemmung freier Radikale), liegt der tatsächliche Wert der Pflanzen für unsere Gesundheit in der multiplen Aktivierung oder Hemmung der Genexpression. Das heißt, ob ein bestimmter Genabschnitt abgelesen wird oder nicht, um nachfolgend die Produktion eines Proteins, etwa eines für den Stoffwechsel wichtigen Enzyms, einzuleiten oder eben zu verhindern.

Um effektiv gegen freie Radikale vorzugehen, reicht es also nicht, nur Vitamin C einzunehmen, sondern es muss vielmehr z. B. Nrf2 aktiviert werden, das wiederum die zelleigene Produktion von Antioxidanzien in die Wege leitet. So erklärt sich auch, warum der Apfel mit seinem nur sehr geringen Vitamin-C-Anteil eine viel höhere antioxidative Wirkung hat als 1500 mg reine Ascorbinsäure. Diese Erkenntnis wurde schon im Jahr 2000 in *Nature* veröffentlicht, einer der renommiertesten wissenschaftlichen Fachzeitschriften.[49] Und das verwundert nun auch nicht mehr, wenn man bedenkt, dass Ascorbinsäure offensichtlich den angesprochenen Transkriptionsfaktor Nrf2 hemmt, der ja die körpereigene Produktion von Antioxidanzien aktivieren soll – isolierte Antioxidanzien tun also teilweise das genaue Gegenteil dessen, was wir uns von ihnen erhoffen: uns vor Krankheiten zu schützen.

Wie bereits zu Beginn erwähnt, kann die Einnahme von künstlichen Vitaminen erhebliche Risiken haben. Dies zeigen Studien zu Vitamin C bezüglich einer Verschlechterung des Verlaufs von kardiovaskulären Erkrankungen von Duk Hee Lee an der University of Minnesota und Seon Hwa Lee von der University of Pennsylvania.[50]

Synthetische Produkte, wie es Medikamente eben auch sind, erzeugen Nebenwirkungen und sind, langfristig eingenommen, ungesund. Das gilt für Nahrungsergänzungsmittel anscheinend genauso. Nur leider werden diese viel weniger gründlich auf ihre Nebenwirkungen getestet.

Warum nur kaufen wir solche Produkte und gehen nicht einfach auf den Obst- und Gemüsemarkt, wo wir all das bekommen, was uns tatsächlich gesund werden lässt? Was führt uns bloß zu der Annahme, dass nur eine Frau oder ein Mann im weißen Kittel mit einer Dose Tabletten, Pulver oder Saft uns gesund machen kann?

Es ist einfach zu tief in uns verankert, dass lediglich Tabletten und Kapseln uns heilen können. Zu groß war die fast schon magische Wirkung von Antibiotika, Impfstoffen, Cortison oder Schmerzmitteln auf unsere Gesundheit.

Die Argumente liegen klar auf der Hand: All diese Mittel wirken sofort und effizient. Der Arzt, der diese Medikamente gibt und diese Wirkung auslöst, scheint gottgleich zu sein. Ich erinnere mich an das gute Gefühl, wenn man in der Notaufnahme mit diesen Medikamenten sofort helfen kann. Die Dankbarkeit von Patienten und Angehörigen scheint grenzenlos. Doch was passiert, wenn man von der Notaufnahme auf die Station versetzt wird, um Patienten zu betreuen, die unter chronischen Erkrankungen leiden? Jetzt wirken diese Medikamente immer weniger gut, die Dosierungen müssen nach jedem erneuten Ausbruch der Erkrankung erhöht werden und die Nebenwirkungen werden von Jahr zu Jahr schlimmer. Wer beispielsweise einmal einen Cortison-Patienten nach vielen Jahren der Behandlung einer chronisch entzündlichen Darm- oder Rheumaerkrankung gesehen hat, der weiß, wovon ich spreche.

Nach den bisherigen und neuen Studienerkenntnissen wird es immer offensichtlicher, dass nur unsere natürliche Nahrung in möglichst unveränderter Form es schafft, unsere Genexpression, also die Ablesung der Genabschnitte und somit die Produktion von stoffwechselregulierenden Proteinen und Enzymen, in einer für uns gesunden Ausprägung zu steuern.[51] Jegliche Einnahme von synthetisch hergestellten Nahrungsergänzungsmitteln oder Medikamenten wird sehr wahrscheinlich zu einer Fehlsteuerung und somit einer Nebenwirkung oder sogar schweren Erkrankung führen.

Dies gilt auch für isolierte Wirkstoffe wie Kurkumin-Präparate – gesünder (und günstiger) wäre das einfache Kurkuma-Gewürz. In Reformhäusern werden inzwischen schon Kurkumin-Konzentrate als die besonders wirksamen und besseren Kurkuma-Produkte verkauft. Sie sind viel teurer und zudem eventuell schädlich verglichen mit dem einfachen Kurkuma-Gewürz.

Für die Pharma- und Nahrungsergänzungsmittelindustrie ist es gleichermaßen wichtig, ein Produkt zu entwickeln, das nicht so leicht kopiert werden kann. Am besten ist es natürlich, wenn man es auch noch patentieren lassen kann – bei reinen Naturprodukten ist das jedoch fast unmöglich. Dabei sind es die einzigen Substanzen, die uns gesund machen.

Aufbereitungsverfahren

Eine Lösung für uns Verbraucher und für die Industrie ist die Aufarbeitung von Naturprodukten. Es ist nicht einfach, ein Naturprodukt haltbar und gleichzeitig noch bioaktiv sowie bioverfügbar sein zu lassen. Allerdings können auch Naturprodukte gelegentlich durch Aufbereitungsverfahren an Qualität hinzugewinnen, etwa durch die Fermentierung von Sauerkraut oder Soja. Unfermentiertes Soja ist z. B. durch seine Lektine für Menschen mit geschädigten Darmwänden schädlich und es steht sogar im Verdacht, bei diesen Alzheimer zu fördern.

Bedauerlicherweise gibt es noch keine mir bekannten Studien, die zeigen konnten, ob gefriergetrocknete Produkte im Besonderen von Vorteil für uns sind, da sie in ausgereifter Form direkt nach der Ernte haltbar gemacht werden und so nur fünf bis zehn Prozent der Nährstoffe verloren gehen. Das komplette Nährstoffkonzert und dessen Bioaktivität bleiben erhalten, weil auch die ganze Frucht bestehen bleibt. Die Gefriertrocknung ist jedoch kein natürlicher Prozess, sodass man prüfen muss, ob wichtige chemische Bindungen am Ende nicht doch verändert werden. Ein spannendes Thema für die Zukunft.

Bei der Fermentierung hingegen wird zusätzlich ein natürlicher Prozess der Zersetzung eines Produktes in Gang gesetzt, sodass die Heilwirkung ebenfalls auf den Regeln der Natur basiert. Wenn wir also eine wertvolle Nahrungsergänzung wünschen, dann ist die Fermentierung von besonders hochwertig produzierten Nahrungsprodukten wegen ihrer Vorteile für unsere Gesundheit zu empfehlen. Die bereits bekannten Einflüsse auf unsere Gesundheit bei Joghurt, Sauerkraut oder Kimchi sprechen für sich.

Was aber zeichnet generell ein hochwertiges Nahrungsmittel aus? Wenn man sich beispielsweise mit dem Weinanbau beschäftigt, kann man dabei genussvoll erfahren, wie ein hochwertiges Naturprodukt entsteht: Klima, Bodenzusammensetzung, Zufuhr, Speicherung und Abfluss von Wasser sowie Erntezeitpunkt, Qualitätsauswahl des reifen Produktes und die schlussendliche Verarbeitung entscheiden über die Qualität.

Ein Wein aus hochwertigem Anbau im französischen Bordeauxgebiet kann nicht einfach durch den Anbau der gleichen Trauben in Australien oder Südafrika ersetzt werden. Dort gibt es zwar mehr Sonne für die Reifung, aber am Ende ist die Bodenqualität viel entscheidender. Auch bedarf es eines gewissen Reizklimas, weil hierdurch die Pflanze mehr sekundäre Pflanzenstoffe als Schutzstoffe produziert. Diese sekundären Pflanzenstoffe sind der entscheidende Gesundheitsgarant für uns.

Sicherlich ist auch Ihnen bei Reisen in südlichen Ländern schon aufgefallen, dass beispielsweise die Tomaten viel geschmackvoller sind. Die Inhaltsstoffe in Obst und Gemüse scheinen intensiver vorhanden zu sein und die natürliche Süße des Produktes ist vielfach ausgeprägter. Man kann es schmecken, dass der gesundheitliche Nutzen des Nahrungsmittels ein ganz anderer sein muss. Diese Fähigkeit der Unterscheidung haben wir uns bis heute erhalten, und auf diese sollten wir auch viel mehr achten.

Bei der Fermentation werden Nährstoffe durch Bakterien aufgeschlüsselt und somit dem Körper leichter zur Verfügung gestellt. Sie steigert die Bioverfügbarkeit und Konzentration der Nährstoffe pro Gewichtseinheit zum Teil erheblich. Die Haltbarkeit des Produkts wird durch die Milchsäure bewirkt, die beim Fermentationsprozess aus Zucker entsteht. Zudem bieten Nahrungsprodukte, die fermentiert wurden, nicht nur eine Vielzahl von besonders gut verfügbaren Nährstoffen, sondern auch gesundheitsfördernde Milchsäurebakterien. Diese Milchsäurebakterien sind natürliche Probiotika – also Lieferanten von Darmbakterien – und in jedem Fall künstlichen Tabletten mit probiotischen Bakterienkulturen vorzuziehen. Zusätzlich liefern fermentierte Produkte, beispielsweise Sauerkraut, die Faserstoffe, die unsere Darmbakterien für ihre Ernährung benötigen. Es hat also auch eine sogenannte präbiotische – die Bakterien ernährende und fördernde – Wirkung. Wir werden uns mit diesen beiden Begriffen und unseren Darmbakterien im nächsten Kapitel noch intensiver beschäftigen.

Gehen Sie aber bitte nicht davon aus, dass fermentierte Produkte aus dem Supermarkt für Ihre Gesundheit besonders förderlich sind. Alles, was Sie im Supermarkt kaufen, muss besonders lange haltbar sein und sobald zum Beispiel ein fermentiertes Produkt wie Sauerkraut einem Pasteurisierungsverfahren unterzogen wird, werden die für Ihre Gesundheit so wertvollen Milchsäurebakterien sofort zerstört.

Wenn also die Nahrungsergänzungsindustrie meint, dass Supplemente bei der heutigen Qualität der Ernährung unverzichtbar sind, weil wir ansonsten einen Nährstoffmangel erleiden, können Sie jetzt erwidern: Warum soll ich ein Mittel nehmen, das gefährliche Nebenwirkungen haben kann und ansonsten in aller Regel wirkungslos ist?

Wenn wir z. B. Probiotika-Kapseln aus der Apotheke oder dem Reformhaus mit dem bereits erwähnten Sauerkraut vergleichen, können wir feststellen, dass dieses als Lieferant für Darmbakterien, Faserstoffe und Nährstoffe um ein Vielfaches wertvoller ist und darüber hinaus keine Risiken für Nebenwirkungen in sich trägt. Es wirkt gleichermaßen hocheffizient prä- und probiotisch auf unsere Darmflora ein. Das gilt auch für Kefir, Miso und andere fermentierte Produkte. Sie erfüllen in idealer Weise die Voraussetzungen, die eine Nahrungsergänzung definieren.

Im nächsten Kapitel werden Sie sehen, warum man durchaus mit Berechtigung sagen kann: Ist der Darm gesund, ist auch der Mensch gesund.

ZUSAMMENFASSUNG

In diesem Kapitel habe ich versucht aufzuzeigen, warum es wenig sinnvoll ist, künstliche Nahrungsergänzungsmittel einzunehmen. Wie verschiedene Untersuchungen aufzeigen konnten, sind isolierte Nährstoffe aus pflanzlichen Naturprodukten – dargereicht in Form von Nahrungsergänzungsmitteln – mit einigen Risiken behaftet und konnten in vielen renommierten Studien keinen Nutzen für unsere Gesundheit aufzeigen.

Der Mechanismus in unseren Zellen ist viel zu komplex, als dass die Gabe einzelner Wirkstoffe der Zelle tatsächlich auf die Sprünge helfen könnte. Ein Apfel mit seinem natürlichen Vitamin-C-Gehalt hat eine höhere antioxidative Wirkung als 1500 mg Vitamin C. Diese Tatsache sollte ausreichend motivierend sein, um Früchte und Gemüse als echte Heil- und Schutzprodukte anzusehen. Wenn man bedenkt, dass wir mit Nahrungsergänzungsmitteln teilweise unser Krebsrisiko deutlich erhöhen, etwa mit Inulinpulver für den Darm oder Betacarotin-Produkten, dann sollte der Umgang mit Nahrungsergänzungsmitteln bewusster und vorsichtiger sein. Bildlich gesprochen kann man sich einen Gemüseladen wie eine Apotheke der Heilkräfte vorstellen, während Nahrungsergänzungsmittel voller staubiger Substanzen stecken, deren Nebenwirkungen und Risiken viel zu wenig erforscht sind.

KAPITEL 4

Wenn die Darmbakterien vom Freund zum Feind werden: Das Leaky-Gut-Syndrom

Sir Arbuthnot Lane, einst Chirurg des britischen Königshauses, empfahl seinen Patienten seinerzeit, sich den Dickdarm besser entfernen zu lassen. Er nahm an, dass durch die Vielzahl von Darmkeimen von dort aus toxische Vergiftungen des Körpers entstehen. Er hielt diese Besiedlung des Darms für pathologisch und somit behandlungsbedürftig. Obwohl man heute um den Einfluss der Darmflora auf unsere Gesundheit weiß, hatte Lane am Ende auch recht. Denn wenn eine ungünstige Ernährung auf die Darmflora einwirkt, entwickelt sie sich tatsächlich zu einer Quelle für schwerste Erkrankungen und Vergiftungen.

Was hat es mit dieser Darmflora genauer auf sich? Fachsprachlich wird sie als *Mikrobiom* bezeichnet. Dieses besteht aus mehr als 100 Billionen Bakterien mit bis zu tausend unterschiedlichen Stämmen sowie aus Pilzen und Hefen.[52] Der Genpool dieses Eigenorganismus ist 100-mal größer als der unseres körpereigenen Chromosomensatzes. Heute wissen wir, dass dieses Mikrobiom in unserem Körper wie ein zweiter Organismus wirkt. Es regiert unser Verhalten, unseren Stoffwechsel und unsere Leistungskapazitäten.

Jeder hat schon einmal von den guten und schlechten Bakterien gehört, und es gibt bestimmt heute nur noch wenige Menschen, die *nicht* mit

Prä- und Probiotika in Berührung gekommen sind. Inzwischen ist der Markt für diese Produkte milliardenschwer und steht daher verständlicherweise im Fokus von Nahrungsergänzungsunternehmen, Apotheken und Reformhäusern.

So viel vorweg: In unserer Darmflora gibt es für unsere Gesundheit förderliche und weniger förderliche Bakterien. Zu den förderlichen zählen Lakto- und Bifidobakterien, die aus Zucker Milch- und Essigsäure produzieren. Weiterhin gibt es Bacteroides-Bakterien, die durch die Umwandlung von unverdaulichen Polysacchariden zu Buttersäure den Darm vor der Besiedlung mit pathogenen Keimen schützen. Je nach Stamm entwickeln sich dabei im Vergleich zu den weniger förderlichen Bakterien kaum Gase und Gifte.

Zu den weniger förderlichen Bakterien gehören z. B. Clostridien, E.-Coli-Bakterien, Pseudomonas-Bakterien, Klebsiella, Strepto- und Staphylokokken. Diese produzieren eine Menge Gase und Gifte, wie die sogenannten biogenen Amine. Hierdurch entstehen die bekannten Blähungen und Bauchbeschwerden, die gerade unsere Fast-Food-Generation nur zu gut kennt. Trotzdem haben auch diese Bakterien in unserem Darm eine berechtigte und sinnvolle Existenz. Nur dürfen sie eben nicht in Überzahl vorhanden sein.

Wenn generell Laktobazillus- und Bacteroides-Stämme in die Unterzahl geraten sind bzw. sich das physiologisch gesunde Gleichgewicht der Darmflora verschoben hat, kommt es zur pathologischen Freisetzung von Endotoxinen und Lipopolysacchariden, welche durch die in dieser Anzahl pathologisch wirkenden Keime produziert werden.

Außerdem wird die Umwandlung von pflanzlichen Polysacchariden (Inulin, resistente Stärke und Zellulose) in Buttersäure reduziert, die für den Dickdarm so wichtig ist. Diese Buttersäure hat einen hohen regenerativen Einfluss auf die Darmepithelien (Darmschleimhautzellen). Man konnte nachweisen, dass bei Patienten mit entzündlichen Darmerkrankungen die Versorgung mit Buttersäure aus dem Dünndarm nicht ausreicht. Die bei einer Verschiebung des Gleichgewichts nur noch wenig vorhandenen Laktobazillus- und Bacteroides-Stämme können dann auch nicht ausreichend sogenannte Bacteriocine produzieren, die durch ihre antibiotischen Eigenschaften einer Ausbreitung von unerwünschten Bakterien entgegenwirken.

Viele dieser Bakterien haben einen noch überwiegend unerforschten Einfluss auf die Funktion unseres Immunsystems und unseren gesamten Stoffwechsel. So konnte interessanterweise nachgewiesen werden, dass schlanke Menschen einen hohen Anteil an Laktobazillus- und Bacteroides-Stämmen in ihrer Darmflora haben. Inzwischen werden sogar Menschen mit Übergewicht, Metabolischem Syndrom – dem Vorstadium von Typ-2-Diabetes – und Autoimmunerkrankungen bis hin zu Parkinson erfolgreich mit sogenannten Stuhltransplantationen behandelt.

Glücklicherweise gibt es deutlich appetitlichere Methoden, um die eigene Darmflora wieder gesund zu bekommen – eine Umstellung der Ernährung reicht in aller Regel vollkommen aus. Wie wir später noch sehen werden, liefert diese Umstellung eine Vielzahl von weitaus effektiveren Pro- und Präbiotika als jede Tablette dies zu leisten vermag. Mikrobiom- oder auch Stuhltransplantationen sind nur dann zu überlegen, wenn der Patient schon unter einer äußerst schweren Form der Darmflorastörung oder einer Autoimmunerkrankung leidet.

Bacteroides-Bakterien rechnen besser

Jeder Mensch besitzt einen bestimmten Typus der Darmflora. Man unterscheidet dabei drei Grundvarianten:

- Enterotypus I – dominiert durch Bacteroides-Bakterien
- Enterotypus II – dominiert durch Prevotella-Bakterien
- Enterotypus III – dominiert durch Ruminococcus-Bakterien

Der Typ I findet sich am häufigsten bei Menschen, die zumindest gelegentlich Fleisch essen, der Typ II bei Veganern. Und nun kann ich Ihnen auch erklären, warum Sie durchaus *gelegentlich* Fleisch essen sollten. Blicken wir auf die Entwicklungsgeschichte des Menschen zurück, erkennen wir, dass unser Gehirn sich mit der Verfügbarkeit von Fleisch deutlich weiterentwickelt hat – wir sind intelligenter geworden.

Das Forscherteam um Rebecca C. Knickmeyer von der *University of North* Carolina at Chapel Hill haben hat folgende Auffälligkeit beobachtet: Menschen mit einer durch Bacteroides-Bakterien geprägten Darmflora scheinen einen Vorteil bei der Ausprägung einer gesunden Gehirnfunktion zu haben. Die Wissenschaftler beobachteten z. B. bei Neugeborenen, dass die Babys, deren Darmflora durch Bacteroides und Laktobazillen geprägt war, sich motorisch und kognitiv deutlich besser bis zum zweiten Lebensjahr entwickelten.[53]

Hiermit möchte ich nur deutlich machen, dass viele Zusammenhänge noch nicht geklärt sind und die pauschale Aussage, Fleisch sei krank machend oder unnötig, nicht so einfach getroffen werden kann. Möglicherweise ist der Verzehr von Fleisch von gesund und natürlich gehaltenen Tieren bzw. von Tieren aus der freien Natur für unsere Entwicklung doch wichtiger, als wir heute glauben. Auch ich bin für den Klimaschutz, für eine artgerechte Tierhaltung zur Sicherung des Tierwohls und gegen die Rodung unserer natürlichen Wälder. Nur glaube ich daran, dass ein Umdenken hin zu einer artgerechten Haltung, die Nutzung von Wild und vor allem die eigene Reduktion des Fleischverzehrs auf vielleicht ein- bis zweimal pro Woche bereits viele dieser Probleme lösen würden.

Wird die Darmflora zurechtgeschoben, ist die Krankheit meist behoben

Die Verschiebung der Darmflora nennt man in der Medizin *Dysbiose*. Dennoch wissen wir bis heute gar nicht, wie die ideale Zusammensetzung der Darmflora eigentlich aussieht. Außerdem ist sie auch noch von Mensch zu Mensch erheblich verschieden. Allerdings hat das Mikrobiom von gesunden beziehungsweise kranken Menschen jeweils eine gewisse

Ähnlichkeit und ist von einer hohen oder eben niedrigen Zahl von Bifidobakterien und Laktobazillen geprägt.

Wie aber entwickelt sich unsere Darmflora und wovon hängt es ab, ob wir mit ihr gesund bleiben oder krank werden? Wenn wir geboren werden, erwerben wir über die mütterliche Scheidenflora eine Vielzahl von Laktobazillen (Milchsäurebakterien), die sich über den gesamten Magen-Darm-Trakt ausbreiten. Durch das Stillen mit Muttermilch vermehren sich dann insbesondere Bifidobakterien im Darm, welche ebenfalls zu den Milchsäurebildnern gehören. Weitere Bakterienarten besiedeln uns durch Umweltkontakte über die Haut und durch unsere Nahrungsaufnahme. Hierbei ist für eine gesunde Entwicklung der Darmflora ein Zuviel an Hygiene schädlich. Pasteurisierte, also durch Erhitzung keimfrei gemachte Nahrung und intensiv gewaschene Lebensmittel scheiden daher als Quelle für die Aufnahme von für unsere Gesundheit förderlichen Bakterien aus.

Wenn wir uns zudem andauernd die Hände waschen, keinen direkten Kontakt mehr zur Erde haben, weil wir nichts mehr im Garten anpflanzen und nur noch im Büro arbeiten, dann fehlt uns eine natürliche Quelle für die Bereitstellung wichtiger Bakterien im Darm. Und wenn man sieht, dass sich inzwischen nicht wenige Menschen aus Angst vor Infektionen ständig die Hände desinfizieren, dann kann man das durchaus bedenklich finden. Statt uns vor krank machenden Bakterien zu schützen, hat diese Maßnahme den gegenteiligen Effekt – sie führt zu einer Störung des körpereigenen Immunsystems und fördert somit die Infektanfälligkeit, Allergien und die Entwicklung von Autoimmunerkrankungen.

In Zeiten von Corona ist solch eine Feststellung natürlich kontrovers, lassen Sie mich daher diesen Punkt erläutern: Es ist natürlich vollkommen richtig, sich nach Kontakt mit anderen Menschen oder Tieren die Hände zu waschen. Die Handhygiene nach dem Toilettenbesuch ist selbstredend. Mir geht es um die ständige Angst vor dem „Dreck“ aus unserer natürlichen Umwelt. Wer im Garten arbeitet und im Wald Pilze sammelt, lebt gesünder, wenn er sich nicht nach jedem Kontakt mit seiner Umwelt die Hände desinfiziert. Denn genau hier im Boden und auf den

Pflanzen leben Bakterien, die wir im Darm brauchen. Und unser Immunsystem braucht auch generell den Austausch mit Keimen, um im Training zu bleiben. In Zeiten einer Pandemie ist das Tragen einer Maske, die regelmäßige Desinfektion und das Händewaschen notwendig, um die Verbreitung des Erregers zu reduzieren, auch um unser Gesundheitssystem nicht zu überlasten. Aber trotzdem warne ich davor, uns generell in Zukunft mit Masken und Desinfektionsmitteln einzuhüllen. Unser Immunsystem würde Schaden nehmen und zunehmend seine Fähigkeit verlieren, sich erfolgreich zu wehren, damit eine Infektion nicht gesundheitsgefährdend aus dem Ruder läuft. Eine Maske kann Ihren Schutz vor Viren erhöhen, tatsächlich schützen kann Sie am Ende aber nur Ihr Immunsystem. Wir brauchen den Kontakt mit Bakterien in unserer Umwelt; Desinfektionsmittel und Masken haben also nur im Falle solch einer Pandemie eine absolute Notwendigkeit.

Es geht aber natürlich nicht nur darum, Bakterien aufzunehmen, sondern insbesondere auch darum, diese richtig zu füttern, damit sie sich im Darm wohlfühlen und langfristig ansiedeln.

An einem der weltweit renommiertesten Institute für Mikrobiom-Forschung, dem Luxembourg Institute of Health, konnte nachgewiesen werden, dass die Reduktion von Faserstoffen in der Ernährung die Schleimschicht des Darms abbaut. Bei Mäusen, die über viele Wochen entweder faserlose Kost oder Nahrungsergänzungsprodukte mit synthetischen Polysacchariden erhielten, kam es zu einer deutlichen Verschiebung der Darmflora. Die Folge war der Abbau der Schleimschicht (Darmmukosa) zwischen Epithel (Darmwand) und Mikrobiom.[54]

Im Wesentlichen ist der Darm aus drei Schichten aufgebaut: dem Darmepithel, dem Darmschleim und der Mikroflora. Das Darmepithel entscheidet darüber, welche Substanzen in den Blutkreislauf gelangen. Es stellt somit den eigentlichen Filter dar und schützt den Körper vor Giftstoffen. Störungen des Darmepithels führen zu einer Überlastung durch unverdaute Nahrungsreste, Gifte, Schwermetalle und einen Mangel an wichtigen Nährstoffen.

In der Darmmukosa (Schleimschicht des Darms) sitzen eine Vielzahl von Enzymen, Antikörpern und Immunzellen, eingebettet in Wasser und unverdauliche Zucker (Polysaccharide). Der Darm beherbergt den weitaus größten Teil unseres Immunsystems. Die Darmmukosa ist zudem für die Verdauungsprozesse von Fetten, Proteinen und Kohlenhydraten verantwortlich – gemeinsam mit den Enzymen aus dem Darmepithel und Bauchspeicheldrüsensäften. Dabei werden sie umfassend von der Darmflora unterstützt. Die Bakterien der Darmflora verdauen insbesondere Ballaststoffe und produzieren Vitamine, zum Beispiel Vitamin B_{12} oder Vitamin B_5, und je nach Bakterientyp auch weitere B-Vitamine sowie alle fettlöslichen Vitamine E, D, K und A.

Die Komplexität der Zusammenhänge für eine gesunde Ernährung ist nicht ansatzweise erforscht. Sicher ist aber, dass die zweite Darmschicht, die aus schützendem Schleim mit Enzymen und Immunzellen besteht, zerstört wird, wenn die Bakterien nicht ausreichend mit pflanzlichen Ballaststoffen versorgt werden.

Der Verlust an Enzymen und Immunzellen bewirkt, dass jetzt die nackte Darmepithelschicht direkt mit unverdauten Nahrungsresten, schwer verdaulichen Proteinen und Giften konfrontiert wird. Normalerweise bildet die Schleimschicht einen Schutz vor diesem Kontakt und hier finden auch der Umbau von Proteinen zu einzelnen Aminosäuren sowie die Bindung von Giften statt. Nun muss diese Darmepithelschicht selbst damit zurechtkommen.

Die Reaktion des Darmepithels auf diese unerwartete Begegnung läuft folgendermaßen ab: Zwischen den Epithelzellen sitzen Membran-Proteine, die wie ein Gurt die Zwischenräume der Zellen zusammenhalten, sogenannte Tight Junctions. Sobald der unerwünschte Kontakt mit schwer verdaulichen Proteinen wie Gluten (aus Getreide) stattfindet, wird ein Protein namens Zonulin ausgeschüttet, das die Membranproteine veranlasst, sich zusammenzuziehen und die Tight Junctions zu lösen. Das führt zu einer Öffnung der Zellzwischenräume, die dazu dienen, Wasser aus den Blutgefäßen in den Darm abzusondern. Über diese Kanäle werden auch Gifte, unerwünschte Nahrungsrückstände und Erreger zumindest teilweise ausgeschwemmt. Findet diese Öffnung jedoch dauerhaft statt, können über die Kanäle auch Bakterien in die Darmwand eindringen und für chronische Entzündungen sorgen. Zudem gelangen aber auch Proteine wie die vielfach verteufelten Lektine aus unverdauten Nahrungsresten direkt in den Blutkreislauf und sorgen hier für teilweise noch größere Übel. Durch diese können sich beispielsweise Autoimmunreaktionen und Verklumpungen von Erythrozyten ausbilden.[55]

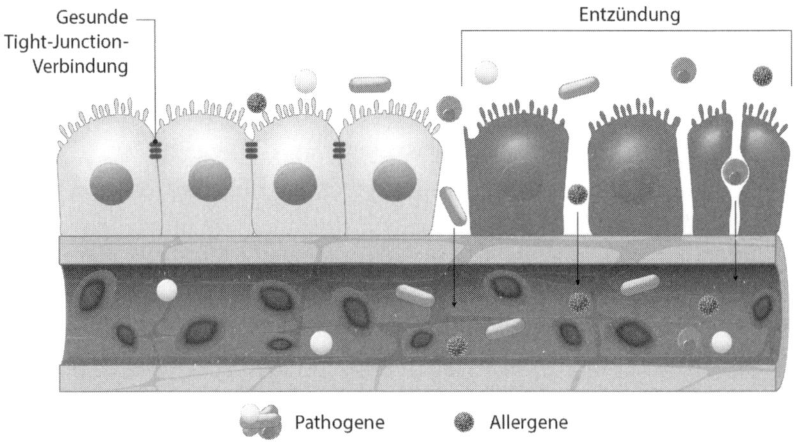

Sobald durch das gestörte Gleichgewicht der Darmflora ein großer Anteil der Darmschleimschicht zerstört wurde, können Bakterien, Gifte und vor allem unverdauliche Proteine wie Gluten und Lektin das Darmepithel so sehr aktivieren und reizen, bis die Zonuline der Tight Junctions sich lösen und den Darm „öffnen". Entzündungen im Darmepithel und der Durchtritt von Eiweißen, Giften und Erregern ins Blut sind die Folge. Sie können zu chronischen Entzündungen, Allergien, Autoimmunerkrankungen und vielen weiteren Symptomen führen.

Unser Darm ist dafür vorgesehen, die einzelnen Aminosäuren, also die Einzelbausteine der Proteine, nicht aber das ganze unverdaute Protein in den Blutkreislauf aufzunehmen. Gelangt das Protein aber unverdaut ins Blut, also nicht zerlegt in seine einzelnen Aminosäuren, wird es als fremd erkannt und vom Immunsystem markiert. Das Immunsystem „merkt“

sich diese Proteine als prinzipiell feindliche Eindringlinge und versucht sie zu bekämpfen. Das führt zu Entzündungen. Ein Teil der Aminosäuresequenzen aus dem Protein ist überdies identisch mit Sequenzen aus unserem Gewebe oder auch aus anderen Nahrungsprodukten, sodass es nachfolgend zu sogenannten Kreuzreaktivitäten zwischen den Aminosäuresequenzen des Proteins und anderen Nahrungsbestandteilen – oder sogar mit einer Schilddrüsenzelle oder einer anderen Gewebszelle – kommen kann. Die Folgen sind Nahrungsmittelallergien und im schlimmsten Fall auch Autoimmunerkrankungen, etwa Hashimoto-Thyreoiditis, Rheumatische Erkrankungen oder sogar Morbus Parkinson. Inzwischen gilt die Behandlung von Parkinson durch eine Mikrobiom-Therapie als der hoffnungsvollste Weg, diese bislang unheilbare Erkrankung zumindest im Verlauf deutlich abzuschwächen. Die ersten Ergebnisse machen zumindest berechtigte Hoffnung.[56]

Es scheint also einleuchtend, dass wir mithilfe einer Therapie der Darmflora Allergien und Autoimmunerkrankungen nicht nur verhindern, sondern auch therapieren können. Auch ist es nicht mehr erstaunlich, dass viele Menschen ab dem mittleren Lebensalter plötzlich Allergien entwickeln, sodass sich viele fragen, warum jedes Jahr eine weitere dazukommt.

Bei der Erstellung einer Anamnese (Krankheitsgeschichte) von Patienten mit Allergien und Autoimmunerkrankungen stellt man immer wieder fest, dass nahezu alle seit Jahren unter Blähungen, aufgetriebenem Bauch, Müdigkeit, Leistungsminderung, Infektanfälligkeit, Gelenkschmerzen sowie abwechselnden Durchfällen und Verstopfungen litten. Der aufgeblähte Bauch spricht für das Bestehen eines Ungleichgewichts der Darmflora zugunsten der Bakterien, die viele Gifte und Gase produzieren. Die Durchfälle deuten auf eine bereits bestehende Störung der Darmwand hin. Sobald Gewebeschwellungen unter den Augen, anhaltende Müdigkeit und Allergien auftreten, ist das Vorliegen einer Barrierestörung der Darmschleimhaut (Leaky-Gut-Syndrom) durch die Ausweitung der Tight Junctions wahrscheinlich. Die Kreuzreaktivität mit Proteinen ist für die Entstehung von Allergien und Autoimmunerkrankungen allerdings nicht die alleinige Ursache. Es ist anzunehmen, dass es auch ein Zusammenspiel von viralen, bakteriellen und Fremdstoffbelastungen gibt, das sich in den jeweiligen Geweben und zellulären Strukturen abspielt. Das Immunsystem hat dann am Ende die Wahl, ob es ein mit Erregern und Giftstoffen befallenes Gewebe in Ruhe lässt oder eben versucht, es von seinen Belastungen zu befreien.

Zusammenfassend sind es also mehrere Faktoren – Ernährungsform, Lebensweise, Umweltkontakte und Stressbelastung –, die darüber entscheiden, ob unsere Darmflora im Gleichgewicht und gesund aufgestellt ist. Ein hoher Anteil an Laktobazillen und Bifidobakterien reduziert die Ausbreitung von eher pathologischen Bakterien, aber auch von Pilzen wie Candida, wodurch unsere Darmwände geschützt werden und wir eine gute Grundlage für einen gesunden Darm erhalten. Es ist also kein Wunder, dass heute so viel Wert auf Probiotika gelegt wird, die genau diese beiden Bakteriengruppen mit einer Vielzahl unterschiedlicher Stämme enthalten.

Ein weiterer Aspekt für die Entwicklung der Darmflora ist der Geburtsvorgang selbst. Kinder, die per Kaiserschnitt geboren werden, haben eine um ein Drittel geringere Bakteriendichte – bei deutlicher Reduktion von Laktobazillus- und Bacteroides-Stämmen. Das ist gleichzeitig gekoppelt an ein um 30 Prozent höheres Auftreten von Adipositas, Allergien und Autoimmunerkrankungen.[57] Es ist also ein Zusammenspiel vieler Faktoren, das über einen gesunden Darm und letztlich auch über einen gesunden Körper entscheidet.

Nur ein sattes Mikrobiom bleibt friedlich

Aber auch eine ausgewogene Darmflora kann zu Schäden führen, wenn sie nicht ausreichend mit Faserstoffen und Polysacchariden (Mehrfachzucker) versorgt wird. In diesem Fall fängt das Mikrobiom an, die Polysaccharide aus der Darmmukosa zu verzehren, was den Enzymen und Immunzellen wiederum ihre Überlebensgrundlage entzieht. Diese Situation stellt den Beginn des Leaky-Gut-Syndroms dar und endet in einer komplett veränderten Zusammenstellung der Bakterienstämme. Die Folgen sind bekannt: Chronische Entzündungen und Stoffwechselstörungen bis hin zu Diabetes, Adipositas, Infektanfälligkeiten, Allergien, Autoimmunerkrankungen und schließlich Krebs.

Es lohnt sich also, gut auf den Darm zu achten und die Darmflora zu pflegen. Und das ist im Grunde auch gar nicht so schwierig, wenn man Folgendes beherzigt:

- Verzicht auf industriellen Zucker
- Reduktion oder Verzicht auf Weißbrot und Pizza
- Ernährung mit einer Vielzahl von Pflanzenstoffen (Obst, Gemüse, Kräuter)
- Verzehr von Bio-Fleisch aus Weidehaltung ohne Antibiotikabelastung
- Verzehr von Wildfang- oder Bio-Fisch aus Zuchten mit natürlicher Algenfütterung
- Generell zurückhaltender Umgang mit Antibiotika, Medikamenten und Nahrungsergänzungsmitteln
- Reduktion von Hygiene- und Desinfektionsmitteln

Grundsätzlich gilt: Jede Frucht ist umso gründlicher zu waschen, je mehr sie glänzt, denn dann entstammt sie Anbaukulturen, die mit entsprechenden Pflanzenschutzmitteln behandelt wurden. Der krumme Apfel mit Flecken aus dem Bio-Anbau verliert durch intensives Waschen an Qualität, weil dabei die für den Darm nützlichen Bakterien verloren gehen. Das weiß, nebenbei gesagt, auch der Wurm – wo der reinbeißt, dürfen Sie es liebend gerne auch. Wenn Sie den Apfel nicht selbst vom Baum pflücken, dann waschen Sie ihn einfach nur kurz ab.

Der Einfluss von Antibiotika, egal ob aus Therapien oder über Fleisch aus Massentierhaltung, auf unsere Darmflora gleicht im Grunde dem einer Atombombe. Natürlich lässt sich der Einsatz von Antibiotika nicht immer vermeiden. Nach einer Antibiotikatherapie ist der Wiederaufbau der Darmflora jedoch unbedingt anzustreben. Dabei können Probiotika aus Tabletten jedoch nach meiner Erfahrung nur selten Hilfe leisten, denn sie siedeln sich gar nicht erst im Darm an, solange die Ernährung nicht umgestellt wird. Schließlich benötigen auch zugeführte Bakterien natürliche Polysaccharide wie Cellulose und Inuline aus Pflanzen in großen Mengen. Zudem sind die Bakterien über technische Verfahren lyophilisiert (gefriergetrocknet) und für sehr lange Zeit haltbar gemacht worden. Ich bezweifle schlichtweg, dass diese noch eine echte Aktivität aufweisen, wenn sie nach entsprechend langer Lagerung in der Kapsel verzehrt werden.

Schaut man sich an, welche Erkrankungen und Beschwerden in den Industrienationen weltweit auf dem Vormarsch sind, wird das ganze Ausmaß der sogenannten Dysbiose (Verschiebung der Darmflora) erkennbar: Immer mehr Menschen sind von Fruktose- oder Laktoseintoleranz, Glutenunverträglichkeit oder einem Reizdarmsyndrom betroffen, viele leiden seit Jahren an multiplen Allergien, Blähbauch, Müdigkeit und Infektanfälligkeit.

Wie kommt es nun beispielsweise zu solchen Unverträglichkeiten wie Laktose- oder Fruktoseintoleranz? Wir haben ja bereits über die Störungen der Darmschichten gesprochen: Dabei verschiebt sich zunächst nur das Gleichgewicht innerhalb der Darmflora, welche dann zunehmend durch das Übergewicht der pathogenen Keime die Schleimschicht des Darms mit den enthaltenen Verdauungsenzymen zerstört. Ist diese Schicht kaum noch vorhanden, kommt es umgehend zu Intoleranzen, also Nahrungsmittelunverträglichkeiten. Fehlt dann z. B. das Enzym Laktase, kommt es zur Laktoseintoleranz. Ich bezeichne das als eine sekundäre Form der Intoleranz und meine hiermit, dass es sich dabei um eine im Laufe des Lebens erworbene und nicht um eine angeborene Form der Unverträglichkeit handelt. Ich habe inzwischen viele Patienten behandelt, die nach der Genesung des Darms wieder Milch und bei einer Fruktoseintoleranz auch Obst zu sich nehmen konnten, ohne unter erneuten Durchfällen zu leiden.

Detailliertere Betrachtung der Nahrungsmittelintoleranzen

Um zu verstehen, was bei den verschiedenen Unverträglichkeiten an welcher Stelle im Darm geschieht, müssen wir ein wenig weiter ausholen. Laktose besteht aus zwei Zuckermolekülen: Galaktose und Glukose. Ohne Spaltung des Laktose-Moleküls durch das Enzym Laktase in der Darmmukosa können Galaktose und Glukose nicht über die Darmschleimhaut aufgenommen werden.

Am Beispiel der Fruktoseintoleranz kann man auch verdeutlichen, dass diese Art der Intoleranz sowohl durch einen Enzymdefekt aufgrund einer fehlenden Darmmukosa, als auch durch gestörte Aufnahmeprozesse in der Darmwand entstehen kann. Gerade wenn schon länger Störungen des Mikrobioms und damit auch der Darmmukosa bestehen, kann es nachfolgend über Entzündungen des Darmepithels auch zu generell gestörten Aufnahmefunktionen kommen. Die Epithelschicht des Darms ist ein Filter, der aktiv und nur teilweise passiv entscheidet, welche Nährstoffe aufgenommen werden. Das Transportprotein GLUT-5 innerhalb des Darmepithels nimmt die Fruktose auf. Dieses Transportprotein wird nicht fix in der Zelle verankert, sondern kann an verschiedenen Stellen und je nach Bedarf vermehrt werden. Je mehr Fruktose wir zu uns nehmen, desto mehr GLUT-5-Proteine befinden sich in den Zellen des Darmepithels. Man kann sich jetzt sehr gut vorstellen, dass hier Entzündungsreaktionen durch eine defekte Darmschleimschicht umgehend zu Störungen im Darmepithel führen. Die Fruktose kann dann nicht richtig aufgenommen werden und wird im weiteren Verlauf von den Bakterien im Dickdarm verstoffwechselt. Dabei entsteht Methan und es kommt nachfolgend zu Blähungen und Bauchschmerzen.

Bei der Glutenunverträglichkeit ist die Reaktion anders geartet: Gluten ist ein Protein aus Getreide und generell schwer verdaulich. Normalerweise ist das unproblematisch, weil die Schleimschicht im Darm den direkten Kontakt von Gluten mit der Darmwand verhindert. Kommt es infolge einer „löchrigen" Darmschleimhaut aber trotzdem zu einem direkten Kontakt, reagiert der Darm sofort empfindlich. Der Grund: Die Darmmukosa wurde durch die Fehlbesiedelung des Darms und wegen des generellen Nährstoffmangels von der Darmflora selbst verdaut. Der direkte Kontakt mit dem Gluten führt innerhalb des Darmepithels zur vermehrten Ausschüttung des Zonulin-Proteins.[58] Dieses sorgt dafür, dass sich die Kanäle zwischen den Darmepithelien öffnen, um den Darm für Wasserabsonderungen durchlässig zu machen. So spült der Darm die unverdauten Proteine weg und verhindert, dass sie irgendwann zur Ursache für Entzündungen werden – oder gar in den Blutkreislauf eindringen, wo sie Allergien und Autoimmunerkrankungen auslösen.

Durch permanenten Kontakt mit dem Gluten aus Weißbrot, Pizza, Nudeln und Co. kommt es mit der Zeit jedoch zu einer dauerhaften Öffnung dieser Kanäle – die Darmwand wird buchstäblich löchrig. So gelangt das unverdaute Protein in den Blutkreislauf und führt zu den dargestellten Immunreaktionen. Das Ganze wird begleitet von Entzündungen durch fremde Erreger, die nun auch nicht mehr durch die Darmmukosa aufgehalten werden können.

Wie entscheidend eine gesunde Aufstellung der Darmwände ist, konnte ich durch die Veränderungen nach einer entsprechenden Ernährungsumstellung bei meinen Patienten beobachten. Eine Vielzahl von Patienten konnte tatsächlich wieder Früchte und Milch zu sich nehmen, obwohl zuvor eine Laktose- oder Fruktoseintoleranz diagnostiziert worden war. Patienten mit einer Glutenunverträglichkeit waren ebenfalls nach einigen Monaten der Behandlung wieder in der Lage, Brot und Nudeln zu essen, ohne dass es zu Blähungen und Magen-Darm-Beschwerden kam. Bei konsequentem Wiederaufbau einer gesunden Darmflora, begleitet durch den Verzehr von Faserstoffen und striktem Verzicht auf Gluten über mehrere Monate, verloren viele der Patienten ihre Neigung zu Allergien und Unverträglichkeiten. Chronische Gelenkbeschwerden, Rheuma oder Autoimmunerkrankungen wurden häufig ebenfalls deutlich abgeschwächt.

Der Darm ist also ein sensibles Gefüge, das mithilfe einer Armee von Bakterien die Darmwände entweder schützt oder angreift. Wird diese

Bakterienarmee gut ernährt, übernimmt unsere Darmflora Aufgaben der Verdauung, der Immunsystem-Regulation und Unterstützung bei der Bekämpfung von unerwünschten Erregern. Leidet sie jedoch unter einem Mangel, zerstört sie in ihrer Not unsere Darmschleimhaut – und das führt zu empfindlichen Entzündungen in der gesamten Darmwand.

Das gesunde Gleichgewicht der Darmflora ist sehr störungsanfällig und so kann innerhalb kürzester Zeit eine Vielzahl schwerer Erkrankungen entstehen. Allerdings ist die Behandlung mithilfe einer Ernährungsumstellung tatsächlich viel einfacher als oft vermutet, und damit besteht durchaus Hoffnung für viele Patienten, die unter chronisch entzündlichen Darmerkrankungen, Allergien, Autoimmunerkrankungen, Diabetes, Adipositas und Infektneigungen leiden.

Es scheint also tatsächlich so: Ist der Darm gesund, sind wir es in aller Regel auch.

Oder wie Paracelsus bereits richtig konstatierte: *Der Tod sitzt im Darm.*

ZUSAMMENFASSUNG

In diesem Kapitel habe ich versucht zu verdeutlichen, wie wichtig das Gleichgewicht der Darmflora für unsere Gesundheit ist. Umgekehrt ist die Verschiebung dieses Gleichgewichts sehr häufig auch die Ursache schwerer Erkrankungen. Hierzu zählen Allergien, Autoimmun-, Haut-, Stoffwechsel- und Krebserkrankungen. Sogar psychische Erkrankungen wie Depressionen können durch eine Verschiebung der Darmflora in ihrer Ausprägung verstärkt oder gemildert werden.

Die Zusammenhänge sind relativ leicht verständlich: Ähnlich wie bei einer kranken Pflanzenwurzel kommt es bei einem kranken Darm auch zu einer mangelnden Resorption von Nährstoffen, einer Überlastung mit Giftstoffen und Substanzen im Blut, etwa unverdauten Proteinen, die dort eigentlich gar nicht sein dürften, und zudem zu einer mangelhaften Erstreaktion des Immunsystems. Das Immunsystem scheint sogar grundlegende

Regulationsstörungen zu erfahren, wenn der Darm nicht gesund bzw. die Darmflora aus dem Gleichgewicht geraten ist.

Förderlich für eine gesunde Darmflora sind viele Ballaststoffe, sekundäre Pflanzenstoffe, Spurenelemente und Vitamine aus der Welt der Pflanzen. Es gibt aber auch erste Hinweise darauf, dass ein geringer und vor allem (von Antibiotika und Giftstoffen) unbelasteter Verzehr von Fleisch einen förderlichen Einfluss auf die Darmflora hat.

KAPITEL 5

Gesunder Menschenverstand *kontra* Ernährungsempfehlungen

In diesem Kapitel möchte ich jedoch zunächst einmal die wesentlichen Widersprüche betrachten, die zwischen einigen Ernährungsrichtlinien bestehen. Hierbei sind folgende Aussagen besonders gegensätzlich:

- Milch ist ungesund *kontra* Milch liefert Vitamin D, Kalzium und stärkt unsere Knochen.
- Getreide macht krank (oder sogar dumm laut manchen Autoren) *kontra* Getreide ist gesund und enthält wichtige Ballaststoffe.
- Tierische Proteine und Fette machen krank *kontra* tierische Proteine liefern unverzichtbares Vitamin B_{12}, Vitamin D, Eisen und Kalzium und sie sind zudem unsere wichtigste und natürlichste Eiweißquelle.
- Lektine aus Gemüse sind gefährlich für unseren Darm *kontra* Gemüse ist elementar wichtig für unseren Darm und die unverzichtbare Grundlage für ein gesundes Leben.
- Zucker macht uns krank *kontra* Zucker wird von den Zellen benötigt und ist unser wichtigster Energielieferant.

Bevor wir im Folgenden noch detaillierter auf die Fragestellungen eingehen, fallen doch einige Punkte direkt ins Auge und müssten uns stutzig machen. Kann etwas gesund sein, das ansonsten in der Natur kein erwachsenes Lebewesen mehr zu sich nimmt? Jedes Säugetier – auch der Mensch – ernährt sich nach der Geburt von Muttermilch, aber kein Tier trinkt später jemals wieder Milch, schon gar nicht von einer fremden Spezies.

Getreide soll schädlich sein, obwohl wir, ganz wie die Tiere, regelmäßig über Tausende von Jahren Getreide- und Getreiderispen verzehrt haben. Getreide ist voller Spurenelemente, Vitamine und Inuline als Ballaststoffe für eine gesunde Darmflora. Warum nur soll auf einmal das Getreide ein Problem sein? Macht uns der Weizen also tatsächlich dumm oder liegt es am Ende doch nur an der Art der Zubereitung und Verzehrmenge?

Tierische Fette sollen uns herzkrank machen und die Entwicklung von Krebs fördern. Sie sind definitiv für die meisten Ernährungsmediziner – neben Weizen und Zucker – das weitaus größte Übel. (Das gilt natürlich nicht für die Anhänger der Atkins-Diät.) Auch hier fragt man sich, warum tierische Fette generell ungesund sein sollen, wenn sie doch seit Beginn der Menschheitsentwicklung eine unserer wesentlichen Ernährungsgrundlagen waren. Ist es am Ende eher die Haltung und Fütterung der Tiere, die deren Fette ungesund werden lässt? Hat die Kombination aus Fett und Zucker zum Beispiel in Süßspeisen einen schädlichen Einfluss? Essen wir generell einfach zu viele Fette?

Die Anhänger einer proteinreichen Ernährung sind davon überzeugt, dass tierische Fette und Proteine überwiegend gesund sind und in recht hohen Mengen verzehrt werden sollten. So soll man aus ihrer Sicht täglich zwei bis drei Gramm Eiweiß pro Kilogramm Körpergewicht überwiegend tierischer Herkunft zu sich nehmen, weil unsere Muskeln ja nicht aus Soja, sondern aus Fleisch bestehen. Überspitzt wird dann auch in den entsprechenden Ernährungsbüchern gefragt: „Bestehen die Muskeln eines Elefanten aus Soja oder Löwenzahn?" Natürlich bestehen sie aus Fleisch, und das ist für einige Ernährungsberater bereits Grund genug, um überwiegend tierisches Protein zu empfehlen. Kann man diese Aussage wirklich so stehen lassen? Der Elefant ist das stärkste Landtier auf unserem Planeten und ernährt sich ausschließlich von pflanzlichen

Proteinen. Es liegt also auf der Hand, dass einige Aussagen zumindest überdacht werden müssen. Natürlich sind wir Menschen und keine Elefanten – nur ändert das nichts daran, dass auch wir mit rein pflanzlicher Ernährung gleichwertige Muskeln aufbauen können. Ob zudem die oben genannten Mengen an Eiweißzufuhr erforderlich sind für ein gesundes Leben, das darf jeder bezweifeln. Wenn man große Muskeln haben möchte, dann vielleicht schon – aber Gesundheit hängt nicht von der Größe der Muskeln ab.

Wenn Sie einmal versucht haben, zwei bis drei Gramm Eiweiß pro Kilogramm Körpergewicht zu sich zu nehmen, und zwar vor allem tierisches Eiweiß, dann wissen Sie, dass man dafür ganz schön oft und ganz schön viel Fisch, Fleisch oder tierische Produkte wie Milch und Käse zu sich nehmen muss. Diese Form der Ernährung steht aber im Widerspruch zu der heute gesicherten Erkenntnis, dass tierische Produkte im Übermaß unserer Gesundheit durch die Förderung von Krebs- oder Herz-Kreislauf-Erkrankungen schaden können. Es scheint also wirklich auf die Menge und Auswahl an tierischen Produkten anzukommen.

Kommen wir zum vorletzten Widerspruch: Gemüse schadet unserem Darm und unserer Gesundheit, zumindest nach Auffassung von Dr. Gundry. Wie kann das sein? Seit Jahrzehnten predigt die Ernährungswissenschaft, wie wichtig eine pflanzliche Ernährung ist. Doch nun kommt die Theorie auf, dass die Eiweiße in den Schalen der Pflanzen, die sogenannten Lektine, uns schaden. Sämtliche groß angelegten Studien zeigen jedoch, wie viel gesünder man durch die Zufuhr von ausreichend Gemüse und Obst lebt.[59] Den Beobachtungen von Dr. Gundry zufolge sind uns die Lektine aus Gemüse aber nicht zuträglich, und auch er kann hierfür Studien anführen – sie belegen also das Gegenteil dessen, was in den anderen Studien herausgefunden wurde.[60] Trotzdem müsste uns doch klar sein, dass mit der Aussage, pflanzliche Kost sei schädlich, etwas nicht stimmen kann. Wir ernähren uns seit Menschengedenken von Pflanzen und die größten Studien dieser Welt belegen den überragend hohen gesundheitlichen Wert einer pflanzlichen Kost. Also muss die schädigende Wirkung der Lektine auf unseren Körper eine andere

Ursache haben. Hängt es vielleicht mit einer gestörten Funktion des Darms zusammen – kann er uns vor der Aufnahme dieser Eiweiße nicht mehr richtig schützen?

Beim Zucker ist es widersprüchlich, dass jede Zelle zwar Zucker benötigt und wir durch die Zufuhr von Getreide, Pflanzen und Obst auch Unmengen davon erhalten. Auf der anderen Seite kann die Ernährung mit isoliertem Industriezucker uns aber auch krank machen. Sogar unsere Darmflora leidet unter isoliertem Zucker – durch pflanzliche Mehrfachzucker findet sie hingegen ihr Gleichgewicht.

Schauen wir uns die Nahrungsprodukte dieser widersprüchlichen Theorien und Aussagen im Folgenden also etwas genauer an.

Milch

Es scheint leider tatsächlich so zu sein: Milch macht krank. Vor allem pasteurisierte Milch aus der Massentierhaltung scheint eine besondere Belastung für unseren Körper darzustellen. Diese Art von Milch ist deutlicher mit Geschlechts- und Wachstumshormonen belastet als Rohmilch von landwirtschaftlichen Betrieben ohne Massentierhaltung. Moderne Melkmaschinen scheinen die hohe Abgabe an Hormonen zu fördern. Zudem wird Milch für den Verkauf in Supermärkten, auch in Biomärkten, pasteurisiert. Die Hitze zerstört dabei Enzyme und nützliche Milchsäurebakterien, die die Darmflora unseres Körpers sinnvoll besiedeln könnten.

Kuhmilch ist eine echte Proteinbombe. Sie aktiviert in hohem Maße die Wachstumsrezeptoren unserer Zellen. Das ist sinnvoll, weil der heranwachsende Körper eines Kälbchens mit diesen Bausteinen für den Aufbau von Muskeln programmiert werden soll. Ein auf Wachstum ausgerichteter Stoffwechsel fördert jedoch dann immer auch das Krebswachstum, wenn der Körper selbst nicht mehr wächst. Hat unser Zellsystem sich – wie zuvor beschrieben – schon auf einen seneszenten, nicht mehr wachsenden Zellzustand eingestellt, dann wird durch die Zufuhr von Wachstumshormonen und Proteinen eher das Wachstum von Krebs gefördert und eben nicht der Aufbau von Muskeln und Knochen. Gerade in der westlichen Welt ist dieser körperliche Zustand leider normal geworden, was bei der Zufuhr von Proteinen und Wachstumshormonen dazu führen kann, dass die Entwicklung von Krebs gefördert wird, statt Muskeln und ein gesundes Immunsystem auszubilden. Bei einer hohen sportlichen Belastung und Aktivität sieht die Situation natürlich zum Teil etwas anders aus.

Da Milch den Körper durch schwefelhaltige Aminosäuren übersäuert, entzieht sie ihm zudem noch Knochenmineralien wie Kalzium. Diese puffern normalerweise die Säuren, um eine lebenswichtige stabile Säure-Basen-Balance herzustellen. Eine großangelegte Studie aus Harvard mit 75 000 Frauen zeigt dementsprechend ein erhöhtes Osteoporose-Risiko für die Studienteilnehmerinnen auf. Inzwischen gibt es weitere Studien, die dies belegen.[61] Es ist erstaunlich, dass jahrelang geglaubt wurde, Milch stärke die Knochen, und nun scheint gerade das Gegenteil der Fall zu sein.

Inzwischen hat eine Vielzahl von unabhängigen Studien mit Hunderttausenden von Probanden uns mögliche Zusammenhänge zwischen einem Milchkonsum und der Entwicklung von Krebs aufgezeigt. Das gilt insbesondere für das Prostata- und Brustkrebsrisiko, aber auch für Magen-, Darm- und Zervixkarzinome. So konnten zum Beispiel Beobachtungen in Japan zeigen, dass mit steigendem Konsum von tierischen Proteinen – insbesondere von Milch – das Risiko, an Krebs zu erkranken, deutlich anstieg.[62] Allerdings sind die Studien nicht ganz so klar korrelierend wie oft behauptet wird, und auch hier gilt wieder, dass Studien – je nach Aufbau und Auslegung – entweder die gesunderhaltende oder krankmachende These stützen können. Das macht es schlussendlich ja so verwirrend für uns.[63]

In seinem Buch *China Study* konnte Prof. Dr. Colin Campbell durch eine Vielzahl von Studien aufzeigen, dass der Verzehr von tierischen Produkten und hier insbesondere das Kasein aus der Milch auf maximal 10 Prozent des Energiebedarfs beschränkt werden sollte, wenn man durch die Milch kein erhöhtes Krebsrisiko eingehen möchte.

Im Gegensatz zu den Studien zu reiner Milch zeigen Untersuchungen in bestimmten Regionen, wie in dem Dorf Momchilovtsi in Bulgarien, dass fermentierte Milchprodukte wie selbstgemachter Joghurt jedoch einen eindeutig gesundheitsfördernden Effekt zu haben scheinen. Auch auf Kreta, einer sogenannten *Blue Zone*, das sind Regionen, wo Menschen besonders lange leben, wird viel Joghurt verzehrt, und dieser scheint die Gesundheit der Menschen eher zu fördern als ihr zu schaden. Woran kann das liegen? Vorab: Der Gesundheitseffekt ist sicherlich bedeutend höher, wenn die fermentierten Milchprodukte frisch und nicht pasteurisiert verwendet werden, also z. B. selbst hergestellter Joghurt aus Rohmilch frisch vom Bauernhof. Der gesundheitsfördernde Einfluss fermentierter Milchprodukte dürfte wesentlich darin begründet sein, dass beim Fermentierungsprozess eine Vielzahl von guten Milchsäurebakterien entsteht. Bei der Fermentation wird der Milchzucker durch die Milchsäurebakterien in Glukose und Galaktose aufgespalten und durch die Vielzahl an Laktobazillen in Milchsäure umgewandelt. Diese ist gesund für unseren Darm und schützt uns vor pathogenen Keimen. Übrig bleiben dann tatsächlich die gesundheitlich wertvollen Bestandteile der Milch: Vitamine und Mineralstoffe. Generell helfen fermentierte Milchprodukte dabei, alle Verdauungsprozesse zu unterstützen und so zu verhindern, dass zu viele Zucker und unverdaute Proteine unserer Gesundheit schaden.

Bitte greifen Sie wenn möglich trotzdem nicht zu Kefir oder Joghurt aus dem Supermarkt. Die dafür verwendete Milch stammt in aller Regel aus der Massentierhaltung und ist durch Hormone und industriell bearbeitetes Futter belastet. Zudem wurde die Milch hoch erhitzt und enthält kaum noch lebende Milchsäurebakterien. Wenn Sie wertvolle fermentierte Milchprodukte suchen, gehen Sie am besten in einen ländlichen Naturkostladen, der mit Bauernhöfen zusammenarbeitet. Hier kann man häufig direkt vom Bauern fermentierte Milchprodukte bekommen, die noch nicht pasteurisiert wurden. Sie halten natürlich deutlich kürzer, sind dafür aber über alle Maßen gesund.

Weizen und Gluten

Bei der Analyse von Getreide fällt auf, dass sich insbesondere im Weizen relativ große Mengen Gluten, also Getreideeiweiße, finden. Gluten ist ein Protein, das für unseren Darm eigentlich schwer verdaulich ist. Je nach Getreidesorte – Gerste, Roggen oder Weizen – unterscheidet sich das Speicherprotein Gluten deutlich. Diese Unterschiede nehmen durch die Art des Anbaus und Genvarianten noch weiter zu. Aber alle haben ein gemeinsames Merkmal, und das ist der hohe Anteil an den Aminosäuren Prolin und Glutamin – sie sind für die schwierige und unvollständige Verdauung des Proteins verantwortlich. Übrig bleiben dann sogenannte Oligopeptide, kurze Eiweißketten. Sie scheinen für die Aktivierung des Zonulin-Proteins im Darm zuständig zu sein. Zonulin aktiviert im Darm die Öffnung der sogenannten *Tight Junctions*, das sind feste Bindungsstrukturen zwischen den Darmzellen. Hierdurch verliert der Darm seine Funktion als Filter gegen schädliche Substanzen, wodurch viele Krankheiten, insbesondere Allergien und Autoimmunerkrankungen, sich häufig erst entwickeln können.

Der Darm muss eine Vielzahl widersprüchlicher Aufgaben erfüllen. Zum einen soll er Nährstoffe filtern und geeignete Substanzen in den Blutkreislauf passieren lassen, damit sie den Organen zugeführt werden können. Zum anderen soll er den Körper vor bestimmten Proteinen, Gift- und Fremdstoffen schützen. Hierfür hat er ein ausgeklügeltes Geflecht von Proteinen zwischen die Darmzellen gesetzt, dass sie wie eine Mauer eng verschließt. Das Zonulin hingegen führt dazu, dass sich Türen in dieser Mauer öffnen, die auch größere Substanzen hindurchlassen. Zusätzlich dient diese Öffnung als Spülmechanismus, um unerwünschte Substanzen durch Wasserabsonderung aus dem Darm zu befördern. Wenn Sie so wollen, funktioniert das also wie eine darminterne Toilettenspülung.

Gluten führt nun aber zu einer vermehrten Bildung von Zonulin, sodass auf längere Sicht eine Art „löchriger“ Darm entsteht.[64] Durch diese Öffnungen im Darm können nun ungehindert Proteine, wie die restlichen Oligopeptide des Glutens, in den Blutkreislauf gelangen und das kann dann zu den angesprochenen Allergien und Autoimmunerkrankungen führen.

Gluten sitzt als Speicherprotein, wie auch der Stärkeanteil, teilweise im Kern des Korns. In der Produktion unseres heutigen Brotes wird überwiegend genau dieser innere Teil des Getreides ohne die Schale verarbeitet, zum Beispiel in Form von Weißmehl, das stark gluten- und stärkehaltig ist. Kaum noch enthalten sind die wertvollen Inhaltsstoffe von Getreide, wie Mineralien und B-Vitamine, die in der Schale sitzen. Bei Licht besehen sind unsere Teigwaren also Darmöffner und Insulinförderer und somit häufig verantwortlich für viele Allergien, Autoimmun- und Stoffwechselerkrankungen.

Wie sieht es – in Anbetracht dieser Zusammenhänge – nun mit der Frage aus, ob Weizen uns tatsächlich dumm machen kann? Diese Aussage ist natürlich äußerst gewagt und bewusst provokativ. Das Ziel aber, über diese drastische Form der Darstellung die Leser aufzuschrecken und auf das Thema aufmerksam zu machen, wurde erreicht. Das Problem mit solch polemischen Thesen ist jedoch, dass sie zwar einen wahren Kern beinhalten, aber im Gesamten betrachtet häufig falsch sind. Wie ist es also tatsächlich um eines unserer Hauptnahrungsprodukte bestellt?

Weizen kann durch das Gluten gerade bei der heutigen Form der Mehlgewinnung eine echte Belastung für den Körper darstellen. Vor allem dann, wenn die Darmflora bereits gestört ist oder die Darmmukosa Schädigungen aufweist. Wir haben gesehen, dass eine mangelhafte Ernährung ohne oder mit nur wenigen Ballaststoffen das Gleichgewicht unseres Mikrobioms verschiebt und diese veränderte Darmflora dann tatsächlich die Darmmukosa teilweise selbst verdaut. In diesem Fall wirkt Gluten, genau wie die Lektine im Gemüse, besonders schädlich auf die Epithelschicht des Darms ein, indem diese Eiweiße die Darmwand durchlässig machen und reizen.

Zudem ist unsere moderne Ernährung zu reich an Zucker, und Weizen enthält in Form von Stärke ebenfalls eine Menge Zucker. In der Tat kommt es oft auch durch den hohen Verzehr von Weißmehl bei vielen

Menschen zu einer übermäßig hohen Insulinausschüttung und dadurch langfristig zu einer Schädigung der Zellen. Wie wir bereits wissen, heizt Insulin den „Hochofen" der Zellen an, obwohl eventuell gar kein Energiebedarf besteht. Dadurch bilden sich zu viele freie Radikale, die den Zellen schaden. Zudem verhindert Insulin die Regenerationsprozesse innerhalb der Zelle und sorgt für die Einlagerung von Brennstoffen wie Zucker und Fett. Weiterhin hemmt es den vom Körper selbst herbeigeführten Zelltod (Apoptose), sodass die Erneuerung kranker Zellen reduziert wird.

Wie oft höre ich von Patienten, dass sie aus ihrer Sicht keinen Zucker zu sich nehmen. Dabei meinen sie natürlich nur Süßigkeiten und den Zucker im Kaffee, denken aber nicht an all das Weißmehl, das sie über Pizza, Brot und Nudeln aufnehmen.

Weizen kann also in der Tat und unter bestimmten Umständen zumindest krank machen, wenn wir nur noch – neben Zucker aus anderen Produkten – hohe Mengen des Weizenkeimkerns zu uns nehmen. Wenn dann in unserem Blut Entzündungen, Verklumpungen von Erythrozyten und Autoimmunreaktionen durch Gluten gefördert sowie die Zellfunktion und Regeneration durch die hohe Insulinbelastung gestört werden, wird hierdurch am Ende natürlich auch unser Nervensystem geschädigt und die Aussage, Weizen mache dumm, scheint dann tatsächlich berechtigt. Das heißt aber nicht, dass wir überhaupt keinen Weizen mehr essen dürfen bzw. sollten oder dass dieser generell schädlich ist. Wie viele andere Kornsorten weist auch Weizen sehr viele wertvolle und gesunde Inhaltsstoffe auf, etwa B-Vitamine, Spurenelemente und Ballaststoffe. Die B-Vitamine sind für unsere Nervenfunktion von höchster Bedeutung und die Ballaststoffe die Grundlage für eine gesunde Darmflora.

Es ist also nicht der Weizen, der uns per se „dumm" macht, sondern es sind, wie bei den Lektinen, die Art der Verarbeitung und der Zustand des Darms entscheidend, ob Weizen unsere Gesundheit fördert oder hemmt. Überdies ist es natürlich auch die Menge an Produkten, über die wir Weizenmehl in unseren Körper aufnehmen.

Nehmen wir Weizen als volles Korn in Maßen zu uns, z. B. in Form von zwei Scheiben Vollkornbrot am Tag, erhalten wir jede Menge gesunde Nährstoffe – und zwar ohne einen exorbitanten Anstieg der Zuckerwerte in unserem Blut. Der Hintergrund: Die im Vollkorn enthaltenen Ballaststoffe reduzieren die Aufnahme von einfachen Kohlenhydraten im Wesentlichen über zwei Wege:

Ballaststoffe aus Vollkorn ernähren unsere gesunde Darmflora. Ist sie gut versorgt, verfügen wir über einen hohen Anteil an Milchsäurebakterien, die Zucker in Milchsäure umwandeln können. Somit sinkt automatisch die Menge an Zuckermolekülen, die resorbiert, also über den Darm aufgenommen werden können.

Zudem gehen Diabetesforscher heute davon aus, dass die kurzkettigen Fettsäuren, die durch die effiziente Umwandlung aus unverdaulichen Ballaststoffen bzw. komplexen Kohlenhydraten des Vollkorns innerhalb einer gesunden Darmflora entstehen, die Verbrennung von Zucker in der Leber ansteigen lassen, sodass der Blutzuckerspiegel hierüber zusätzlich sinkt. Die vielen Ballaststoffe, die im vollen Korn enthalten sind, fördern eine gesunde Darmflora und diese wandelt Zucker in Milchsäure und Ballaststoffe in kurzkettige Fettsäuren um. Beide senken den Zuckerspiegel, sodass das eine das andere bedingt. Es ist also folglich ein sehr großer Unterschied, ob wir jeden Tag ein paar Scheiben Weizenvollkornbrot essen oder ob wir Weißbrot in Form einer Gluten- und Zuckerbombe im Übermaß zu uns nehmen. Nichts anderes stellen Brötchen, Croissants, Burger, Pizza, Nudeln, Kekse und Kuchen am Ende dar: Ein Paket an konzentriertem Zucker und Gluten.

Sie können also sehen, dass die gesunde Aufnahme von Getreide am Ende von der zugeführten Menge, den Herstellungsverfahren von Brot und der Beschaffenheit Ihres Darms abhängt. Bei der Zubereitung kann beispielsweise durch die Fermentation im Sauerteig bereits eine große Menge an Gluten abgebaut werden. Das Gleiche erreichen wir bei fermentierten Sojaprodukten oder gekochten pflanzlichen Produkten auch mit den Lektinen im Gemüse. Bei pflanzenreicher Ernährung werden Sie sehr wahrscheinlich keine Probleme durch den Verzehr glutenhaltiger Produkte bekommen, weil das Gluten mit dem Darmepithel durch die intakte Darmmukosa gar nicht mehr direkt in Berührung kommt. Sie erinnern sich, wer sich pflanzlich ernährt, hat eine gesunde Darmflora und somit auch eine funktionierende Darmmukosa. Und gerade Getreide enthält viele Ballaststoffe, welche uns vor einer kranken Darmschleimhaut schützen. Oft haben die Menschen also zu wenig gesundes Getreide und zu viel Zucker, Milch und Fleisch zu sich genommen, weshalb sie heute das Gluten aus dem Getreide nicht mehr vertragen.

Wenn Sie den Verdacht haben, dass Sie bereits von einem geschädigten Darm betroffen sind, sollten Sie tatsächlich eine Weile auf Getreide und lektinhaltiges Gemüse verzichten und Ihrem Darm die Chance geben, sich zunächst einmal grundsätzlich zu regenerieren durch eine hohe Zufuhr von fermentierten Produkten, den Verzicht auf Zucker und tierische Produkte aus Massentierhaltung sowie durch eine überwiegend pflanzliche Ernährung.

Und wenn Sie nicht auf Brot verzichten wollen, nehmen Sie einfach das gute alte Sauerteigbrot. Denn hier kommt wieder die Fermentation ins Spiel und der hohe Gesundheitswert fermentierter Nahrungsmittel. Die Fermentierung mit Milchsäurebakterien zersetzt – oder wenn Sie so wollen: verdaut – das Gluten bereits vorab.

Der komplette Verzicht auf Getreide ist langfristig aus meiner Sicht also generell keine Option. Studien zeigen, dass Menschen gesundheitlich von Vollkornprodukten erheblich profitieren können.[65] Fermentiertes Vollkorn statt Weißmehl ist meine generelle Antwort auf die Frage, ob Getreide gesund oder krank macht. Damit erhalten Sie viele Ballaststoffe und nur wenige einfache Kohlenhydrate, die eine hohe Insulinausschüttung zur Folge haben.

Aber sind Ballaststoffe nicht selbst auch Kohlenhydrate? Tatsächlich sind es unverdauliche Polysaccharide (Mehrfachzucker), die allerdings nicht in Einzelzucker umgebaut werden. Die Bakterien der Darmflora verzehren sie liebend gern und während der Vollkornverdauung setzen die Bakterien dann auch noch wichtige Nährstoffe frei, z. B. die B-Vitamine. Ein Teil der Ballaststoffe wird dabei in Buttersäure umgewandelt, welche die Dickdarmzotten schützt. Ähnliches geschieht übrigens auch mit der resistenten Stärke im abgekühlten Kartoffelsalat.

Ein Darm, der durch fehlende Ballaststoffe aus Getreide solchen Schutz nicht erhält, sieht im wahrsten Sinne des Wortes erbärmlich aus.

Wie verhält es sich nun mit Hafer? Hafer ist ebenfalls ein Kornprodukt, und trotzdem sehen wir in den Reformhäusern immer wieder den Hinweis, Hafer sei glutenfrei. Genau genommen ist das nicht ganz richtig. Hafer enthält ebenfalls eine mit Gluten verwandte Form eines Speicherproteins, allerdings in deutlich geringerer Menge und in etwas besserer Verdaulichkeit – ähnlich wie beim Gluten im Urkorn. Hafer liefert zudem sehr viele B-Vitamine, Mineralien, Antioxidanzien und Ballaststoffe.

Fette und Proteine

Wie bereits erwähnt, empfehlen manche Ernährungsexperten pro Tag zwei bis drei Gramm Eiweiß pro Kilogramm Körpergewicht. Das sind bei einem 80-Kilo-Mann etwa 160 bis 240 Gramm Eiweiß täglich. Mit einem 250 Gramm schweren Rindersteak nimmt man aber beispielsweise nur etwa 50 Gramm Eiweiß zu sich. Man müsste also mindestens drei, wenn nicht sogar vier bis fünf Rindersteaks essen, um die empfohlene Proteinmenge zu erreichen. Natürlich enthalten auch Käse, Wurst, Fisch, Butter, Milch und etliche andere tierische Produkte Eiweiß.

Wie viel Protein wir tatsächlich benötigen, hängt von sehr vielen Faktoren ab. Insbesondere die körperliche Belastung ist dafür ein entscheidender Faktor. Je mehr wir uns bewegen – oder Belastungen durch chronische Entzündungen und Krankheiten ausgesetzt sind –, desto höher ist unser Eiweißbedarf.

Die meisten Menschen verbinden Eiweißbedarf nur mit der Muskulatur. Dabei besteht unser ganzer Körper zu großen Teilen aus Eiweiß, das für alle zellulären Prozesse benötigt wird – für das Immunsystem, für Enzyme, für Transportproteine wie Hämoglobin für den Sauerstofftransport, für jede Menge Zellproteine und Antikörper. All diese Mechanismen benötigen Eiweiße, ohne sie wäre ein Überleben nicht denkbar.

Es ist also richtig, dass die Zufuhr von Eiweißen enorm wichtig ist. Wie hoch der objektive Proteinbedarf wirklich ist, hängt aber grundsätzlich vom Bedarf des Einzelnen ab. Die WHO empfiehlt vergleichsweise moderate Mengen von 0,65 Gramm pro Kilogramm Körpergewicht. Wie kann man nun solche Mengen empfehlen, egal ob sie niedrig angesetzt sind oder hoch, wenn doch der Bedarf bei Menschen so unterschiedlich sein kann? Spitzensportler, Kinder, aber auch chronisch kranke Menschen benötigen viel höhere Mengen als jemand, der den ganzen Tag im Büro sitzt.

Wie kommt es nun dazu, dass manche Verfechter einer proteinreichen Ernährung glauben, dass unser Bedarf an tierischen Proteinen generell so hoch ist, und dass man zusätzlich auch noch fast komplett auf Kohlenhydrate verzichten sollte? Und warum finden diese Ernährungstheorien so viele Anhänger?

Unsere Belastung durch den massenhaften Verzehr von einfachen Kohlenhydraten ist in den letzten Jahrzehnten drastisch angestiegen. Dadurch sind enorm hohe Insulinspiegel im Körper der meisten Menschen die Regel. Die Folgen sind inzwischen bekannt: Insulin fördert den Fettaufbau, steigert den Blutdruck, stört die Zellregeneration und Zellerneuerung – kurzum: Insulin macht uns krank. Und besonders die Kombination aus Fett, antibiotikabelastetem Fleisch, einer hohen Cholesterinbelastung und einfachen Kohlenhydraten wie Haushaltszucker hat dramatische Folgen. Entweder lagert sich oxidiertes Cholesterin an den Gefäßwänden ab oder der Zucker glykosyliert wichtige Proteine, wodurch die Funktion dieser Eiweiße erheblich beeinträchtigt wird.

Empfiehlt man nun den Verzehr von tierischem Eiweiß und Fett und schränkt die Zufuhr von Kohlenhydraten deutlich ein, wirkt das in der Tat Wunder. Der Körper verliert Fett, weil der Insulinspiegel drastisch sinkt.

Das ist außerdem auch noch gesünder, weil das Cholesterin sofort von der Zelle aufgenommen wird und nicht erst später, *nach* dem Zucker, denn dann ist es meist schon oxidiert. Und wie wir wissen, ist es nur in dieser Form schädlich. Wenn wir also kaum noch Zucker zu uns nehmen, können auch die Gefäße nicht mehr „verkleben" und unsere Organe schädigen.

Für die Ernährungsempfehlungen der sogenannten Paläo-Diät – oder auch der Atkins-Diät – spricht also einiges. Der Körper wird schlank, schädliche und einfache Kohlenhydrate wie Zucker werden gemieden. Wer schon einmal abnehmen musste und diese Diät versucht hat, wird bestätigen, wie gut die Gewichtsabnahme gelungen ist. Ist es deshalb auch eine optimale Ernährungsform? Ist eine geradezu unbegrenzte Zufuhr von Fett und Fleisch also unschädlich, ja sogar gesund?

Wenn man sich andere Studienergebnisse ins Gedächtnis ruft, unter anderem die *China Study*, dann müssten sich eigentlich automatisch Bedenken bezüglich eines zu hohen Konsums von tierischem Protein einstellen. Nahezu alle Untersuchungen belegen, dass ein reduzierter Verzehr tierischer Produkte gesünder ist als seine Forcierung. Inzwischen ist der Siegeszug der pflanzenbasierten Ernährung ohnehin nicht mehr aufzuhalten. Die Konzentration auf tierische Produkte als überwiegende Nahrungsquelle erscheint fragwürdig, denn eine solche Diätempfehlung steckt voller Risiken bezüglich der Entwicklung von Herz-Kreislauf- und Krebserkrankungen.

Dieses Ernährungsprinzip führt zu einem niedrigen Insulinspiegel, zu verstärktem Fettabbau und zu Muskelaufbau. Trotzdem erhöht es das Risiko für die oben aufgeführten Erkrankungen. Und die Diät führt, nebenbei bemerkt, wegen der Bildung von Aceton außerdem zu unangenehmem Mundgeruch.

All diese Risiken verstärken sich noch gravierend wegen der inzwischen üblichen Massentierhaltung. Ganz gleich, ob Fleisch oder Fisch – Salami, Steak, Fischstäbchen oder Lachs – all das führt in der Konsequenz zu einer Verkürzung der Lebenserwartung. Dazu steigen die Risiken für

Prostata-, Brust-, Darm-, Bauchspeicheldrüsen- und Magenkrebs. Chronisch entzündliche Magen-Darm- oder Herz-Kreislauf-Erkrankungen breiten sich gerade auch aufgrund hoher Belastungen durch den Konsum von Fleisch aus der Massentierhaltung und tierischen Fetten heute in einem nicht mehr vertretbaren Umfang aus. Es ist mir ein Rätsel, warum diese Art der Ernährungsempfehlungen aus tierischen Fetten und Proteinen so erfolgreich propagiert wird.

Warum empfehle ich nun trotzdem den Verzehr von Fleisch? Der Verzehr von Fleisch aus Weidehaltung und von Tieren aus gesunden Ökosystemen ist tatsächlich vorteilhaft – vorausgesetzt, wir haben nur ein- bis zweimal pro Woche Fleisch auf dem Tisch.

Was sind die Gründe dafür? Zum einen ist Fleisch die wichtigste Quelle für Vitamin B_{12}. Das Vitamin kann nicht – wie Carnitin oder Vitamin D – von unserem Körper selbst gebildet werden, wir müssen es mit der Nahrung aufnehmen. Derzeit fehlt immer noch ein pflanzliches Produkt, das Vitamin B_{12} in ausreichender Menge zur Verfügung stellen kann; auch Möhren können das nicht. Zudem liefert Fleisch tatsächlich alle essenziellen Aminosäuren und auch andere Substanzen, die für unser Gehirn wichtig sind. Lediglich Sauerkraut und einige andere fermentierte Lebensmittel können neben Pilzen, Algen und Gemüse mit Erdanhaftungen noch Spuren von Vitamin B_{12} aufweisen. Den Beleg, damit einen Tagesbedarf decken zu können, sind sie bisher schuldig geblieben. Bei Fleisch und Fisch reichen bereits 100 Gramm durchschnittlich aus, um diesen zu decken.

Angelehnt an die *China Study* empfehle ich daher einen Verzehr von 10 Prozent tierischem Protein und Fett bezogen auf den täglichen individuellen Bedarf jedes Einzelnen. Dieser ist natürlich von Mensch zu Mensch unterschiedlich. Etliche Studien (zum Beispiel die *Nurses Health Study)* sagen zudem nicht wirklich etwas darüber aus, ob die generell nachgewiesenen schädlichen Auswirkungen des Fleischverzehrs nicht vielleicht eher auf die generelle Massentierhaltung mit entsprechender Getreidefütterung und Antibiotika-Versorgung zurückzuführen sind.

In dem bereits angesprochenen Dorf Momchilovtsi in den Rhodopen in Bulgarien werden die Kühe artgerecht gehalten und fressen ausschließlich gesundes Weidegras und Klee. Die Bewohner ernähren sich vom Fleisch dieser Tiere sowie deren Milchprodukten. Die Milchprodukte werden jedoch nur fermentiert in Form von Buttermilch und Kefir aufgenommen und Fleisch wird nur selten und zu besonderen Anlässen verzehrt. Dazu ernähren sich die Dorfbewohner überwiegend von Pflanzen, also Gemüse, Obst und Kräutern. Sie leben außergewöhnlich lange und sind somit die idealen Vertreter der hier empfohlenen Ernährungsform.

Gemüse und Lektine

Kommen wir nun zu den „bösen" Lektinen: Das sind Glykoproteine, die bei Pflanzen dafür sorgen, sie für uns ungenießbar oder weniger schmackhaft zu machen. Wenn man so will, sind Lektine also ein natürlicher Schutz vor Fressfeinden. In der Tat sind einige Pflanzen, zum Beispiel Nachtschattengewächse, besonders reich an diesen schwer verdaulichen Lektinen. Zu den Nachtschattengewächsen zählen Tomaten, Auberginen, Chili, Paprika und Kartoffeln. Die enthaltenen Glykoproteine (Lektine) verbinden sich mit den Kohlenhydratketten in der Darmwand und verkleben sie auf diese Weise. Zudem regen sie die Öffnung der Darmwände durch Auslösung der Bildung von Zonulin an, sodass es zum Leaky-Gut-Syndrom kommen kann. Dringen nun Lektine direkt in den Blutkreislauf ein, können sie dort für eine Verklumpung der Blutkörperchen sorgen und so die Gefäßdurchblutung stören. Es ist also nicht weiter verwunderlich, wenn einem der Appetit auf diese Nachtschattengewächse leicht vergeht.

Deswegen gilt es vor allem einen Punkt beim Verzehr von Lektinen zu beachten: Die regelmäßige Zufuhr von rohen Nachtschattengewächsen und Hülsenfrüchten ist insbesondere dann schädlich, wenn die Darmwände bereits Schaden genommen haben. Wir müssen also dafür Sorge tragen, dass unsere Darmwände und unsere Darmflora ordnungsgemäß funktionieren, sodass der Verzehr von Gemüse und Obst zu einer gesunden

Verdauung und Zufuhr von wichtigen Nährstoffen führt, ohne dass am Ende die Lektine Probleme bereiten. Ohne die richtige Darmflora können die Nährstoffe aus diesen Produkten auch nicht richtig verdaut und unserem Körper zugeführt werden. Stattdessen verdaut die pathologische Flora unsere Darmmukosa, sodass die Lektine freien Zugang zum Darmepithel erhalten und es so lange reizen, bis das Epithel diese ins Blut lässt. Ein einfacher Test ist der Verzehr von Sauerkraut: Entwickelt man nach dem Verzehr Blähungen, liegt bereits eine Störung der Darmflora vor. Wenn zudem Durchfälle folgen, ist Darmmukosa schon geschädigt. Kommen Müdigkeit oder Allergien dazu, dann haben wir es mit einem möglichen Leaky-Gut-Syndrom zu tun.

Wie das LIH in der genannten Studie schon aufgezeigt hat, ist aber der Verzehr von Gemüse und Obst der derzeit einzige Schutz einer gesunden Darmflora und eines gesunden Darms. Doch da beißt sich die Katze in den Schwanz: Wie soll man all das essen, wenn der Darm nicht gesund ist und die Lektine Probleme bereiten? Dann muss man tatsächlich für eine längere Zeit Nachtschattengewächse und auch Gluten meiden und gleichzeitig mithilfe von Präbiotika, insbesondere durch fermentierte Produkte, die Darmflora aufbauen. Fermentiertes Gemüse weist einen viel geringeren Lektingehalt auf, weil durch die Fermentation die Lektine abgebaut werden.[66] Dieser Behandlungsprozess ist sehr aufwändig. Erst wenn die Entzündungen im Darm abgeklungen sind und die Darmflora sich erholt hat, kann man wieder mehr Obst und Gemüse zuführen, was dann wiederum dazu beiträgt, dass der Darm heilen kann. Gemüse fördert unsere Gesundheit, das ist sicher. Insbesondere senkt es das Risiko, an Krebs und Herz-Kreislauf-Störungen zu erkranken.[67] Aber mit einer Sache hat Dr. Gundry recht: Lektine und auch Gluten schaden uns, wenn wir keinen gesunden und richtig funktionierenden Darm haben. Dennoch kann es ja nicht sinnvoll sein, etwas eigentlich Gesundes zu meiden, weil unser Körper nicht mehr richtig funktioniert. Der einzig sinnvolle Weg besteht also darin, all jene Körperfunktionen wiederherzustellen, die uns die Zufuhr von langfristig unverzichtbaren Produkten erlauben.

Zucker

Die Aufnahme von isolierten Einzelzuckern ist besonders schädlich für unsere Darmwände – und dieser summiert sich in Schokolade, Süßigkeiten, Kuchen und Keksen, aber auch in Fertigprodukten wie Ketchup. Gerade in Ketchup finden sich häufig mehr als 40 Prozent Zucker! Das sind zehn Stück Würfelzucker auf nur 100 Gramm. Dieser Zucker wird umgehend aus der Darmflora resorbiert und in hohen Mengen erst der Leber und dann den Zellen zugeführt. Besonders dramatisch ist die Situation bei einer gestörten Darmflora, welche kaum noch milchsäurebildende Darmbakterien aufweist. In diesem Fall wird nur wenig Zucker in Milchsäure umgewandelt – das bedeutet, dass kein heilendes Produkt für den Darm entsteht, sondern der Stoffwechsel massiv belastet wird.

Auch unsere Gehirnzellen sind von den Folgen der Zuckerlast betroffen, wie man der Werbung für Traubenzucker entnehmen kann. Traubenzucker ist reine Glukose und wird als hilfreich für Gesundheit und Intelligenzleistung beworben. Seine schnelle Aufnahme scheint in besonderem Maße Glückshormone zu mobilisieren, die fast wie eine Droge wirken. Wenn wir Wasser, Obst, Gemüse oder auch gesundes Fleisch zu uns nehmen, wird keine vergleichbare Flut an Glückshormonen ausgeschüttet. Es kommt eher zu dem Wohlgefühl, etwas richtig gemacht zu haben. An sich ist das auch eine sinnvolle und unauffällige Körperreaktion; denn würde man für normale Nährstoffe auch noch übermäßig belohnt, könnte das leicht zu einer einseitigen Ernährung führen.

Der Körper wird beim Verzehr von reinem Zucker zu schnell und zu intensiv angeregt, ein Gefühl der Belohnung für die Aufnahme eines grundsätzlich richtigen Nahrungsbestandteils auszuschütten. Die Wirkstoffe in unseren gegenwärtigen konzentrierten Nahrungsprodukten kommen also einfach zu schnell und zu übermächtig in unseren Zellen an.

Was macht die zu schnelle Aufnahme von Kohlenhydraten nun so ungesund? Es liegt an der Art und Weise, wie unser Kohlenhydratstoffwechsel funktioniert: Den Zellen tut es nicht gut, wenn sie unentwegt Energie zugeführt bekommen, obwohl gar kein aktueller Energiebedarf vorliegt.

Für die große Zuckermenge, die wir uns mit der „modernen" Ernährung zuführen, bewegen wir uns viel zu wenig. Wir liefern den Zellen auch nicht genügend gesundheitsfördernde Bausteine, Co-Enzyme, sekundäre Pflanzenstoffe, Mineralien und Vitamine, um dieses Überangebot an Energie zu bewältigen.

Durch die unkontrollierten Verbrennungsprozesse wird die Zelle schließlich mit freien Sauerstoffradikalen überschwemmt, die am Ende nicht nur den Zellkraftwerken (Mitochondrien) schaden; nicht verbrannte Zucker werden eingelagert und zu Fett umgebaut. Unsere Zellen „verfetten" also regelrecht und werden zunehmend insulinresistent. Hierdurch wird der Insulinspiegel weiter erhöht. Eine hohe Insulinausschüttung regt aber bekanntlich die Energieverbrennung und Fettbildung in den Zellen noch weiter an. Durch die Schädigung wird die Zelle zunehmend funktionsunfähig. Wird dieser Teufelskreis nicht gestoppt, dann werden unsere Zellen zu „Couch-Potatoes", fahren ihren Stoffwechsel immer weiter herunter in das sogenannte Seneszenz-Stadium und bilden eine manifeste Insulinresistenz aus. Die Folge ist ein hoher Zuckerspiegel im Blut, der anschließend zur Verklebung von Gefäß- und Gehirnzellen führt – kardiovaskuläre Erkrankungen, Demenz- und Krebserkrankungen sind die Folge.

Warum sieht die Sache nun ganz anders aus, wenn wir komplexe Kohlenhydrate aus Obst und Gemüse zu uns nehmen? Dann haben die darin enthaltenen Zucker in der Regel keinen schädlichen Einfluss. Obst und Gemüse sind durch ihren hohen Anteil an Ballaststoffen die Basis für eine gesunde Darmflora.

Wie kann das sein – Ballaststoffe sind doch chemisch gesehen ebenfalls Zucker? Das stimmt, aber sie sind eben sogenannte *komplexe* Kohlenhydrate, die für den Körper zunächst einmal unverdaulich sind. Erst durch die Hilfe der Darmflora werden sie schließlich doch verdaut und hauptsächlich in Milchsäure umgewandelt. Dabei entstehen gleichzeitig Vitamine, nach neuesten Erkenntnissen zum Beispiel auch das Vitamin B_{12}. Sie erinnern sich sicherlich, dass die Versorgung mit Vitamin B_{12} vor allem über Fleischprodukte sichergestellt werden soll. Eine Studie in Indien konnte aufzeigen, dass bestimmte Bakterienstämme von Propionibakterien und Laktobazillen, aber möglicherweise auch Klebsiellen und Pseudomonas, in der Lage sind, dieses Vitamin aus pflanzlichen Produkten zu bilden. Anlass zur Studie war die Auffälligkeit, dass sich vegan ernährende Inder, die nach England auswanderten, häufig erst dort einen Mangel an Vitamin B_{12} erlitten. Dies ist sehr wahrscheinlich bedingt durch den Verlust von Bakterienstämmen im Mikrobiom basierend auf einer anderen Form der Ernährung und Hygiene.[68]

Man kann es einfach nicht oft genug betonen: Wenn wir mindestens so viele Darmbakterien wie Körperzellen haben – und manche Forscher gehen sogar davon aus, dass auf eine Körperzelle zehn Darmbakterien kommen –, dann muss unser Körper genetisch und durch Stoffwechselprodukte bzw. Funktionen des Mikrobioms erheblich beeinflusst werden.

Kommen wir zurück zum Zucker und zu seinem Einfluss auf unseren Körper bzw. zum Einfluss des Mikrobioms auf den Zuckerstoffwechsel.

Wir müssen also Ballaststoffe zu uns nehmen, damit in der Darmflora viele Milchsäurebakterien entstehen. Diese können dann die Mehrfachzucker in nützliche Milchsäure umwandeln. Genau genommen sind die Säuren ein Schutzmantel für den Darm, ganz wie der natürliche Säuremantel auf unserer Haut. Er verhindert die Ausbreitung von unerwünschten Krankheitserregern, Hefebakterien und Parasiten.

Nun gibt es aber in Gemüse und Obst nicht nur die komplexen Kohlenhydrate – mit Namen wie Inulin, Cellulose, Acemannan und resistente Stärke. Sie enthalten auch einen Anteil an verdaulicher Stärke, wie z. B. in der Kartoffel, also Mehrfachzucker aus Glukosemolekülen. Hier sind die Zucker durch sogenannte glykosidische Bindungen aneinandergereiht – eine Speicherform, die durch unsere Darmenzyme in Einfachzucker aufgelöst werden kann.

Wenn wir Stärke über Gemüse oder Getreide zu uns nehmen, wird sie zunächst zur Maltose (Zweifachzucker aus Glukose) umgebaut. Im weiteren Verlauf kommt es im Dünndarm durch Amylasen aus der

Bauchspeicheldrüse zu einem Umbau in Einzelzucker. Die resultierende Glukose wird schließlich über die Transportmechanismen der Dünndarmzellen in die Blutbahn abgegeben.

Die Menge des aufgenommenen Zuckers wird bei der Verdauung von Getreide oder Gemüse pro Zeiteinheit deutlich reduziert. Zum einen geschieht dies durch den langsamen Verdauungsprozess der Ballaststoffe – ganz im Gegensatz zur schnellen Aufnahme von industriellen Einfachzuckern. Zum anderen kommt es aber auch zur Umwandlung von einfachen Zuckern in hilfreiche Milchsäure. Dadurch sinkt die Belastung durch Zucker deutlich – vorausgesetzt, die Darmflora ist gesund und enthält bereits ausreichend Milchsäurebakterien.

Die so reduzierte Zuckerlast ermöglicht es dem Körper, eine optimale Menge an Energielieferanten aufzunehmen und sie zunächst in der Leber zu speichern. Von hier aus werden die Energielieferanten den Zellen *nur im Bedarfsfall* zugeführt und verarbeitet. Unsere Zellen kommen so nur mit geringen Mengen Insulin und Zucker in Berührung. Diese geringen Mengen führen auch zu einem gesunden Verhältnis zwischen Energiebedarf und zugeführter Zuckermenge. Und dadurch müssen Glukose oder auch die Fruktose aus dem Obst nicht mehr in allzu großen Mengen in der Leber gespeichert werden – Adieu Fettleber.

Wir sehen also, dass Zucker nicht generell ungesund sein muss. Ganz im Gegenteil, unsere Zellen benötigen Zucker zur Energiegewinnung. Wenn wir allerdings die Zellen mit Zucker überfluten, wird wiederum unser Körper mit Insulin überschwemmt. Und dann wird es problematisch: Verfettete Zellen können nicht mehr regenerieren, sie „verrußen“ und produzieren durch die ständige Verbrennung von Zucker freie Sauerstoffradikale. Diese führen wiederum zu noch mehr „Ruß“ und lassen selbst einen Körper verfallen, der mit den besten Genen ausgestattet ist. Deshalb ist zu viel Zucker auf jeden Fall der schnellste Weg zu Krankheit und zu einem beschwerlichen Leben.

Um bei unserem Fabrikbild zu bleiben: Wenn Ihre Fabrik zunehmend mit Kohle zugeschüttet werden würde, ohne dass Sie diese verbrauchen, dann würden Sie zwangsläufig die Belieferungen kündigen. Und wenn der Zulieferer nicht auf Sie hört, würden Sie sicher irgendwann den Klingelknopf abmontieren.

Genau das tun unsere Körperzellen auch. Sie reagieren nicht mehr, wenn Insulin an der Zelltür klingelt und bauen den Klingelknopf – die sogenannten TOR-Rezeptoren – einfach ab. Nun muss der Zucker draußen bleiben, also im Blut, wo er sich an Proteine bindet und Gefäßen und Körperorganen erheblich schadet. Es drohen dann Demenz, Herz-Kreislauf-Erkrankungen und chronische Entzündungen. Den Selbstversuch von Morgan Spurlock habe ich ja bereits erwähnt: Er zeigte, dass man sich durch einfache Zucker aus Industrieprodukten innerhalb von nur 8 Wochen eine Fettleber einhandeln kann – und obendrein einen schlechten Allgemeinzustand und äußerst besorgniserregende Blutwerte.

Früher hat man geglaubt, dass die Bauchspeicheldrüse irgendwann zu erschöpft ist, um weiter Insulin zu produzieren. Das stimmt zum Teil auch, weil die Zellen der Bauchspeicheldrüse zunehmend mit Stoffwechselmüll und Fetten überlastet werden. Zudem regelt die Bauchspeicheldrüse auch die Hormonausschüttung herunter, weil der Körper das Insulin nicht mehr annimmt.

So entsteht schließlich Diabetes mit all seinen bekannten Folgeerkrankungen. Was tut die Medizin dagegen? Es wird klassischerweise Insulin gespritzt, um den Zucker doch noch in die letzten Freiräume der Zellen zu „pressen“, bis diese beinahe platzen. Ein wahres Horrorszenario, wenn man es recht bedenkt. Es ist ein Rätsel, warum sich bis heute Diabetes-Praxen vorrangig durch Schulungen für die richtige Insulin-Anwendung auszeichnen. Besser wäre es doch, den Patienten aufzuzeigen, was tatsächlich biochemisch und physiologisch im Körper passiert. Typ-2-Diabetes, also der erworbene Diabetes, ist noch über weite Strecken heilbar. Erst in sehr späten Stadien wird es so gut wie unmöglich, noch Zellen zu regenerieren, um zu einer gesunden Stoffwechsellage zurückzukehren.

Ein letzter Punkt den Zucker betreffend wurde hier auch schon besprochen – nämlich die Förderung von Krebs. Ist im Körper Zucker im Übermaß vorhanden, kann sich die Krebszelle gerade davon bestens ernähren. Führt die Leber den Organen aber Zucker nur in der gerade benötigten Menge zu, dann geht die Krebszelle leer aus – so einfach könnte diese Theorie aussehen. Die Zusammenhänge sind natürlich komplexer und lassen noch viele Fragen und Belege offen. Der hohe Insulinspiegel spielt aus meiner Sicht jedoch eine entscheidende Rolle bei der Mutation von einer normalen Zelle in eine Krebszelle.

ZUSAMMENFASSUNG

Dieses Kapitel sollte aufzeigen, wie differenziert man Nährstoffe im Hinblick auf ihre gesundheitsfördernden oder krank machenden Einflüsse betrachten muss. Lektine und Gluten sind als Eiweiße unschädlich, wenn der Darm intakt ist. Meiden wir diese, verzichten wir auf Pflanzen, die unsere Gesundheit fördern. Fermentieren wir sie hingegen, wie das z. B. bei Sauerteigbrot der Fall ist, erhalten wir zudem Produkte, die viel geringere Mengen an unverdaulichen Proteinen enthalten.

Generelle Aussagen im Stil von „Weizen macht dumm" oder Vorgehensweisen wie der Verzicht auf Kohlenhydrate sind im Grunde falsch, weil zuvor gar nicht definiert wurde, über welche Stoffwechsellage und Kohlenhydrate wir überhaupt sprechen. Wir benötigen Kohlenhydrate, Fette, Eiweiße, Vitamine, sekundäre Pflanzenstoffe und Spurenelemente. Jedoch darf keines dieser Produkte aus seinem Naturverbund isoliert werden, wenn es unsere Gesundheit fördern soll. Wenn von einer „No-Carb-Diät" gesprochen wird, dann mangelt es in Wahrheit gar nicht an Kohlenhydraten, sondern nur an Zuckern, die als Einzelzucker Ihren Körper überschwemmen und den Insulinspiegel in die Höhe treiben. Die komplexen Kohlenhydrate aus Pflanzen benötigen Sie allerdings in hohen Mengen und diese liefert solch eine ausgewogene Ernährungsform deutlich besser als Fast Food und zuckerhaltige Getränke.

Milch ist gesund, wenn sie fermentiert ist, beispielsweise in Joghurt, Kefir und Käse. Zudem muss sie unbelastet von Antibiotika sein und einen hohen Anteil an Omega-3-Fettsäuren enthalten. Es stellt sich also wieder die Frage, von welcher Milch wir sprechen, wenn wir sagen, sie mache uns krank.

Auch bei den Fetten kommt es auf die Art an: Transfettsäuren, hohe Mengen an Omega-6-Fettsäuren und gesättigte Fette schaden uns eher, während ungesättigte Fettsäuren und mittelkettige gesättigte Fettsäuren aus Pflanzen unsere Gesundheit fördern.

KAPITEL 6

Wenn der Kopf nicht will

Ich bin mir sicher, dass viele von Ihnen inzwischen selbst recht gut einschätzen können, wie ungünstig Ihre derzeitige Ernährung aufgestellt ist. Trotzdem fällt es vielen Menschen schwer, das zu ändern. Viel zu sehr hat sich der Körper an Weißbrot, Zucker, Wurst, Alkohol, tierische Fette und Fast Food gewöhnt. Schuld daran ist unser ganzer Lebensstil, die alltäglichen Gewohnheiten, die hohe zeitliche Belastung in Beruf und Privatleben. Das alles ist für viele Menschen ein willkommener Anlass, Essen als Ersatzbefriedigung zu benutzen.

Wie häufig höre ich von Patienten, die sich schon fast zu Grunde gerichtet haben, dass sie einfach nicht auf Süßigkeiten zwischendurch, auf fettreiche würzige Salami, eine üppige Bratensoße oder ein Eis zum Nachtisch verzichten können. Der Genuss dieser Produkte beschert ihnen dann die wenigen Glücksmomente in ihrem Leben. Wenn sie darauf auch noch verzichten sollen, verlieren sie die Freude am Leben gänzlich.

Zudem ist Essen auch mit Geselligkeit verbunden, mit Brauchtum und gemeinschaftlichem Zusammenhalt. Ich habe selbst schon am eigenen Leib erfahren, zu welch einem freudlosen und langweiligen Wesen man für andere werden kann, wenn man keinen Alkohol mehr trinkt und auf eine gesunde Ernährung achtet. Sowohl in Restaurants als auch bei privaten Anlässen ist man dann auf einmal nicht mehr so gerne gesehen.

Menschen, die verzichten, scheinen auf andere eine herausfordernde, aber auch motivierende Ausstrahlung zu haben. Zunächst kommt es zu einer Art Abwehrreaktion, frei nach dem Motto: „Nimm mir bloß nicht die Freude an meinen Sünden." Die alleinige Anwesenheit eines „Spaßverderbers" reicht dann schon, um allen Beteiligten ein schlechtes Gewissen zu machen. Doch irgendwann merken sie, dass man auch ohne Zuckerhaltiges, ohne fettes Essen und ohne Alkohol zufrieden und gesellig sein kann.

Ich erinnere mich sehr gut an einen Patienten mit Bronchial-Karzinom, das schon in den Körper gestreut hatte. Wir hatten vereinbart, dass er auf Zucker und Weißbrot komplett verzichtet. Er war sehr motiviert und konnte gar nicht verstehen, dass ich Bedenken hatte, ob er seine Ernährung so radikal umstellen könne. Als wir uns zur Kontrolluntersuchung trafen, berichtete er, dass er – im Prinzip – die Diät einhalten würde. Am Ende stellte sich jedoch heraus, dass er auf Grillabenden und bei Einladungen das aß, was ihm angeboten wurde. Er brachte es einfach nicht übers Herz, mit der Geselligkeit zu brechen und schon zu Beginn des Abends die Rolle des Genussverderbers zu spielen.

Die Ernährungsmedizin ist im Grunde eine sehr befriedigende Sache, weil sie viele Erfolge bewirken kann, die mit klassischer Medizin kaum möglich sind. Aber das allgemeine Missverständnis bezüglich dieser Problematik ist groß und manchmal auch demotivierend. Aus diesem Grund ist mir dieses Kapitel besonders wichtig. Ich möchte mit Ihnen zusammen überlegen, woran es liegt, dass die meisten Menschen daran scheitern, ihr Denken und Empfinden neu zu programmieren, wenn es ums Essen geht.

Im Grunde kann es jeder schaffen, solch eine neue Denkweise in das eigene Leben zu integrieren, ganz einfach schon deshalb, weil man mit der neuen Ernährungsweise viel eher und nachhaltiger Zufriedenheit erreicht.

Wenn man im Zuge der Ernährungsumstellung nicht nur schlanker, sondern auch wieder leistungsfähiger wird, erringt man für sich selbst auf einmal ein ganz anderes Wertebewusstsein. Es fühlt sich so gut an, wenn der Körper keine Last mehr ist, sondern wieder belastet werden kann – egal ob man Treppen steigt, einem Bus hinterherläuft oder beim Sport wieder dem

Alter entsprechend leistungsfähig ist. Plötzlich rast das Herz nicht mehr bei jeder Kleinigkeit und man fängt nicht sofort an zu schwitzen, weil man zehn Meter in der Hitze zurücklegen musste. Besonders zufriedenstellend ist auch die innere Ruhe, die sich in einem gesunden Körper entwickelt. Vor wichtigen Terminen ist man weniger nervös und schläft besser. Zudem kann man das eigene Spiegelbild wieder akzeptieren und sogar Ähnlichkeiten zu Bildern aus jüngeren Jahren erkennen. Ist man erst einmal so weit im Gesundungsprozess vorangekommen, versteht man nicht mehr, warum man sich jahrelang Gifte, ungesunde Fette und Zucker in solch einem Ausmaß zugemutet hatte.

Das gilt auch für Alkohol und Zigaretten. Ein gesunder Körper und vor allem eine gesunde Darmflora haben nicht automatisch ein Bedürfnis nach Alkohol, Zigaretten, Zucker und schlechten Fetten. Den Körper verlangt es vielmehr nach genau dem, was er benötigt. Und das sind Proteine, gesunde Fette und komplexe Kohlenhydrate. All das bekommt er in Form von Pflanzen, Gemüse – und ab und zu auch in Form von Fleisch und Fisch aus artgerechter Haltung – sozusagen frei Haus.

Ich habe noch keine Patienten erlebt, die mich *nicht* nach 4 bis 8 Wochen angerufen und sich erstaunt gezeigt hätten, wie sehr sie die neue Ernährungsweise genießen und als besonders befriedigend empfinden. Der Heißhunger auf Zuckerprodukte und Fast Food hat sich in Luft aufgelöst. Man freut sich auf dunkles Vollkornbrot mit fettreicher Avocado, auf Hummuscreme, eine Tomate und Olivenöl oder auf ein Steak aus Freilandhaltung, das reich an Omega-3-Fettsäuren ist, und Kartoffelsalat mit einem Dressing aus Olivenöl statt Mayonnaise. Hierin ist alles enthalten, was der Körper wirklich braucht, inklusive der sekundären Pflanzenstoffe, Vitamine und Spurenelemente, die unser Körper so sehr benötigt, um alle Baustoffe richtig zu verwerten.

Viele meiner Patienten berichten mir, dass sie inzwischen ganz entspannt zuschauen können, wenn sie sich in einer großen Runde befinden, wo fette Wurst und zuckerhaltige Fertigprodukte verspeist werden. Zu groß ist das Verlangen, sich weiterhin an einem gesunden und glücklichen Körper zu erfreuen, statt langsam zu verfallen. Spielt die Biochemie im Körper verrückt, leidet auch das Selbstwertgefühl darunter. Viele Menschen könnten ihre Aggressionen, Depressionen, Burn-Out-Beschwerden und Schlafstörungen kurieren, wenn sie sich einfach anders ernähren würden.

Inzwischen hat sich herausgestellt, dass die richtige Ernährung auch der einzig mögliche Weg zur Aktivierung der sogenannten Telomerase ist. Zur Erinnerung: Die Telomerase verlängert die verkürzten Telomere am Ende der DNA-Stränge wieder und stellt sicher, dass die Enden nicht „ausfransen". Und genau das ist eine entscheidende Voraussetzung für ein gesundes Leben bis ins hohe Alter. Zusammengenommen sollten alle diese Punkte es Ihnen leicht machen, Ihre Ernährung nicht nur kurzfristig umzustellen, sondern diese neue Ernährung zu einem festen Lebensbestandteil zu machen.

Aber warum fällt es uns so schwer, unsere Komfortzone zu verlassen und anzufangen, unser Leben zu ändern? Ganz einfach, weil wir Zweifel haben, ob wir auf diesem Weg die gleichen oder sogar noch bessere Genussempfindungen haben können, ob die Umstellung uns wirklich ein so viel besseres Lebensgefühl beschert – oder weil uns dieser Zustand unerreichbar scheint. Zudem wissen wir nicht, wie lange es dauert, bis sich erste Erfolge einstellen. Wer es kaum 20 Minuten ohne Zigarette oder einen Snack aushält, wie soll dieser Mensch es dann schaffen, auch nur für zwei Tage sein Leben zu verändern?

Die Biochemie unseres Körpers hat sich unter den Bedingungen des Überangebotes von allzeit verfügbarem Fast Food und Fertigprodukten innerhalb der letzten Jahrzehnte umgestellt und verlangt inzwischen wie selbstverständlich nach den gewohnten und so vertrauten Genussmitteln aus Zucker, Fett und Zusatzstoffen. Wir sind abhängig geworden und werden lieber schnell alt, unattraktiv, schwach und irgendwann dement, als auch nur eine Woche lang auf Fast Food und Zucker zu verzichten. Wie sagte mir doch ein alter Freund und Weggefährte: Lieber sterbe ich früh, als auf die Freuden des Essens zu verzichten.

Wie können wir uns also „überlisten", um einen neuen Weg zu beschreiten? Hier sind meine ganz praktischen Empfehlungen:

- Stellen Sie sich in Unterwäsche vor den Spiegel und fragen Sie sich, ob Sie wirklich so aussehen wollen. Vielleicht lassen Sie auch einmal Fotos von sich machen und spüren hinterher beim Betrachten der Bilder genau in sich hinein, wie sehr Sie sich einen anderen Zustand Ihres Körpers wünschen.

- Steigen Sie einmal etwas zügiger eine Treppe hoch und beobachten Sie, wie sehr Ihr Herz rast und Sie anfangen zu schwitzen. Alternativ können Sie auch einen Test im Fitnessstudio oder eine sportmedizinische Untersuchung beim Arzt vornehmen und Ihr tatsächliches biologisches Alter anhand von Leistungs- und Entzündungswerten messen lassen. Manche Patienten sind dann erschrocken, wenn der Körper biologisch viel älter ist als das tatsächliche Alter.

- Fragen Sie Bekannte, Familie und Kinder nach deren ehrlicher Meinung und lassen Sie sich eine Note für Ihren körperlichen Zustand geben.

- Stellen Sie sich plastisch vor, wie Ihre Zellen von Insulin überschwemmt und jeden Tag etwas mehr zerstört werden, wie die Länge Ihrer Telomere abnimmt, wie Ihre Gefäße mit Fett verschlacken und Zucker Ihr Gehirn verklebt. Stellen Sie sich vor, wie Sie zunehmend chronisch erkranken, wie Ihnen viel zu früh Leid oder sogar Tod begegnen. In Anbetracht solcher Bilder erscheint die Ernährungsumstellung dann als eine wunderbare Alternative.

- Lesen Sie über Menschen, die heute bereuen, wie sie früher gelebt haben. Ich hatte im letzten Jahr zum Beispiel einen Patienten, der sich mehr als 20 Jahre lang mit 80 Zigaretten am Tag die Lunge so zerstörte, dass ihm heute nur noch 20 Prozent Restvolumen zur Verfügung stehen und er auf eine Lungentransplantation wartet. Er weinte bitterlich, als er versuchte, mit mir zehn Treppenstufen hochzulaufen, denn ab der fünften Stufe bekam er schon keine Luft mehr.

- Es ist jedoch noch sinnvoller, sich über ein positives Bild zu motivieren, statt sich zu ängstigen. Stellen Sie sich jemanden vor, der in einer Badehose wieder attraktiv aussieht, dessen Zellen funktionieren und sich bis ins hohe Alter vor schweren Erkrankungen schützen können. Fühlen Sie selbst, wie es ist, auf einmal wieder die Ruhe und Gelassenheit zu spüren, die aus dem inneren Einklang kommt. Spüren Sie, wie depressive Gefühle, Lustlosigkeit und mangelnde Motivation von ganz alleine verschwinden. Stellen Sie sich vor, wie befriedigend es ist, in nur drei Monaten biologisch wieder zehn Jahre jünger zu sein.

All das das ist tatsächlich möglich – und das möchte ich in den nächsten beiden Kapiteln näher erläutern.

ZUSAMMENFASSUNG

Patienten sind sehr unterschiedlich was den Verlauf von Behandlungen angeht; das gilt im gleichen Maße für den kurz- sowie langfristigen Erfolg einer ernährungsmedizinischen Behandlung.

Nur wer versteht, dass eine mangelnde Motivation auf dem Weg zu einer veränderten, gesünderen Lebensweise vielleicht in der aktuellen Stoffwechsellage durch das ungesunde Leben begründet ist, dass die Lust auf Zucker und Alkohol tatsächlich schwindet, wenn der Stoffwechsel sich verändert, und dass man mehr Freude und Entspannung empfindet, wenn man sich wieder selbst mag und die Gesundheit, Fitness und Schönheit des eigenen Körpers täglich nachempfinden kann, der wird auch den Mut haben, diesen Weg der Lebensumstellung zu gehen.

Die kurzfristige Belohnung aus Süßigkeiten, Zigaretten und Alkohol weicht am Ende einer langfristigen und viel tiefergehenden Belohnung im Alltag. Ein Großteil meiner Arbeit besteht also darin, Menschen – wie ich es einer war – so zu motivieren, dass es ihnen gelingt, ihre Lebensweise umzustellen und eine andere Form der Befriedigung zu finden.

TEIL II

WIE MAN GESÜNDER UND WIEDER BIS ZU 10 JAHRE JÜNGER WIRD

KAPITEL 7

Gesundheit beginnt im Darm

Um gesünder und biologisch jünger zu werden, müssen wir uns zunächst intensiv um die Gesundheit unseres Darms kümmern.

Wie bereits beschrieben leben in unserem Darm unvorstellbar viele Bakterien. Die Vorstellung, dass wir über eine Darmflora verfügen, die eventuell sogar Charakter, Stimmungslage, Appetit und Intelligenz beeinflusst, aber gerade auch die biologische Gesundheit, ist wahrscheinlich nicht nur für mich ein faszinierender Gedanke. Betrachtet man die Vielzahl der Bakterien, wäre die Bewahrheitung dieser Vorstellung aus meiner Sicht sehr gut erklär- und vorstellbar, dass ein so umfassender Genpool und Produzent von Nährstoffen, Stoffwechselendprodukten, Gasen und teilweise auch Giften wie das Mikrobiom einen erheblichen Einfluss auf unseren Körper haben muss.

Je nach Zusammensetzung der Darmflora haben Sie z. B. eher Appetit auf Süßes, Fleisch, Gemüse oder Obst. Wer eine ausgewogene Anzahl von Laktobazillen und Bifidobakterien, aber auch einige Arten von Streptokokken, Pseudomonas und sogar Klebsiellen in seiner Darmflora beherbergt, wird seltener krank. Laktobazillen hingegen schützen uns besonders durch die Bereitstellung von Milchsäuren vor pathogenen (krankheitserzeugenden) Keimen. Außerdem bilden sie kurzkettige Buttersäuren, die dem Darmepithel guttun. Ein gesundes Darmepithel ist wie eine stabile Mauer, die nur dann durch spezielle Eingänge etwas passieren lässt, wenn es auch hineingehört.

Es ist jedoch gar nicht so einfach festzustellen, was eine gesunde Darmflora am Ende wirklich ausmacht. Das Luxembourg Institute of Health – es gehört auf seinem Fachgebiet zu den renommiertesten Forschungsinstituten weltweit – hat hier einen vernünftigen Ansatz gewählt. Es hat die Darmflora von Mäusen untersucht, die eine stark ballaststoffreiche natürliche Ernährung erhielten. Dann wurde untersucht, wie die Darmflora sich verändert, wenn die natürlichen Ballaststoffe wegfallen oder die Mäuse nur mit isolierten löslichen Formen von Ballaststoffen, z. B. mit Inulinpulver gefüttert werden.

Zwar bleiben alle Bakterienstämme der Darmflora erhalten, sie verschieben sich aber in ihrem Verhältnis zueinander. Dies gilt in fast identischer Form für die Mäuse, die entweder gar nicht mit Ballaststoffen oder nur mit isolierten löslichen Ballaststoffen versorgt wurden; also gänzlich ohne die natürliche Form von Ballaststoffquellen. Scheinbar gibt es also keine guten oder schlechten Bakterien, sondern vielmehr ein balanciertes Zusammenspiel von 100 bis 1000 verschiedenen Bakterienstämmen. Dieses Gleichgewicht und die Art der Zusammensetzung der Bakterienstämme haben anscheinend den größten Einfluss auf unsere Gesundheit.

Anhand mikroskopischer Aufnahmen kann man erkennen, wie sehr sich die Schleimschicht des Darms bei einer Dysbiose, also im Falle eines Ungleichgewichts der Bakterienzusammensetzung, zurückbildet.[69] Die Mäuse, welche keine Ballaststoffe oder nur künstliche Formen erhalten hatten und deren Darmflora somit in eine Verschiebung (Dysbiose) geriet, erlitten eine gravierende Ausdünnung und Schädigung der Darmmukosa – also der Schleimschicht aus Wasser, Polysacchariden, Immunzellen und Enzymen, die sich schützend über unsere eigentlichen Darmzellen legen. Es scheint so, dass diese Bakterien durch den Mangel an Ballaststoffen die Polysaccharide der Darmmukosa selbst verdauen. In dem Moment wird also unsere eigene Darmflora zum Feind unseres Schutzwalls. In der Folge entstehen dann Entzündungen in der Darmwand und es bilden sich Löcher zwischen den Darmzellen aus, worüber Fremdstoffe, Proteine und Gifte in unseren Blutkreislauf gelangen, die dort nicht hingehören. Heute vermutet man hier die Ursache vieler Allergien und Autoimmunerkrankungen.

Der Darm funktioniert nur in Symbiose mit dem Mikrobiom

Je nach Ernährungsweise ist unsere Darmflora zum einen Schutz und Schild für unsere Darmwand, zum anderen aber auch eine Art Trainingscenter für unser Immunsystem. Studien zeigen, dass unser Immunsystem durch die Besiedelung des Darms mit *Bacteroides fragilis* dazu angeregt wird, unseren Körper vor Krankheitserregern zu schützen.

Der Mikrobiologe Sarkis Mazmanian von der University of California in Los Angeles konnte in einer Studie zeigen, dass die Mechanismen des Immunsystems durch diesen Keim gestärkt werden. Mäuse, die keimfrei aufgezogen wurden, besaßen ein defektes Immunsystem. Erhielten sie jedoch die Keime nachträglich, funktionierten ihre Immunzellen auch wieder, und die Mäuse wurden gesund.[70]

Das Zusammenspiel zwischen Körper und Umwelt ist unfassbar komplex, wie dieses Beispiel vor Augen führt.

Das Mikrobiom erfüllt zugleich viele Aufgaben: Beeinflussung des Immunsystems, Abwehr von pathogenen Keimen, Pilzen und Giften. Außerdem ist es mitverantwortlich dafür, Vitamine und Nährstoffe aus der Nahrung aufzuschlüsseln. Teilweise stellen die Bakterien aber sogar Vitamine selbst her, insbesondere die B-Vitamine und Vitamin K. Verschiedene Untersuchungen weltweit konnten nachweisen, dass insbesondere das *Propionibacterium* und auch *Lactobacillus reuteri* Vitamin B_{12} herstellen[71] – eine hoffnungsvolle Nachricht für alle Veganer, die dieses Vitamin derzeit durch synthetische Nahrungsergänzungsmittel zusätzlich aufnehmen müssen.

Typische Beschwerden und Erkrankungen bei einer Dysbiose

Verschiebungen der Darmflora liegen sehr wahrscheinlich vor, wenn Sie unter folgenden Beschwerden leiden:

- häufige Durchfälle
- entzündliche Darmerkrankungen
- Nahrungsmittelintoleranz, besonders gegen Laktose
- Allergien
- Autoimmunerkrankungen
- Blähungen
- geschwollene Augen
- häufige Müdigkeit
- Stimmungsschwankungen

Die Kombination von Allergien mit chronischen Blähungen, Müdigkeit und geschwollenen Augen ist ein ziemlich wahrscheinliches Zeichen für eine schon länger bestehende Dysbiose, wodurch es zu Schädigungen der Darmmukosa und Darmwand gekommen ist. Sie sollte Anlass für eine Behandlung des Darms sein.

Die Entwicklung von immer mehr Allergien ist noch aus anderen Gründen bedenklich: Irgendwann können sich daraus auch schwere Formen von Autoimmunerkrankungen wie Lupus erythematodes, Polyarthritis oder Rheuma-Erkrankungen entwickeln. Wenn Sie schon seit Jahren unter Blähungen und Müdigkeit leiden und immer wieder neue Allergien auftreten, sollten Sie das also nicht auf die leichte Schulter nehmen, denn es ist in aller Regel ein untrügliches Zeichen für einen entzündlich veränderten Darm, basierend auf einer Veränderung Ihrer Darmflora.

Welche Faktoren beeinflussen unsere Darmflora?

Die Darmflora wird bestimmt durch unsere Gene, unsere Geburt, unsere Ernährung, Umweltfaktoren und Lebensumstände, die insbesondere unsere Psyche beeinflussen.

Bei der Geburt gibt die Mutter ihre Bakterienflora im Geburtskanal an das Kind weiter. Ist das mütterliche Mikrobiom nicht ausgewogen zusammengesetzt oder handelt es sich um eine Kaiserschnittgeburt, dann stehen die Chancen für eine gesunde Darmflora relativ schlecht. Durch eine ballaststoffreiche Ernährung fördern wir die Ansiedelung von Laktobazillen, die unserem Körper durch die Bildung von Milchsäuren guttun; durch den gelegentlichen Verzehr von Fleisch fördern wir die Ansiedelung von *Bacteriodes*-Bakterien, welche eventuell einen Einfluss auf unsere neurologische Entwicklung und die Funktion des Immunsystems haben.

Folgende Faktoren beeinflussen ganz wesentlich die Ausbildung einer gesunden Darmflora:

- Geburt (Vaginalentbindung vs. Kaiserschnitt)
- Darmflora der Mutter
- Hygiene und Umweltkontakte
- Antibiotikabelastung und Medikamente
- Ernährungsform bzw. der Verzehr oder Mangel von Ballaststoffen
- Stress

Einfluss der Geburt

Bei der Geburt kommt das Baby mit den Bakterien des Geburtskanals in Kontakt und bildet dann mit hoher Wahrscheinlichkeit eine gesunde Darmflora aus. Voraussetzung ist allerdings, dass die Mutter eine gesunde Scheidenflora hat. Antibiotikatherapien vor oder sogar in der Schwangerschaft, hohe Stressbelastungen, eine zuckerreiche Ernährung und andere bereits genannte Faktoren führen inzwischen bei vielen Frauen zu einer gestörten Scheidenflora.

Während der Schwangerschaft werden über die mütterlichen weißen Blutkörperchen schon Bakterien aus der Darmflora an das Kind übertragen. Das gleiche geschieht auch während der Stillphase über die Muttermilch.

Es gilt also die Regel: Die gesunde Darm- und Scheidenflora der Mutter, eine natürliche Geburt und die Stillphase sind entscheidend für die Ausbildung einer gesunden Darmflora beim Baby.

Bis vor wenigen Jahren schien es nicht bedeutsam, ob ein Kind per Kaiserschnitt auf die Welt kam und ob es künstlich hergestellte Babymilch statt Muttermilch erhielt. Heute wissen wir, dass dies das Leben des Kindes in erheblichem Maße beeinflusst. Wenn Kinder vom ersten Lebensjahr an unter einer Gluten-, Laktose- oder Fruktose-Intoleranz leiden, wird das fast immer den Genen zugeschoben. Heute wissen wir aber, dass es nicht nur die Gene sind, sondern dass viel häufiger eine gestörte Darmflora die Ursache dieser Intoleranzen ist.

Hygiene und Umwelteinflüsse

Auch im Hinblick auf die Hygiene und schädliche Umwelteinflüsse hat sich nicht alles zum Besseren verändert. Nach der deutschen Einheit hat man sich gewundert, warum in Ostdeutschland deutlich weniger Allergien beobachtet wurden als in Westdeutschland. Der Grund ist leicht erklärt: Salopp gesagt trainieren Bakterien unser Immunsystem und das schützt vor Allergien. Die Kinder in der ehemaligen DDR waren offensichtlich noch nicht so sehr den Hygienevorstellungen ihrer Eltern ausgesetzt und somit auch nicht mit Desinfektionsmitteln überversorgt. Ihr Immunsystem war daher viel besser trainiert. Und das, obwohl die DDR immer unter einer viel höheren Umweltschadstoffbelastung zu leiden hatte als der westliche Nachbar – waren doch diese Schadstoffe von etlichen Experten zunächst als die wesentlichen Verursacher der Allergieentwicklungen ausgemacht worden. Studien zeigen auch nach wie vor, dass diese Belastungen zumindest ein ganz wesentlicher Auslöser solcher Allergien sind.[72] Die tatsächliche Ursache scheint aber doch eher in der Gesundheit des Darms selbst zu liegen.

Menschen, die häufig mit Erde oder ganz allgemein mit der Natur in Berührung kommen, leiden sehr viel seltener unter Allergien, und das trotz einer nicht immer ausgewogenen Ernährung. Man nennt dies auch den Bauernhof-Effekt, der besagt, dass Kinder aus Bauernfamilien seltener unter Allergien leiden.[73]

Tatsächlich ist der Boden voller Bakterien, über die sich unser Darm sogar richtiggehend freut. Sie können vor allem unser Immunsystem trainieren, sich gegen unerwünschte Keime zu wehren. Ich spreche hier ausdrücklich *nicht* dagegen, sich die Hände mit Seife zu waschen. Aber man sollte durchaus regelmäßig auch einmal mit „Dreck“ in Berührung kommen.

Einfluss von Antibiotika

Auch das Thema Antibiotika ist ein zweischneidiges Schwert. Natürlich haben diese seit der zufälligen Entdeckung des Penicillins durch Alexander Fleming etliche Leben gerettet. Wahrscheinlich kennt jeder einen Menschen, der nur durch eine Behandlung mit Antibiotika wieder gesund werden konnte. Die moderne Medizin ist bei sehr vielen Erkrankungen ohne dieses Medikament im Grunde hilflos, etwa bei Lungenentzündung, Sepsis oder Hirnhautentzündung. Die tückische, durch Zeckenbisse ausgelöste Borreliose ist ohne Antibiotika schlichtweg nicht therapierbar. So haben also Millionen von Menschen bereits dem Antibiotikum ein längeres Leben zu verdanken. Auch mein Sohn würde heute nicht mehr leben, weil er nach einer Darmoperation eine Bauchfellentzündung erlitt, die ohne Antibiotika-Behandlung ganz sicher tödlich ausgegangen wäre. Aber Antibiotika zerstören andererseits auch einen erheblichen Anteil unserer Darmflora. Diese Schädigungen sind nach aktuellen Studien langfristig und nur schwer zu beheben. Vor allem die für uns so wichtigen Laktobazillen, die uns mit ihren Milch- und Buttersäuren vor schweren Erkrankungen schützen, werden über viele Monate hinweg deutlich reduziert.

Der Nutzen von Antibiotika bleibt trotzdem unbestritten und bedeutet einen großen medizinischen Fortschritt. Leider kommen wir nur viel zu häufig und oft auch unnötig mit diesem Fortschritt in Berührung. Grund dafür ist eine unkritisch häufige Fütterung von Rindern und Schweinen mit Antibiotika zur Infektionsprophylaxe. Denken Sie immer daran, wie häufig Sie *indirekt* mit Antibiotika durch Fleisch aus Massentierhaltung in Kontakt kommen; damit tun Sie Ihrer Darmflora alles andere als einen Gefallen.

Einfluss der Ernährung

Unsere Ernährung hat auf die Darmflora vielleicht den gravierendsten, zumindest aber den nachhaltigsten Einfluss. Wie wir bereits besprochen haben, sind unsere Darmbakterien permanent hungrig und wollen täglich mit Ballaststoffen versorgt werden. Diese Ballaststoffe sind zunächst einmal für den Darm unverdauliche Mehrfachzucker. Nur durch die Bakterien in der Mikroflora können sie überhaupt erst verdaut werden.

Beispiele hierfür sind das Inulin aus der Topinambur-Knolle, die unserer Kartoffel ähnelt, aber auch Zellulose aus Pflanzen, Pento- und Hexosane in Getreide und viele weitere sogenannte Polysaccharide.

Interessant ist, dass Getreide mit zehn Prozent den höchsten Ballaststoffanteil in der Pflanzenwelt hat. Es ist daher auch nicht sinnvoll – ich wiederhole mich an dieser Stelle gern –, Getreide aus der Ernährung zu verbannen, schließlich liefert es viele wichtige Stoffe für die Darmflora, viele unverdauliche Ballaststoffe, Mineralien und B-Vitamine.

Eine gesunde Darmflora entsteht durch eine ballaststoffreiche Kost, weil nur dann die hilfreichen Bakterien auch gesättigt werden. Essen Sie also viel Getreide, Obst und Gemüse – zum Beispiel ab und zu Topinambur. Die Knolle ist ein fantastischer Lieferant von hochwertigsten Ballaststoffen (Inulinen) für die Darmflora, auch wenn ihr Geschmack gewöhnungsbedürftig ist.

Pflanzliche Ballaststoffe sind besonders in Getreide enthalten, auch Datteln haben reichlich davon. Es sollte also möglichst viel Vollkorn auf den Tisch kommen und eher kein Weißbrot. Letzteres bereitet in der Regel mehr Probleme, als es nutzt, denn die Darmbakterien verdauen bevorzugt Vollkorn und stellen so B-Vitamine, Folsäure und Mineralien zur Verfügung – um diese Möglichkeit bringt man den Darm, wenn man nur Weißmehlprodukte zu sich nimmt.

Datteln liefern nicht nur einen überdurchschnittlich hohen Anteil an Ballaststoffen, sondern auch noch große Mengen der Aminosäure Tryptophan. Daraus bildet unser Körper das Glückshormon Serotonin. Tryptophan ist ein echtes „Darmfutter", weil es die erwünschte Mikroflora versorgt, den Darm anregt und eine bessere Durchblutung ermöglicht. Je weniger wir gestresst sind, desto besser ist unser Darm durchblutet.

Generell sollten Sie zu mindestens drei Mahlzeiten am Tag Gemüse, Obst und auch Nüsse zu sich nehmen, um für eine ausreichende Zufuhr von gesunden Nähr- und Ballaststoffen zu sorgen.

Ein überaus wichtiger Punkt ist die Versorgung des Darms mit Vitamin D. Dieses Vitamin – das eigentlich ein Hormon ist – steuert eine Vielzahl an Regulationsprozessen im Darmepithel. Ein Vitamin-D-Mangel kann zu Krebs, Autoimmunerkrankungen und Entzündungen vielerlei Art führen.[74] Es ist schier unmöglich, die vielen Funktionen von Vitamin D hier auch nur aufzulisten, doch es lohnt sich, wenigstens einen Blick auf dieses Hormon zu werfen, auch weil eine vermeintlich notwendige Supplementierung oft fraglich ist.

Vitamin D wird entweder direkt über tierische Produkte aufgenommen, z. B. über fettreichen Fisch oder Leber, oder aber indirekt aus einer Vorstufe in unserer Haut gebildet. Dazu liefert Sonnenlicht die nötige Energie. In früheren Jahrzehnten wurde Vitamin D vor allem für die vermehrte Kalziumaufnahme im Darm verantwortlich gemacht. Vitamin-D-Mangel steht in engem Zusammenhang mit der Rachitis, die zu Zeiten des Bergbaus besonders Kinder betraf, die schon in jungen Jahren unter Tage mitarbeiten mussten. Durch das fehlende Sonnenlicht kam es zu einem akuten Vitamin-D-Mangel und schließlich zu Knochenschäden. Vitamin-D-Mangel gilt auch heute noch als eine der Ursachen für früh auftretende und progressive Osteoporose.

Wir wissen inzwischen aber, dass Vitamin D buchstäblich Tausende Funktionen hat, wie übrigens nahezu sämtliche Vitamine, Hormone und Nährstoffe. Ein spannendes Phänomen ist hier zum Beispiel die scheinbare Förderung von Hautkrebs bei Vitamin-D-Mangel. „Wie bitte?", fragen Sie jetzt vielleicht – Sie sollen sich doch gerade vor der Sonne schützen, um *keinen* Hautkrebs zu bekommen. Tatsächlich ist es nicht so einfach: Als zum Beispiel der iranische Schah gestürzt wurde und Khomeini die Verschleierung in Iran einführte, kam es zu einem höheren Auftreten von Melanomen (bösartiger Hautkrebs) bei Frauen. Studien zeigen, dass Frauen im mittleren Osten aufgrund der Verschleierung häufig unter einem Vitamin-D-Mangel leiden.[75] Untersuchungen belegen, dass Vitamin D offenbar eine entscheidende Schutzfunktion gegen die Entwicklung von Hautkrebs zu haben scheint.[76]

Heute „verhüllen" sich Frauen in Deutschland allzu oft mit Creme, Make-up und Ölen, häufig mit Lichtschutzfaktoren zwischen 15 und 30. Wenn jedoch ab einem Faktor 8 schon kein Vitamin D mehr gebildet wird, dann wird klar, dass nicht nur übermäßiges Sonnenbaden, sondern eben auch das komplette Meiden der Sonne durch z. B. Make-up mit hohem Sonnenschutzfaktor zum Hautkrebsrisiko wird. Noch gravierender ist, dass sich auf diese Weise das Risiko für alle möglichen Formen von Krebs erhöht sowie für Allergien, Autoimmunerkrankungen, Knochenbildungsstörungen, Herzinfarkte und etliches mehr – und eben auch für entzündliche Veränderungen im Darm.

Für den Darm hat Vitamin D seine entzündungshemmende und epithelaufbauende Funktion bereits unter Beweis gestellt. Zudem reguliert Vitamin D im Darm die Aufnahme von Kalzium und Phosphor.[77] Vitamin-D-Mangel steht auch überaus häufig mit Darmkrebs und einer Abnahme der Muskelmasse in Verbindung.[78] Es besteht also für die Gesundheit des Darms ein dringender Bedarf an Vitamin D aus natürlichem

Sonnenlicht – und weniger aus teilweise erschreckend hoch dosierten Vitamin-D-Tabletten. Nahrungsergänzungsmittel mit Vitamin D verursachen die gleichen Probleme wie andere Vitamin-Supplemente: Sie bergen das Risiko, dass das körperliche Gleichgewicht aus dem Lot gerät.

Dennoch muss man einen Punkt für die Zufuhr auch von synthetischen Nahrungsergänzungsmitteln konstatieren: Besteht ein echter Mangel eines Stoffwechselproduktes wie Vitamin D, dann bietet die Einnahme von Vitamin-D-Supplementen einen Schutz vor Erkrankungen, auch vor Krebs. Zumindest konnte eine Studie von N. Keum am Department of Nutrition der Harvard T. H. Chan School of Public Health in Boston aufzeigen, dass die Mortalität aufgrund von Karzinomen durch die Zufuhr von Vitamin-D-Präparaten deutlich sank, auch wenn das Auftreten von Karzinomen generell nicht reduziert werden konnte.[79]

Auch in anderen Untersuchungen mit Vitaminprodukten fällt auf, dass die Zufuhr von Präparaten zumindest in den ersten Wochen einen Schutz z. B. vor Erkältungen bietet. Im Verlauf der weiteren Monate und Jahre kommt es jedoch zu keinen Verbesserungen und in der Langzeitbetrachtung sogar zu Risiken wie einer erhöhten Inzidenz von Herz-Kreislauf- oder Krebserkrankungen. Es scheint also sinnvoll, bei Mangelsituationen wie einem gravierenden Vitamin-D-Mangel ein Ergänzungsmittel einzunehmen. Je länger man dieses jedoch zu sich nimmt, desto mehr steigen die Risiken an, dass der Körper aus dem Gleichgewicht gerät und das Supplement mehr schadet als nutzt. Es ist eigentlich wie beim Zucker: Sicher ist es auch sinnvoll oder unter Umständen sogar überlebenswichtig, Zucker zu sich zu nehmen, wenn ein Mangel besteht, egal ob in Form von Pizza, Brot oder direkt aus dem Beutel mit dem Haushaltszucker. Nur wenn wir Zucker regelmäßig und lange als einzige Quelle zu uns nehmen, werden wir krank. Besser sind also Naturprodukte, die auch lebenswichtige Substanzen wie komplexe Kohlenhydrate (Zucker) oder eben Vitamin D enthalten.

Stören Sie das natürliche Gleichgewicht in Ihrem Körper besser nicht durch die zusätzliche Einnahme industriell gefertigter Vitamine. Es stimmt zwar, dass viele Menschen aufgrund der modernen Lebens- und Arbeitsbedingungen wahrscheinlich zu wenig Vitamin D bilden, aber das kann man eben leicht beheben, wenn man täglich eine Stunde draußen spazieren geht und auf Cremes mit Lichtschutzfaktor verzichtet. Versuchen Sie lieber, zweimal pro Woche Lachs, Makrele oder Hering zu essen, dann müssen Sie den Mangel nicht mit Tabletten in den Griff bekommen. Eine besonders gute Quelle für Vitamin D sind beispielsweise sonnengetrocknete Pilze: Sie enthalten nicht nur besonders viel „Sonnenvitamin", sondern auch noch reichlich Ballaststoffe für die Darmflora.

Für eine gesunde Darmflora sollten Sie auch Ihren Fleischkonsum deutlich reduzieren und möglichst Bio-Fleisch von Tieren aus Weidehaltung essen. Nur so können Sie sichergehen, dass Ihre Darmbakterien nicht jeden Tag aufs Neue durch Antibiotika dezimiert werden.

Wenn Ihr Darm wieder gesund werden soll, meiden Sie möglichst auch isolierten Zucker. Einfachzucker in Ketchup, Cola, Haushaltszucker, Kuchen, Weißbrot, Pizza und Co. mästen die Dünndarmbakterien, die dann eben Ballaststoffe und schwer verdauliche Nahrungsbestandteile „links liegen" lassen. In der Folge kommt es zu einem Nährstoffmangel und akuten Blähungen. Die unverdauten Nahrungsreste gelangen nun in den Dickdarm, wo sie anaerob (also ohne Sauerstoff) durch die ansässige Flora verfaulen, sodass sich Gase bilden.

Stellen Sie sich folgendes Gedankenexperiment vor: Sie ernähren sich fast nur noch von Zucker. Es vermehren sich dadurch Bakterien wie Streptokokken, Staphylokokken und Clostridien rasant. Die Milchsäurebakterien, die die Nahrung zerlegen und verfügbar machen, sterben ab. Überdies essen Sie auch noch viel Fleisch und Fett, was jedoch beides kaum noch verdaut wird und so in den Dickdarm gelangt. Hier sind durch das Überangebot an Zucker schon jede Menge Fäulniserreger zugange und die unverdauten Proteine und Fette heizen den Vorgang noch weiter an. Diese „Fäulnisküche" ist wahrlich keine schöne Vorstellung.

Und nun stellen Sie sich genau das Gegenteil des oben beschriebenen Szenarios vor: Sie essen jeden Tag Gemüse, Obst und Getreide, vor allem

Pastinaken, Topinambur, Schwarzwurzel, Datteln, Feigen, Papaya, fermentierte Lebensmittel wie Sauerkraut, Kefir, Joghurt und Ziegenkäse, sowie Vollkornprodukte. Ihre Laktobazillen werden aufblühen und alles nahezu vollständig verdauen, sodass im Dickdarm kaum noch Fäulnisprozesse stattfinden können.

Einfluss von Stress

Ein ebenfalls häufig unterschätzter und kaum verstandener Einflussfaktor auf die Darmflora ist Stress. Bei Stress gibt es einen physiologischen Ablauf, den jeder aus dem Alltag kennt: Bei Angststress, zum Beispiel vor Prüfungen, fühlt man den Drang, den Darm zu entleeren. Das ist ein tierisches Erbe und war in der fernen Vergangenheit von Vorteil, wollten unsere Vorfahren vor bedrohlichen Raubtieren fliehen – leerer ging es einfach schneller. In der nächsten Stressphase beginnt dann das Herz zu rasen und Blut durchströmt vermehrt die Muskulatur, um eine Flucht zu ermöglichen.

Folgende Gewebe werden unter Stress stärker durchblutet:

- Muskulatur
- Lunge
- Herz
- Stammhirn

Und welche Organe werden weniger stark durchblutet? Sie ahnen es:

- Magen-Darm-Trakt
- Haut (auch die Kopfhaut)
- Gehirn
- Nieren
- Geschlechtsorgane

Vor diesem Hintergrund lassen sich die folgenden Volkskrankheiten und Beschwerden gut verstehen:

- Chronisch entzündliche Darm-Erkrankungen, Sodbrennen, Magengeschwüre
- Haarausfall und Hauterkrankungen
- Blockade bei Prüfungen, Gedächtnisstörungen bis hin zur vaskulären Demenz
- Nierenleiden
- Impotenz und Unfruchtbarkeit

Alle diese Erkrankungen sind also tatsächlich durch Stress erklärbar, denn die Stressreaktion führt zu einer Minderdurchblutung der betreffenden Gewebe. Wenn unser Darm schlecht durchblutet wird, schafft er es auch nicht mehr, Nährstoffe zu resorbieren und das Immunsystem zu aktivieren, um Gifte auszuscheiden.

Was aber hat all das mit unserer Darmflora zu tun? Eine Menge – denn Studien haben gezeigt, dass Stress die Ausbreitung von Laktobazillen reduziert und die von Clostridien und Streptokokken fördert.[80] Denkbar ist, dass wegen der Mangeldurchblutung alle Zellfunktionen des Darmepithels reduziert sind und auch das Immunsystem im Darm nicht mehr so gut arbeiten kann. Es kommt in der Folge zu Entzündungen, zu verminderter Darmmotilität (Bewegung des Darms zur Fortbewegung des Speisebreis) und nachfolgend zu einer Ausbreitung pathogener Keime und Pilze, die die gesunde Flora verdrängen.

Eine verminderte Durchblutung der Darmwand bewirkt reduzierte Zellfunktionen und zunehmende Entzündungsreaktionen und schließlich auch eine reduzierte Produktion von Serotonin. Das ist unser „Anti-Stresshormon“ und ein Aktivator der natürlichen Darmbewegung. Wird weniger Serotonin ausgeschüttet, dann wird die Darmbewegung noch weiter reduziert. Kommt es zu einer vermehrten Ausschüttung von Stresshormonen – wie Cortisol und Adrenalin –, dann wird die Darmdurchblutung ebenfalls weiter reduziert. Diese verminderte Darmbewegung und Durchblutung führt schließlich zu Entzündungen und ein endloser Teufelskreis beginnt. Es liegt also auf der Hand, warum Stress zu Darmbeschwerden führt. Das Reizdarmsyndrom wird in der medizinischen Ausbildung bereits als psychosomatische, also psychisch bedingte Erkrankung des Darms bezeichnet.

Wie soll man aber von heute auf morgen den Stress abstellen? Ohne einen anderen Lebensstil oder ohne Medikamente scheint das beinahe unmöglich.

Folgen eines Ungleichgewichts (Dysbiose) im Darm

Wenn unsere Darmflora nicht mehr im Gleichgewicht ist, spricht man auch von einer Dysbiose. Im Darm gibt es dann zu wenig Laktobazillen und Bifidobakterien im Verhältnis zu Streptokokken, Clostridien und E.-Coli-Bakterien sowie Candida-Pilzen.

Diese Situation beeinflusst unsere Gesundheit auf folgende Weise: Entzündet sich der Darm und bildet sich das Leaky-Gut-Syndrom (gestörte Darmbarriere) aus, kommt es zu vielfältigen Beeinträchtigungen. Zunächst werden alle Verdauungsvorgänge beeinträchtigt und das führt zu einer gestörten Resorption von Nährstoffen, die wichtig für uns sind – Vitamine, sekundäre Pflanzenstoffe, Eiweiße, Fette und auch Zucker. Das heißt nicht nur, dass wir diese wichtigen Nährstoffe vermindert aufnehmen, sondern zudem auch noch fehlerhaft. Schauen wir uns die Eiweiße als Beispiel an: Es macht einen Unterschied, ob wir sie verdaut, also in Form von Aminosäuren aufnehmen, oder ob sie unverdaut direkt ins Blut gelangen. Verdaut werden sie in der Leber zu körpereigenen Eiweißen umgebaut, unverdaut sorgen sie für Allergien, oder – wie im Fall der Lektine – für ein Verkleben der Blutkörperchen.

Beim Zucker ist Ihnen der Mechanismus der Störung ja schon ein wenig bekannt. Bei einer gestörten Zusammensetzung der Darmflora können zu viele Zuckermoleküle durch den „löchrigen" Darm ins Blut gelangen.

Außerdem gehen die Zellsteuerungsfunktionen des Epithels verloren, die normalerweise die Zuckerzufuhr regulieren. Durch die gestörte Darmmukosa fehlt eine Barriere, die die Zuckerresorption hemmt. Ist sie intakt, kommen weniger Zuckermoleküle mit der Oberfläche in Kontakt. Zusätzlich sind durch die Störung von Darmepithel und Darmschleimhaut zu wenige Enzyme für die Zuckerspaltung vorhanden. Die Folgen machen sich bei Menschen mit einer Fruktoseintoleranz bemerkbar. Die Störung der Darmflora führt auch noch zur Verminderung von freigesetzten und produzierten B-Vitaminen.

Stellen Sie sich bildlich vor, wie Ihr Darm auf einmal die Schleusen für alle möglichen Gifte und für Nahrung nicht mehr regulär, sondern über Gebühr öffnet. Damit wird der Darm unweigerlich zum Initiator von Entzündungen. Die „Polizei" an der Eingangspforte lässt einfach alle herein, weil beim Wachdienst Personalmangel besteht. Die Konsequenz: Ihre Körperzellen müssen alleine mit allen Eindringlingen fertig werden: unverdauten Eiweißen, Toxinen, zu vielen Schwermetallen, Mineralien oder auch Spurenelementen. Viele Spurenelemente können in der Zelle grundsätzlich Gutes bewirken und sind zum Teil für die richtige Funktion der Zelle auch unverzichtbar. Aber wie Sie ja wissen, macht die Dosis das Gift. Die heutige Euphorie rund um die Einnahme von Spurenelementen wie Selen ist erschreckend. Eine Patientin aus Southampton kam 2018 mit Sehstörungen und frühzeitiger Demenz im Alter von Anfang 50 in eine Klinik. Es stellte sich heraus, dass die Dame bis zu 6 Tabletten Selen täglich einnahm. Sie hatte immer wieder gelesen, wie wichtig Selen für ihr Immunsystem sei und irgendwann gedacht, dass viel auch viel hilft.

Die Symptome der Patientin sind tatsächlich teilweise auf eine Selenüberdosierung zurückzuführen und sollten Anlass geben, besser über Nahrungsergänzungsmittel aufzuklären. Beinahe täglich kommen Patienten auf mich zu und fragen, ob sie nicht Selentabletten einnehmen sollten, wenn die Jahreszeit für Erkältungen wieder beginnt. Tun Sie mir einen Gefallen: Entscheiden Sie sich für die Einnahme von zwei bis drei Paranüssen pro Woche, die den Selenbedarf für uns Menschen ganz sicher mehr als abdecken und zudem helfen, unserer Darmflora Gutes zu tun.

Bei Tabletten mit hohen Selenkonzentrationen besteht vielmehr die Gefahr einer Überdosierung, gerade wenn unsere Schutzmechanismen im Darm aufgrund von Störungen der Darmflora und chronischen Entzündungen nicht mehr richtig funktionieren.

Ein Körper, dessen Darm über viele Jahre solche Störungen ertragen muss, zeigt häufig eine ganze Vielfalt von Symptomen: Erhöhte Entzündungswerte, allergische Reaktionen, Mangelerscheinungen jeder Art, Stoffwechselprobleme wie Diabetes, psychische Auffälligkeiten, Depressionen, Burn-out-Erscheinungen, hohe Infektneigung, Leistungsschwankungen, Müdigkeit und häufig auch Defizite in der Gedächtnisleistung. Und nicht zu vergessen: früh auftretende Sehstörungen, ergrauende Haare, Muskelabbau und eine sich verändernde Haut. In unserem Praxisalltag erleben wir viele Patienten, die erst dann ihre Hautprobleme in den Griff bekommen, wenn sich der Darm mithilfe einer anderen Ernährungsform erholen durfte.

Veränderung braucht Zeit

Nach einer Ernährungsumstellung ist es leider nicht so, dass Sie gleich wieder alles gut vertragen können. Wenn Ihre Darmflora einmal in Mitleidenschaft gezogen wurde und eine Fehlbesiedelung im Darm stattgefunden hat, ist es nicht ganz so einfach, zur Normalform einer gesunden Darmflora zurückzukehren.

Nehmen wir als Beispiel Sauerkraut: Sie haben bei der Zubereitung sicherlich schon oft Kümmel hinzugefügt, um die Blähungen zu verhindern, die Sauerkraut häufig verursachen kann. Die meisten Menschen vertragen Sauerkraut nicht so gut und leiden nach dem Verzehr unter Magenschmerzen und Blähungen. Der Grund hierfür ist, dass der Dünndarm oft kaum noch Laktobazillen enthält, die die Ballaststoffe im Sauerkraut gut verwerten können. Stattdessen kümmern sich spätestens im Dickdarm Fäulnisbakterien darum und sorgen für eine übel riechende Gasbildung. Ähnlich ergeht es diesen Menschen mit Tomaten, Hülsenfrüchten und Getreide.

Hinzu kommt, dass die Darmmukosa häufig bereits verkümmert ist und somit unverdaute Nahrungsbestandteile nicht nur in den Dickdarm, sondern auch direkt ins Blut gelangen. Erinnern Sie sich noch an Dr. Gundry? Er würde Ihnen jetzt vom Verzehr von Gemüse und Vollkorn abraten und stattdessen Weißbrot und ausgewähltes lektinarmes Gemüse empfehlen. Nach solch einer Ernährungsumstellung wird es Ihnen dann in der Tat bessergehen, weil kein Lektin mehr aus den Tomaten ins Blut gelangt. Nur – wie wollen Sie ohne Gemüse Ihre Darmflora wieder aufbauen? Bitte nicht mit Inulinpulver.

Tatsächlich müssen wir ganz langsam mit leicht verträglichen Gemüsen und Obst anfangen, um den Darm zu sanieren. Sehr gut funktionieren beispielsweise Datteln, Feigen, Papaya, Bananen, Chiasamen, Leinsamen, Aloe-Vera-Saft, Kurkuma, Ingwer, Sonnenblumenkerne und Haferprodukte. Zudem sollte man im ersten Schritt komplett auf Zucker verzichten, um unerwünschte Bakterien auszuhungern. Durch Leinöl, Grüntee, Kurkuma und Olivenöl helfen Sie dem Darm, sich von Entzündungen und Giften zu befreien. Koriander, Basilikum und frische Minze entgiften den Darm von Toxinen und biogenen Aminen, also vergorenen Eiweißen. Zudem sollten Sie Ihren Kaffeekonsum reduzieren, weil durch das Koffein die Darmdurchblutung reduziert wird. Gleiches gilt für Zigaretten aufgrund des darin enthaltenen Nikotins. Ein erhöhter Alkoholkonsum von mehr als ein bis zwei Gläsern Rotwein am Abend ist ebenfalls kontraproduktiv, weil Alkohol ein Zellgift ist. Er schadet Ihren Darmwänden und den gewünschten Bakterien.

Im Anschluss muss ein komplexes Aufbauprogramm zur Entwicklung Ihrer Darmflora mit fermentierten Lebensmitteln erfolgen. Ihr Stoffwechsel wird außerdem eine hohe Konzentration an sekundären Pflanzenstoffen für die Zellregeneration benötigen.

ZUSAMMENFASSUNG

Um sich zu verjüngen bzw. Ihren Körper wieder in einen Zustand zu bringen, der Ihrem tatsächlichen Alter entspricht, müssen Ihre Zellen wieder anfangen, normal zu arbeiten. Grundlage hierfür ist ein gesunder Darm. Er kann Sie vor vielen Substanzen schützen, die weder in Ihren Blutkreislauf, noch in Ihr Organsystem gehören. Hierzu zählen Gifte, unverdauliche Proteine, Zucker und Stoffwechselendprodukte Ihrer Darmflora wie die biogenen Amine. Außerdem benötigen Sie einen gesunden Darm, um die aufgenommene Nahrung richtig zu verdauen, sodass nicht nur Nährstoffe freigesetzt, sondern auch durch Ihre gesunde Darmflora selbst produziert werden.

Für einen gesunden Darm benötigen Sie viele Ballaststoffe durch Naturprodukte; künstliche Pro- oder Präbiotika helfen hier nicht weiter. Eine pflanzliche Kost liefert ausreichend Ballaststoffe und ein Portfolio an Nährstoffen, die bei täglichem Verzehr auch Ihre Zellen optimal versorgen. Isolierte Nährstoffe in Nahrungsergänzungsmitteln können kurzfristig helfen, langfristig führt ihre Einnahme teilweise jedoch zu erheblichen Risiken bei sehr geringem oder sogar keinem Nutzen.

KAPITEL 8

Fasten hält gesund – oder: Warum hungernde Mäuse länger leben

In verschiedenen Studien an Mäusen zeigte sich eine Lebensverlängerung um durchschnittlich 15 Prozent – und zwar unter folgender Voraussetzung: Das Futter war nicht frei verfügbar, sondern es wurden Hungerzeiten von mindestens 12 Stunden eingelegt. Die Mäuse erhielten ihre Ration nur am Morgen und am Abend zu festen Zeiten und hatten zwischendurch keine Möglichkeit, an Futter zu gelangen.[81] In einer auch in der *China Study* zitierten Untersuchung strotzten die Mäuse, die nur morgens und abends Futter erhielten, nach zwei Jahren nur so vor Gesundheit. Sie hatten, verglichen mit den ununterbrochen gefütterten Mäusen, noch immer ein gesundes Fell, während die anderen entweder schon gestorben oder krank waren und die, die noch lebten, ein gestörtes Fellwachstum zeigten. Wie kann es sein, dass so gravierende Unterschiede allein durch Hungerphasen zustande kommen?

Zellen reinigen sich selbst und brauchen Ruhe

Der Forscher Yoshinuri Ohsumi hat eine mögliche Antwort aufgezeigt, für die er 2016 den Nobelpreis für Medizin erhielt. Er konnte nachweisen, dass Körperzellen alle geschädigten Zellorganellen selbst verdauen können, um sie anschließend zu erneuern. Wenn man das mit einer

Fabrik vergleicht, würden die neuen Maschinen bereits angeschafft, während die alten gerade noch recycelt oder entsorgt werden. Die Zelle kann tatsächlich das Material der defekten Organellen nicht nur abräumen, sondern auch wiederverwerten. Ein Vorgang, der insbesondere dann stattfindet, wenn wir länger als 12 Stunden fasten.[82] Aber auch das erklärt noch nicht erschöpfend, warum uns Fasten gesund hält.

Der Körper findet durch Fasten die Zeit, wieder zu seinen eigentlichen Aufgaben zurückzufinden. Wenn wir andauernd etwas zu uns nehmen, ist der Körper ständig mit der Aufnahme, Verdauung und Speicherung von Nahrungsbestandteilen beschäftigt. Zudem muss er diese in der Leber wieder zu neuen Produkten zusammensetzen und entscheiden, welchem Gewebe er was zur Verfügung stellt. Solch ein Prozess scheint auf den ersten Blick unkompliziert, ist aber in Wirklichkeit ein wahres Feuerwerk aus verschiedensten Komponenten: Verdauungssäfte, Enzyme, das Immunsystem, Transportkanäle, Transportproteine, Hormone und endlos viele Stoffwechselprozesse werden aktiviert.

Kommt es zu einem Nahrungsüberschuss, findet die Zelle keine Zeit mehr, Gifte und defekte Zellorganellen ordnungsgemäß zu entsorgen und neue Funktionseinheiten aufzubauen oder zu pflegen – Müllabfuhr, Reinigung und Produktpflege fallen also aus. Stellen Sie sich vor, wie es in solch einem Fall bei Ihnen zu Hause nach wenigen Tagen aussähe. Alles gerät durcheinander, und die Zelle kann dann natürlich auch nicht mehr ihren eigentlichen Aufgaben nachkommen.

Diabetes heilt man mit Hunger

Auch die Pankreaszellen, also die Zellen der Bauchspeicheldrüse, benötigen ab und zu eine „Auszeit“ vom Essen. Beim Typ-2-Diabetes, dem sogenannten „Altersdiabetes“, ging man jahrelang davon aus, dass die Bauchspeicheldrüse irgendwann einmal erschöpft ist, wenn sie über zu viele Jahre zu viel Insulin produziert, und sie dann diese Fähigkeit verliert. Inzwischen konnte in Studien aufgezeigt werden, dass die Bauchspeicheldrüse wieder mit der Produktion von Insulin beginnen kann, wenn der Patient seine Ernährung umstellt.[83]

Warum ist das so? Eine Zelle, die über lange Zeit mit Zucker buchstäblich malträtiert wurde, ist hoch belastet. Ich habe ja schon erwähnt, dass die verschiedenen Zellbereiche – von Mitochondrien über Zellorganellen bis hin zum Zellkern – mit freien Sauerstoffradikalen „verrußen". Zudem sind Körperzellen wie die der Bauchspeicheldrüse ohnehin mit Zucker und Fetten überlastet, die gespeichert werden müssen, und es fehlt oft auch an wichtigen Nährstoffen. Und wie eben beschrieben, fehlt es den Zellen auch an der nötigen Zeit für wichtige Aufräumprozesse, weil sie unentwegt Zucker und Fette aufnehmen, speichern beziehungsweise verbrennen müssen.

Wie also sollen die Zellen der Bauchspeicheldrüse dann noch genügend Insulin produzieren, was ja eigentlich ihre Hauptaufgabe ist? Man kann sich leicht vorstellen, warum die Kombination aus Zucker, Fetten und einem dauerhaften Überangebot an Nahrung unsere Zellen so krank macht.

Aber die Zellen der Bauchspeicheldrüse produzieren eben nicht nur Insulin, sondern auch Verdauungsenzyme wie Amylase und Lipase. Und so kommt es dann, dass Menschen, die an einem sogenannten Metabolischen Syndrom (Vorstufe von Diabetes) oder Diabetes leiden, sehr häufig auch Probleme mit der Fettverdauung haben. Kurzum, die Bauchspeicheldrüse zerfällt zunehmend bis hin zur möglichen Bildung von Bauchspeicheldrüsenkrebs. Dieser Krebs gehört, neben dem Glioblastom im Gehirn, zu den am meisten gefürchteten Krebsarten.

Es ist also sinnvoll, proaktiv einzugreifen und systematisch zu fasten. So geben Sie den Zellen Zeit, die entstandenen Fett- und Zuckerspeicher zu verbrennen und die daraus entstehende Energie zu nutzen, um alte Zellbestandteile zu verdauen und zu recyceln. Die Zelle wird auf diese Weise langsam wieder neue Mitochondrien aufbauen und ihre Zellorganellen auf Vordermann bringen. Wenn Sie das Fasten zu einem Ritual machen, haben Ihre Zellen nach einer aufwendigen Regeneration dann auch wieder Zeit für ihre normale Funktion.

Krebs ist nicht nur Schicksal

Auch das ist eine durchaus provokante Aussage, versuchen wir doch seit Menschengedenken, dieser Erkrankung Einhalt zu gebieten. Trotzdem bin ich zu der Überzeugung gelangt, den Krebs teilweise als ein verhaltensmedizinisches Phänomen zu betrachten. Dafür sprechen die Ergebnisse groß angelegter Studien wie der *China Study*, sowie die Erfahrungen von Völkern mit äußerst niedrigen Krebsraten.

Zur Erinnerung sei noch einmal erwähnt, dass eine Krebszelle – vereinfacht gesprochen – über fünf Stadien entsteht:

- Vorstadium der zunehmend funktionsbehinderten Zelle
- Seneszenz-Stadium der Zelle
- Umstellung des Zellstoffwechsels auf die anaerobe Zuckerverwertung
- Ungehemmtes Wachstum der Krebszelle
- Metastasierung der Krebszelle

Im Seneszenz-Stadium ist die Zelle komplett erschöpft und kann kaum noch ihren Aufgaben nachkommen. In diesem Stadium muss sie entscheiden, ob sie sich vorsichtshalber selbst tötet, um einer neuen Zelle Platz zu machen, oder aber ihren Stoffwechsel umstellt.

Ich schildere den Vorgang hier bewusst verknappt. Es geht im Grunde nur darum, dass Sie besser verstehen, was in Ihrem Körper vor sich geht, und warum Sie mit Ihrem Ernährungsverhalten sogar die Entstehung und Ausbreitung von Krebs beeinflussen können.

Gerade der Mangel an sekundären Pflanzenstoffen bewirkt ein Fehlen von sogenannten Masterproteinen und damit eine Fehlsteuerung der gesamten Zelle. Ich habe bereits erläutert, dass die Zufuhr bestimmter sekundärer Pflanzenstoffe Gene anschaltet, die diese wichtigen Proteine produzieren. Solch ein Masterprotein ist p53. Es steuert die Apoptose, also die Selbsttötung der Zelle, und trägt dafür Sorge, dass die Zelle sich von Natur aus lieber selbst aus dem Weg räumt, als zu entarten.

Wenn Sie also sekundäre Pflanzenstoffe zu sich nehmen, kommt es zu einer verbesserten Fähigkeit der Zelle, sich selbst, falls notwendig, zu entsorgen, bevor weiteres Unheil angerichtet wird. Entsprechende Studien konnten Hinweise aufzeigen, dass insbesondere Flavonoide wie Apigenin und Quercetin die Aktvierung des p53-Gens bewirken. Quercetin finden Sie z. B. im Apfel und Apigenin in einer Vielzahl von Kräutern wie Basilikum, Koriander und etlichen mehr.[84] Jede Verlängerung der Fastenphasen verbessert diese Abläufe in der Zelle – allein schon deshalb, weil sie dann auch wieder genug Zeit hat, neues p53 zu produzieren.

Werden diese Selbstschutz-Prozesse gestört, kommt es zur Umstellung des Zellstoffwechsels, um das Weiterleben sicherzustellen. Besitzt die Zelle zunehmend weniger Mitochondrien (Kraftwerke der Zelle), stellt sie sich auf reine Vergärung von Glukose zu Milchsäure um. Aber das ist ein fataler Prozess: Die Milchsäure schützt nun die Krebszelle vor unserem eigenen Immunsystem und lässt sie aufblühen.

Bei längerem Fasten wird die Krebszelle aber einfach ausgehungert, weil sie kaum noch Zucker erhält. Präkanzeröse Zellen – also Zellen in der Krebsvorstufe – gehen bei Zuckermangel normalerweise von sich aus in den Zelltod, während gesunde Zellen die Apoptose meiden.

Die Kombination aus pflanzenreicher, zuckerfreier und fastengestützter Ernährung ist daher ein sehr guter Schutz vor der Entwicklung von Krebs.

Ein weiterer entscheidender Faktor ist eine gesunde Regulation jener Mastersubstanzen, die einen wesentlichen Einfluss auf eine optimale Nutzung unserer Gene haben. So weiß man heute, dass durch Fasten weniger von der Mastersubstanz NF-kB gebildet wird. Sie ist dafür bekannt, Entzündungen zu fördern. Gleichzeitig wird beim Fasten mehr von der Mastersubstanz Nrf2 gebildet. Dadurch stehen vermehrt Antioxidanzien zur Verfügung, die die Zelle vor freien Sauerstoffradikalen schützen.[85]

Das Wachstumshormon IGF-1 hat ebenfalls einen relevanten Einfluss auf die Entwicklung von Krebs. Unter den Bedingungen der Wohlstandsgesellschaft liegt es in Nahrungsmitteln wie Milchprodukten in aller Regel deutlich erhöht vor. Bei fastenden Mäusen wird die Senkung des IGF-1-Spiegels als ein wesentlicher Grund für die geringe Tumorentwicklung angesehen. Hungern hat also ganz ähnliche Auswirkungen wie eine pflanzenbasierte Ernährung plus viel Bewegung.

Kalorienreduktion ist gesund, eine Mangelernährung nicht

Als im Jahr 1934 Forscher der Cornell University die Futterrationen ihrer Laborratten halbierten, staunten sie nicht schlecht, dass die Tiere ihre Lebenszeiterwartung teilweise verdoppelten.[86] Durch kalorische Restriktion und Nahrungspausen lässt sich die Gesundheit also direkt beeinflussen, ein weiterer Faktor ist jedoch ebenso wichtig: Durch das Fasten dürfen im Körper keinesfalls Mangelerscheinungen entstehen. Die Sicherstellung einer ausreichenden Menge an Nährstoffen, wie Fette, Kohlenhydrate, Mineralien und sekundäre Pflanzenstoffe, spielt eine wichtige Rolle. Eine Zelle, der es daran mangelt, „schläft“ irgendwann ein und gleitet dann langsam in das Stadium der Seneszenz.

Wie kann man nun feststellen, ob man ausreichend Nährstoffe aufnimmt? Und wie schafft man es, die Kalorienmenge auf gesunde Weise zu reduzieren, ohne gleichzeitig einen Mangel zu riskieren?

Kalorienverbrauch und -bedarf sind von Mensch zu Mensch unterschiedlich und von vielen Faktoren abhängig, auch vom Zustand der Zellen. Die standardisierten Kalorienbedarfstabellen sind daher weitgehend unsinnig. Sie sind nur der Versuch, einen Anhalt für den Durchschnittsmenschen zu geben, der Ihnen am Ende aber nicht wirklich weiterhilft, weil Sie ein Individuum sind.

Allein wenn wir uns vorstellen, dass die Reduktion von Kalorien sich anscheinend positiv auf die Vermehrung der Mitochondrien in den Zellen auswirkt, bedeutet das, dass der Energieverbrauch der Zelle sich durch Hungern *erhöht*, weil noch mehr Mitochondrien vorhanden sind, um die angebotenen Energieträger verbrennen zu können.

So wird durch die Vermehrung der Mitochondrien die Fett- und Zuckerverbrennung angeregt. Die Zellen verbrauchen dann mehr Kalorien als jene eines gleichaltrigen Menschen mit weniger gesunden Zellen, die einen Mangel an Mitochondrien aufweisen.

Bei der Angabe des Kalorienbedarfs werden meist nur Größe, Körpergewicht, Geschlecht und körperliche Aktivität berücksichtigt. Dabei übersehen wir, dass gerade die Aktivität unserer Zellen durch unseren generellen Gesundheitszustand beeinflusst wird. So kommt es, dass Kinder im Verhältnis häufig noch viel mehr Kalorien vertragen als Erwachsene, denn ihre Zellen sind noch nicht geschädigt und verbrennen Energieträger leichter.

Das führt rein optisch zu dem Bild, das wir mit jungen Menschen assoziieren: kein Bauch- und Hüftfett, aber ein gut ausgeprägtes Unterhautfettgewebe, das ein gesundes Aussehen signalisiert.

Ein gesunder Körper trägt also in der Körpermitte kaum Fett mit sich herum, das bereits ein Warnzeichen für eine bestehende Organverfettung sein kann, hat eine gut ausgebildete Muskulatur, eine gutes Unterhautfettgewebe und eine gesunde Haut. Die Blutwerte weisen zudem in aller Regel keine Anzeichen für Entzündungen auf. All diese Punkte werden durch Fasten beeinflusst – aus dem einfachen Grund, dass diese Essenspausen unseren Zellen genügend Zeit geben, um ihre Aufgaben erfüllen und gesund bleiben zu können. Zum Glück kann man dies in jedem Alter erreichen. Grundsätzlich ist die Muskulatur im Alter durch Hormonumstellung, Bewegungsmangel und Vitamin-D-Defizite zwar generell rückläufig, aber eine gesunde proteinreiche Ernährung, viel Bewegung und ausreichend Nährstoffe, kombiniert mit Fastenzeiten, sorgen für einen besseren Muskelerhalt und für ein gesünderes Aussehen.

Die folgenden Regeln der Ernährung lassen sich hieraus also ableiten:

- Sorgen Sie für Essenspausen von 14-16 Stunden vom Abend bis zum nächsten Morgen.
- Nehmen Sie ausreichend Nährstoffe zu sich, insbesondere aus pflanzlichen Produkten wie Gemüse, Obst und Nüssen.
- Meiden Sie generell Zucker und tierische Fette aus Fertigprodukten und der Massentierhaltung.
- Essen Sie immer nur so viel, dass Sie sich leicht gesättigt, aber nicht bis zum Anschlag gefüllt fühlen. Jedes Völlegefühlt mit aufgeblähtem Bauch bedeutet ein Zuviel an Kalorien
- Essen Sie fermentierte Produkte wie Kefir und Sauerkraut, um Ihre Darmflora zu pflegen.
- Nehmen Sie Topinambur, Getreide, Kurkuma, Feigen, Datteln und kalte Kartoffeln zu sich, um den Darm zu pflegen und generell eine gute Resorption der Nährstoffe sicherzustellen.

Alle diese Punkte werden Ihnen helfen, einen gesunden Körper zu erhalten, in dem Ihre Zellen ihre Aufgaben erfüllen und sicherstellen können, dass Krebs, andere Formen von chronischen Erkrankungen, Depressionen oder Müdigkeit es schwer haben, sich in Ihrem Körper auszubreiten.

ZUSAMMENFASSUNG

In diesem Kapitel haben wir die erstaunlichen Einflüsse des Fastens auf unsere Gesundheit betrachtet. Wer hätte gedacht, dass unsere Zellen von Hungerzeiten so sehr profitieren. Dabei ist es eigentlich doch ganz logisch. Wenn eine Zelle Zeit bekommt, um sich zu reinigen, zu erneuern und sich um ihre Aufgaben zu kümmern, wird sie unserem Körper nur Gutes tun. Sobald wir die Zellen mit Nahrung überfrachten und ihnen keine Zeit zur Regeneration und Produktion von Hormonen, Enzymen oder anderen für den Körper wichtigen Substanzen geben, werden wir das in Form von sich entwickelnden Krankheiten spüren.

Die heilende Wirkung des Fastens konnte bei schwerwiegenden Erkrankungen wie Krebsleiden oder Typ-2-Diabetes nachgewiesen werden. Es lohnt sich also tatsächlich, Fastenzeiten von mindestens 14 Stunden zwischen einer Abend- und Frühstücksmahlzeit einzurichten. Lange Fastenzeiten halte ich für wenig sinnvoll, weil der Körper dadurch einen Nährstoffmangel erfährt, der für eine Zelle nicht förderlich sein kann. Zudem stellt sich dann der Stoffwechsel auf den Speichermodus um, welcher die Verwendung von wichtigen Nährstoffen im Körper blockiert.

KAPITEL 9

Übersicht der wichtigsten Nährstoffe und Produkte für jeden Tag

Was soll man nun nach all diesen Informationen eigentlich essen? Die Antwort auf diese Frage ist einerseits komplex, aber andererseits doch auch einfach. Die folgende Übersicht über die wichtigsten empfehlenswerten Nahrungsmittel soll Ihnen helfen, sich täglich gesund zu ernähren. Wenn Sie sich daran orientieren, kann ich Ihnen versichern, dass Sie sich vor schweren Erkrankungen schützen und bereits bestehende spürbar lindern können.

Warum ist das so? Weil all die aufgeführten Nährstoffe nachgewiesenermaßen die unterschiedlichen Funktionsbereiche des Körpers aktiv unterstützen und dafür sorgen, dass der Stoffwechsel wieder in das natürliche Gleichgewicht kommt.

Wir beginnen beim Magen-Darm-Trakt, weil die Nahrung dort ankommt und verarbeitet wird, und verschiedene Nährstoffe ausgewählt werden. Funktioniert der Magen-Darm-Trakt nicht richtig, kommt es automatisch zu Verschiebungen des Gleichgewichts im ganzen Körper.

Das Grundprinzip einer Ernährung, die den Darm gesund hält, damit der Körper optimal mit Nährstoffen versorgt wird, ist Ihnen sicherlich noch aus den vorigen Kapiteln in Erinnerung geblieben: Der Darm benötigt Ballaststoffe und besonders das Darmepithel ist auch noch auf andere Nährstoffe, Vitamine, sekundäre Pflanzenstoffe und Mineralien angewiesen.

Am meisten profitiert der Darm von den Ballaststoffen: Sie gewährleisten, dass die Darmflora mit Laktobazillen und Bifidobakterien ausreichend versorgt wird. Diese „Untermieter" sind immer hungrig und brauchen für ihre präbiotische Ernährungsweise viele Ballaststoffe. Solch eine Versorgung mit Präbiotika kann durch den Verzehr von fermentierten Produkten sichergestellt werden, etwa durch Kefir, Sauerkraut, Miso, Kombucha-Tee und Käse. Weiterhin benötigt unser Darm etliche Substanzen, die Entzündungen bekämpfen und helfen, Giftstoffe zu resorbieren. Dadurch wird er spürbar entlastet. Auf geeignete Nahrungsprodukte wie Leinöl und Kurkuma komme ich im Folgenden noch zu sprechen.

Ballaststoffe

Forschungsergebnisse von Dr. Eric Martens von der University of Michigan und von Dr. Mahesh Desai vom Luxembourg Institute of Health zeigen, dass sich Darmbakterien an den Polysacchariden der Muzinschicht des Darms bedienen, also an der Schleimhaut, die die Innenseite des Darms „auspolstert", wenn man ihnen keine Ballaststoffe aus Pflanzen und Vollkornprodukten anbietet. „Wenn Du sie nicht fütterst, fressen sie Dich", meinte dazu Dr. Eric Martens lakonisch.[87] Die Darmwand wird dadurch schutzlos, entzündet sich und kann ihre Funktion als Nährstofffilter nicht mehr wahrnehmen. Zudem werden wichtige Nährstoffe von der Darmflora nicht mehr ausreichend aufgeschlüsselt und dem Körper angeboten.

Ballaststoffe sind, wie bereits besprochen, unverdauliche Mehrfachzucker, die in wasserlöslichen und unlöslichen Formen vorkommen. Unverdaulich heißt, der Körper kann sie nur mithilfe von Bakterien verdauen. Unsere Darmenzyme haben keine andere Möglichkeit, Mehrfachzucker in Einzelzucker aufzuspalten.

Die wichtigsten Ballaststoffe und ihre Quellen sind:

- *Inuline* aus Topinambur und Schwarzwurzel
- *Hemizellulose* aus Getreide

- *Zellulose* aus Pflanzen
- *Pektine* und *Lignine* aus Früchten
- *Resistente Stärke* aus nach dem Kochen abgekühlten Kartoffeln, Reis und Pasta (genau genommen spricht man von *retrogradierter* Stärke)

Ich möchte Sie hier nicht zum Experten für Ballaststoffe machen. Sie sollen nur nachvollziehen können, wie wichtig unverdauliche Zuckermoleküle für unsere Ernährung sind, denn sie pflegen die Darmflora, binden Gifte und bilden Buttersäure, die die Dickdarmzellen gesund erhält.

Die retrogradierte Stärke aus Pasta, Kartoffeln und Reis vom Vortag ist dabei besonders interessant, weil sie aus eigentlich kritischen Produkten stammt, die chemisch leicht verändert nun von gesundheitlichem Nutzen sind. Um retrogradierte Stärke zu erhalten, sollten Sie Reis, Nudeln oder Kartoffeln wie gewohnt kochen, dann 24 Stunden im Kühlschrank aufbewahren und vor dem Verzehr gleichmäßig wieder langsam erwärmen. Wer möchte, kann all das natürlich auch kalt essen, z. B. in Form von Kartoffel- oder Nudelsalaten. Hierdurch werden einfach verdauliche Stärkemoleküle, die eigentlich zu einer hohen Zuckerbelastung und Insulinausschüttung führen, zu wertvollen Ballaststoffen für den Darm. Toll, oder?

Studien zeigen, dass Ballaststoffe das Krebsrisiko deutlich reduzieren – und zwar bereits ab 30 Gramm täglich. Das Dickdarmkrebsrisiko sinkt dadurch um 47 Prozent.[88] In China werden in ländlichen Gebieten täglich durchschnittlich etwa 120 Gramm Ballaststoffe mit der Nahrung aufgenommen. Es kommt dort zu noch niedrigeren Krebsraten. Ballaststoffe reduzieren auch spürbar chronisch entzündliche Darmerkrankungen und Allergien. Das ist einleuchtend, wenn man bedenkt, dass zum Beispiel das Leaky-Gut-Syndrom häufig die Ursache von Allergien und entzündlichen Darmerkrankungen ist.

Die folgende Tabelle listet eine Übersicht der Produkte mit überdurchschnittlich hohem Gehalt an Ballaststoffen auf (in Prozent; der Prozentanteil bezieht sich auf 100 Gramm des Produkts.):

Nusskerne und Hülsenfrüchte	
Walnusskerne	6,1
Kürbiskerne	8,8
Pistazienkerne	10,6
Sesam	11,2
Macadamianüsse	11,4
Erdnusskerne	11,7
Kichererbsen	15,5
Erbsen	16,6
Linsen	17
Sojabohnen	22
Kokosraspeln	24
Chiasamen	34,4
Leinsamen	35

Ballaststoffreiche Getreideprodukte	
Weizenvollkornmehl, Type 1050	5,2
Roggenvollkornmehl, Type 1150	8,6
Grünkern	8,8

Dinkel	8,8
Pumpernickel	9,3
Gerstenkorn	9,8
Mais	10
Haferflocken (Vollkorn)	10
Amaranth	10,3
Weizenvollkornmehl, Type 1700	11,7
Roggenvollkornmehl, Type 1800	13,9
Weizenkleie	45,1

Ballaststoffreiches Obst	
Birne und Nektarine	2
Himbeeren	4,1
Avocado	6,3
Johannisbeeren	6,8
Apfel, getrocknet	10,7
Pfirsich, getrocknet	11,7
Birne, getrocknet	13,5
Aprikose, getrocknet	17,3
Pflaumen, getrocknet	18,8

Ballaststoffreiches Gemüse	
Rote Bete	2,5
Spinat	2,6
Kohlrübe	2,9
Steckrübe	2,9
Brokkoli	3
Weißkohl	3
Möhre	3,6
Paprika	3,6
Artischocke	10,8
Topinambur	12,1
Schwarzwurzel	18,3

Wie Sie den Tabellen entnehmen können, ist es gar nicht so schwer, 30 g Ballaststoffe am Tag zu sich zu nehmen. Wenn Sie täglich 500 Gramm Gemüse, Obst und Getreide essen, sind Sie im Durchschnitt sogar schon bei 50 Gramm Ballaststoffen. Das sollte eigentlich jeder schaffen können.

Vorsicht vor isolierten löslichen Ballaststoffen

Eine Studie von Vishal Singh vom College of Medicine and Life Sciences der University of Toledo lässt besorgt aufhorchen. Hat man doch bislang sicher geglaubt, dass der Darm lösliche Ballaststoffe nicht verdauen kann und dass genau diese Ballaststoffe es sind, die uns gesund erhalten. Dazu gehören Inulin und verschiedene andere sogenannte Oligofructosen (Mehrfachzucker aus Fruktose). Nun stellten die Forscher aber fest, dass die *künstliche* Isolierung und anschließende Anreicherung mit diesen Mehrfachzuckern (Ballaststoffen) das Risiko für Leberkrebs zu erhöhen scheint. Und es scheinen gerade die Darmbakterien zu sein, die für die Umwandlung der Mehrfachzucker in kurzkettige Fettsäuren sorgen, die dieses Risiko erhöhen.[89]

Sie erinnern sich vielleicht an die bereits beschriebene Umwandlung von Inulin zu Butyrat (Buttersäure als kurzkettige Fettsäure). Das wurde bisher immer als gesundheitsfördernd betrachtet, weil die Dickdarmzellen Butyrate zur Entwicklung neuer und gesunder Zellen benötigen. Durch diesen Prozess wird normalerweise auch jede Form von Diabetes oder seine Vorstufe – das Metabolische Syndrom – gelindert. Das konnten die Forscher um Vishal Singh auch nach wie vor belegen: Die Gabe von isolierten, löslichen Ballaststoffen linderte bei Mäusen die Beschwerden gravierend, allerdings mit dem Nebeneffekt, dass die Tiere nun in hoher Zahl eine spezielle Form von Leberkrebs entwickelten.

Die eigentlich erwünschte Umwandlung von Ballaststoffen in kurzkettige Fettsäuren löste nun also die Entwicklung von Leberkrebs aus. Welche Erklärung kann es dafür geben? Es scheint, als läge es in der speziellen Darreichungsform des Inulins, das nicht in seiner natürlichen Form verzehrt wurde. Isolieren wir einen Wirkstoff, der eigentlich positive gesundheitliche Aspekte hat, in einem industriellen Verfahren und lösen wir ihn aus seinem biologischen Zusammenhalt, dann kann er uns krank machen.

Für solche industriellen „Verschlimmbesserungen“ gibt es zahlreiche Beispiele – die Liste ließe sich schier endlos fortsetzen:

- Zucker statt *Zuckerrohr*
- Mehl statt *Vollkorn*
- Aloin statt *Aloe vera*
- Fruktose statt *Früchte*
- Vitaminpräparate statt *Obst und Gemüse*
- Kurkumin statt *Kurkuma*

Und weil es so gut passt, auch noch ein Wort zu Medikamenten: Es handelt sich hierbei um Präparate aus isolierten Wirkstoffen, deren Wirkung für einen bestimmten Zweck verstärkt werden soll. Dabei entstehen fast immer nachteilige, unkalkulierbare Reaktionen in unserem Körper – die berühmten Nebenwirkungen, bekannt aus ellenlangen Beipackzetteln, die nicht selten zum Fürchten sind. So ist die Wirkung eines isolierten Wirkstoffs gegen Diabetes zwar positiv und das betreffende Medikament auf den ersten Blick auch. Der zweite Blick zeigt aber, dass wir es plötzlich mit Nebenwirkungen zu tun bekommen, die – wie im Falle unseres Beispiels der löslichen Ballaststoffe – bis zur Förderung von Leberkrebs reichen können.

Warum Nahrungsergänzungsmittel heutzutage so hoch im Kurs stehen, ist eigentlich schleierhaft. Wenn man zum Beispiel Kurkumin industriell aus der natürlichen Kurkumawurzel isoliert, kreiert man im Grunde ein Medikament. Man müsste dieses Industrieprodukt von Rechts wegen erst einmal jahrelang testen und auf Wirkung und Nebenwirkung prüfen, um das Schaden-Nutzen-Verhältnis abzuwägen. Am Ende stünde dann die Entscheidung, das Produkt zuzulassen oder eben vom Markt zu nehmen.

Leider sind aus meiner Sicht die Regularien zur Entwicklung von Nahrungsergänzungsmitteln viel zu locker. Besonders der Tendenz, Wirkstoffe zu isolieren, wird kaum ein Riegel vorgeschoben. Die Pharmaindustrie möchte gerne patentierte Produkte entwickeln, die sich von einem einfachen Konzentrat möglichst unterscheiden. So könnten Sie zum Beispiel im Supermarkt für wenige Euro natürliches Kurkuma als Küchengewürz kaufen. Gleichzeitig gibt es in der Apotheke ein Kurkumin-Präparat mit potenziell riskanten Nebenwirkungen für 40 Euro pro Dose. Das preiswerte Kurkuma aus dem Supermarkt ist aber mit Sicherheit deutlich gesünder – und frei von Nebenwirkungen.

Trotzdem sind die Apotheken voll mit Produkten, die die Natur durch Isolier- und Konzentrationsprozesse verbiegen, damit mehr Umsatz erzielt wird. Das erwähnte Beispiel mit den synthetisch isolierten und künstlich angereicherten löslichen Ballaststoffen hat Sie vielleicht hellhörig gemacht: Die gesunden Ballaststoffe sind eben nur in einer ganz bestimmten Konzentration und in Verbindung mit anderen Substanzen wirklich gesund. Wenn man Konzentration und Mischungsverhältnisse willkürlich ändert, ohne das rechte Maß zu kennen, kann das auch schiefgehen.

Ich vergleiche diese „Reise ins Ungewisse" gerne damit, dass wir als ahnungslose Zivilisten in einer Raumfähre sitzen und einfach einen Knopf drücken – denn der Knopf muss ja sinnvoll sein, sonst wäre er nicht da. Aber wann genau und wie lange wir ihn drücken müssen, das wissen wir nicht. Wir wissen auch nicht, ob er zusammen mit anderen Knöpfen oder Hebeln bedient werden muss, um die Raumfähre wieder heil zur Erde zurückzubringen. Wir haben schlicht keine Ahnung und würden mit Sicherheit eine Bruchlandung hinlegen.

Dieses lässt sich gut auf die Nahrungsergänzungsindustrie übertragen. Man peilt über den Daumen, wie viel wovon gesund ist, ohne zu bedenken, was passieren könnte, wenn andere Substanzen – um im Bild zu bleiben: Co-Pilot und Crew – fehlen oder der Körper sich gerade in einer besonderen Situation – Unwetter, Landeanflug oder mechanische Probleme – befindet.

Die logische Konsequenz muss also lauten: Verwenden Sie nur natürliche Produkte, die keine künstlichen Isolierungsprozesse durchlaufen mussten. Gegen Konzentrate und Fermentate ist nur dann nichts einzuwenden, wenn ihre Nährstoffkonzentration und -zusammensetzung nicht verändert wurde.

Fettsäuren

Sie wissen bereits, dass die sogenannten ungesättigten Fettsäuren die gesundheitlich günstigsten sind. Aber was genau ist eigentlich eine ungesättigte Fettsäure? Dazu müssen wir einen kleinen Ausflug in die Welt der Atome machen.

Die einzelnen Glieder einer Fettsäure, die Sie sich wie eine offene Kette vorstellen können, sind die miteinander verbundenen Kohlenstoffatome. Bei diesen chemischen Bindungen unterscheidet man zwischen sogenannten Einfachbindungen und Doppelbindungen. Je nach Art der Bindung handelt es sich um eine gesättigte oder eine ungesättigte Fettsäure: Gibt es nur Einfachbindungen, wird jedes Kohlenstoffatom mit zwei Wasserstoffatomen besetzt und man spricht von gesättigtem Fett. Gibt es jedoch auch Doppelbindungen, dann fehlt an genau diesen Stellen ein Wasserstoffatom – diese Fettsäure nennt man ungesättigt.

Solche Doppelbindungen machen die Fettsäure besonders beweglich, ihre Moleküle bilden dabei einen Knick. Diese spezielle Form der ungesättigten Fettsäure spielt offensichtlich eine große Rolle für die Funktionen unserer Zellen – vom Gehirn über das Herz bis zum Darm. Ungesättigte Fette dienen also nicht nur der Energieverbrennung oder Energiespeicherung. Dafür sorgen die gesättigten Fettsäuren bereits hervorragend. Aber: Bei einem Brennstoffüberschuss führen gesättigte Fette zu Gefäßverkalkungen. Sie oxidieren – verbinden sich also mit Sauerstoff – und „verkleben" in Verbindung mit Kalzium dann die Gefäße.

Die ungesättigten Fettsäuren hingegen übernehmen Kommunikationsaufgaben zwischen den Zellen und sind für die Aufrechterhaltung verschiedener Prozesse innerhalb der Zelle unersetzlich. Sie tragen dazu bei, Transportkanäle für den Austausch von Nährstoffen zu bilden oder um Botenstoffrezeptoren herzustellen. Ungesättigte Fettsäuren begleiten den Ablauf von Entzündungen und hemmen gegebenenfalls den Entzündungsprozess. Aber auch für die segensreichen ungesättigten Fettsäuren gilt: zu viel ist eben zu viel – und zu wenig ist eben zu wenig.

Ein typisches Problem ist heutzutage die Versorgung mit ungesättigten Omega-3-Fettsäuren. Sie gehören zu den mehrfach ungesättigten Fettsäuren, die nicht nur *eine* Doppelbindung aufweisen, sondern gleich *mehrere*. Sie sind noch beweglicher als die einfach ungesättigten Fettsäuren und kommen in tierischen Fetten und Algen vor.

In diese Familie gehören fast schon unaussprechliche Fettsäuren wie Docosahexaensäure oder Eicosapentaensäure und in Pflanzen zum Beispiel die Alpha-Linolensäure. Da der Körper sie nicht selbst produzieren kann – man spricht hier auch von essenziellen Fettsäuren – müssen wir sie mit der Nahrung aufnehmen.

Omega-3-Fettsäuren mildern Entzündungen und fördern die Zellfunktionen des Gehirns. Häufig werden sie therapeutisch angewendet, um neurologische Erkrankungen wie Parkinson abzuschwächen. Auch Kinder mit Aufmerksamkeitsdefizitstörung und Patienten mit Depressionen werden häufig damit behandelt.[90]

Weil wir uns aber in aller Regel mit Fleisch aus Massentierhaltung ernähren, müssen wir mit einem Überschuss an Omega-6-Fettsäuren leben. Sie fördern Entzündungen und sorgen dafür, dass der Darm unter Umständen auch ein Leaky-Gut-Syndrom ausbildet.

Deshalb müssen wir dafür sorgen, dass sich das Verhältnis von Omega-3- zu Omega-6-Fettsäuren stets zugunsten der Omega-3-Fettsäuren einpendelt. Um das zu erreichen, sollten folgende Produkte regelmäßig auf den Tisch kommen:

- Walnüsse
- Walnussöl
- Leinsamen
- Leinsamenöl
- Avocado
- Traubenkernöle
- Oliven
- Olivenöl
- Soja

- Chiasamen
- Wildfang-Fisch
- Fleisch aus Weidenfütterung

Ein ganz praktischer Tipp sei an dieser Stelle gegeben: Wenn Sie Leinsamen verwenden, sollten Sie darauf achten, die Samen ungeschrotet zu kaufen. Mit der Schrotung werden nämlich die Fettsäuren freigesetzt, die wegen ihrer Reaktionsfreudigkeit sofort oxidieren und damit so gut wie wirkungslos sind. Am besten also selbst kurz vor dem Verzehr schroten oder langsam und sehr ausgiebig kauen. Isst man Leinsamen, ohne sie zu zerkauen oder vorher zu schroten, werden die widerstandsfähigen Samen unverdaut wieder ausgeschieden und können ihre Wirkung nicht entfalten.

Wenn Sie einen besonders gehaltvollen Omega-3-Spender suchen – hier ist er: Avocado mit Hummus aus Kichererbsen und Sesam, dazu Olivenöl und Brot aus Chiasamen, Sonnenblumenkernen und Leinsamen. Sie können das Ganze auch noch mit Walnüssen ergänzen. Der Geschmack ist grandios und der gesundheitliche Wert nicht hoch genug einzuschätzen.

Kurkuma

Diese Wurzel – bekannt als Bestandteil des Currygewürzes – ist ein absoluter Alleskönner. Studien belegen ihre vielfältigen Wirkungen, wobei besonders hervorzuheben ist, dass Kurkuma Entzündungen hemmt, Krebs bekämpft und den Zuckerstoffwechsel normalisiert. Neue Untersuchungen zeigen sogar, dass Kurkuma zur Behandlung von Dickdarmkarzinomen und des gefürchteten Bauchspeicheldrüsenkrebses eingesetzt werden könnte.[91]

Kurkuma ist auch in Reformhäusern zu einem wahren Star aufgestiegen; die Anbieter überschlagen sich mit mehr oder weniger seriösen Angeboten auf Kurkumabasis. Auf keinen Fall sollten Sie jedoch Kurkumin-Produkte kaufen, denn hier wurde ein einzelner Wirkstoff isoliert und künstlich angereichert. Auch die Kombination aus isoliertem Vitamin D und Kurkumin sollten Sie meiden – Sie wissen ja inzwischen, warum.

Günstiger und hilfreicher ist folgender Rat: Kaufen Sie einfach Kurkuma als Gewürz und fügen Sie es überall da hinzu, wo es Ihnen schmeckt. Besonders gut lässt es sich mit grünem Tee, etwas Pfeffer und Olivenöl mischen. Diese Kombination wirkt auch wahre Wunder bei Darmentzündungen.

Viele Studien aus den letzten Jahrzehnten zeigen vielversprechende Hinweise, dass Kurkuma auch einen heilenden, zumindest aber einen schützenden Einfluss bei Diabetes zu haben scheint.

Die Ergebnisse der mehr als tausend Studien überschlagen sich geradezu: Kurkuma soll um ein Vielfaches effektiver sein bei der Behandlung von Diabetes-Patienten im Vergleich zu Metformin und besonders effektiv beim Schutz vor und der Behandlung von Darmkrebs sowie Pankreastumoren wirken. Auch eine präventive Funktion bei Alzheimer und chronischen Gelenkentzündungen scheint es zu haben. Tatsächlich fällt auf, dass es in Indien auf dem Land, wo in der traditionellen Küche täglich Kurkuma verwendet wird, kaum dokumentierte Darm- und Pankreaskrebs-Erkrankungen gibt. Sobald die Inder jedoch in Großstädten der westlichen Welt wie London leben, gehen die Krebsraten deutlich nach oben. Das belegt zwar noch keinen Zusammenhang zwischen dem protektiven Einfluss von Kurkuma und der Evidenz von Krebserkrankungen, aber die Ergebnisse der unzähligen Studien deuten zumindest verstärkt darauf hin, dass es diesen Zusammenhang geben könnte. Die Wirkung von Kurkuma bei Krebs kann mit der Aktivierung des Vitamin-D-Rezeptors zusammenhängen. Hinzu kommen Studienergebnisse, die aufzeigen, dass durch Kurkuma der Zelltod einer geschädigten Zelle gefördert wird. Zudem hemmt es durch die Bindung an bestimmte entzündungsfördernde Proteine den generellen Entzündungsprozess. Einige Studien zeigen auch, dass die Verzuckerung von Proteinen, also die Bildung von AGE (*Advanced Glycation Endproducts*), deutlich durch Kurkuma reduziert wird.

Weiterhin finden sich Studien, die aufzeigen, dass Kurkuma dabei helfen kann, die Triglyzeridwerte (Blutfette) zu reduzieren. So konnte ich z. B. mehrfach bei Patienten, die regelmäßig Kurkuma und Paranüsse in ihre Ernährung integrierten, Absenkungen der Cholesterinwerte um 25 % in vier Wochen beobachten. Allerdings wurde dabei generell die Ernährung umgestellt, sodass ein genauer Zusammenhang nicht sicher aufgezeigt werden kann.

Sie können Kurkuma sehr gut Getränken wie grünem Tee hinzufügen. Wenn Sie zudem noch etwas Pfeffer verwenden, lässt sich die Resorptionsrate im Darm deutlich erhöhen und somit die Wirksamkeit noch steigern.

Grüner Tee

Angeblich, so besagt es eine Legende, hat der chinesische Kaiser Shennong vor etwa 5000 Jahren die aromatische Wirkung des grünen Tees beim Verbrennen eines Kamelien-Strauches entdeckt. Einer anderen Legende zufolge sind ihm die grünen Teeblätter durch Wind in sein tägliches Glas heißes Wasser gefallen. Wie auch immer grüner Tee entdeckt wurde, wir können für seine Existenz nur dankbar sein. Was genau macht ihn so wertvoll?

Neben etlichen Vitaminen und Mineralien enthält grüner Tee eine Untergruppe der Polyphenole, das sind sekundäre Pflanzenstoffe, und zwar die sogenannten Flavonoide. Hierzu zählen auch die Flavanole, deren bekanntester Vertreter im grünen Tee das Epigallocatechingallat (EGCG) ist. Es macht etwa ein Drittel der Trockenmasse aus.

Polyphenole sind sekundäre Pflanzenstoffe, denen in einer Vielzahl wissenschaftlicher Studien nachgewiesen werden konnte, dass sie die Apoptose bei seneszenten Zellen einleiten – also den Selbsttod erkrankter Zellen. Es gibt inzwischen ausreichend Hinweise für die Annahme, dass Polyphenole tatsächlich auch ein Vorstadium von Krebs beeinflussen können. In einigen Studien konnte die Apoptose von Krebszellen zumindest in der Petrischale und an Versuchstieren nachgewiesen werden.[92]

Bei Epigallocatechingallat wiederum konnte eine Aktivierung der Nrf2-Mastersubstanz belegt werden.[93] Wie bereits erwähnt, scheint diese Substanz die körpereigene Produktion von Antioxidanzien anzuregen; dies ist noch wichtiger als die Bereitstellung von externen Antioxidanzien, weil nur so eine echte intrazelluläre Schutzwirkung entsteht. Und ebenso wie Kurkuma hemmt auch Epigallocatechingallat das Wachstum von Gefäßen bei der Tumorbildung.[94]

Nicht zuletzt gehört grüner Tee – wie Kurkuma und Brokkoli – zu den sogenannten SIRT-Foods, die die Sirtuine aktivieren. Das sind Körperenzyme, die unsere DNA reparieren, sobald hier Schäden auftreten. Zudem wird auch die Telomerase aktiviert, die die DNA-Kappen wiederherstellt. Ohne diese Schutzkappen fällt, wie bereits beschrieben, unser genetischer Code „auseinander" und wird nutzlos, und das hat gravierende Folgen für unsere Gesundheit.

Nun gibt es noch einen weiteren Heilstoff in grünem Tee, der auch in Kiwis, Papayas, Wassermelonen und in fermentiertem Soja vorkommt, das sogenannte Pyrrolochinolinchinon (PQQ). PQQ ist der „Energie-Booster" für unsere Zellen, weil es die Produktion von Mitochondrien anregt. Bei Versuchstieren führte eine PQQ-arme Ernährung zu Störungen der Immunabwehr, Fellauffälligkeiten und Wachstumsstörungen. In Doppelblindstudien konnte auch die positive Wirkung von PQQ auf das Kurzzeitgedächtnis nachgewiesen werden.[95] Über verschiedene Wechselwirkungen wird durch PQQ auch die Sirtuin-Aktivität deutlich erhöht. Sie sehen also, grüner Tee ist ein wahres Wunderwerk der Natur.[96]

Der rote Apfel

An apple a day keeps the doctor away, so lautet das englische Sprichwort. Aber eigentlich sollte es besser heißen: A *red apple a day*, weil dieser noch reicher an sekundären Pflanzenstoffen ist als die grüne Variante.

Wie die renommierte Zeitschrift *Nature* bereits im Jahr 2000 in einer hier veröffentlichten Studie aufzeigte, ist die Wirkung von Vitamin C aus Äpfeln deutlich größer als die einer vielfachen Menge an Vitamin-C-Pulver.[97] Genau genommen kann man die antioxidative und gesundheitsfördernde Wirkung des Apfels nicht einmal auf das Vitamin C reduzieren. Es wurden zwar Einflüsse untersucht, die man gemeinhin dem Vitamin C zuschreibt, man musste aber erkennen, dass die gesundheitsfördernde Wirkung von Äpfeln die des reinen Vitamin-C-Pulvers weit übersteigt.

Aber das ahnen Sie vielleicht auch schon. Die Natur ist eben ein Wunderwerk, auch im überaus komplexen Innenleben der Pflanzen. So stecken im Apfel noch zahlreiche andere Phytonährstoffe, wie beispielsweise das Polyphenol Quercetin.

Insbesondere die Schale des Apfels ist reich an Vitaminen, Polyphenolen und auch an Ballaststoffen. Etwa 50 Prozent der Ballaststoffe, Vitamine und Polyphenole sitzen in der Schale. Lesen Sie den Satz ruhig noch einmal, bevor Sie sich das nächste Mal überlegen, Ihren Kindern einen geschälten Apfel zu servieren. Das gilt übrigens für alle essbaren Pflanzen. Sie versorgen uns über die Schale mit wichtigen sekundären Pflanzenstoffen. Außerdem tragen Pflanzen auf ihrer Oberfläche eine beträchtliche Menge an Laktobazillen, die ihre Fermentation erst ermöglichen.

Wenn wir uns also pflanzenbasiert ernähren, nehmen wir neben den sekundären Pflanzenstoffen für unseren Stoffwechsel und Ballaststoffen für eine gesunde Darmflora auch eine Vielzahl von gesundheitsfördernden Bakterien auf. Diese Effekte minimieren sich allerdings, wenn wir pestizidbelastete Äpfel aus konventionellem Anbau essen.

Hierzu fällt mir eine Anekdote aus der Studienzeit ein, als ich einen Apfel in einem Schraubglas vergessen hatte. Er war leuchtend grün, makellos und garantiert wurmfrei. Erstaunlicherweise sah der Apfel nach fast einem Jahr noch genauso makellos aus, man kann sich also vorstellen, wie stark behandelt er gewesen sein muss. Das heißt jetzt nicht, dass Sie nun nur noch Äpfel mit Wurmlöchern essen sollen. Es soll aber verdeutlichen, wie wichtig es ist, nach möglichst unbehandelten Äpfeln Ausschau zu halten.

Der Apfel ist ein Wunderwerk, denn er hat mit seinen lediglich 35 mg Vitamin C pro Frucht im Gesamtergebnis eine größere antioxidative Kraft als 500-1000 mg Ascorbinsäure (also industrielles Vitamin C). Dazu enthält er Provitamin A, B-Vitamine und hochwertige Elektrolyte wie Kalium. Denken Sie also daran, sich täglich einen Apfel zu gönnen.

Avocado

Was macht Avocados so wertvoll? Zunächst einmal ist es der hohe Anteil an Kalium, der sogar die Menge in Bananen übersteigt. Weiterhin steckt die Avocado, die aufgrund ihrer Form in Mexiko auch Hodenfrucht genannt und als Aphrodisiakum verwendet wird, voller gesunder ungesättigter Fettsäuren. Im Schnitt besteht sie zu 25 Prozent aus diesen für die Zellfunktionen dringend benötigten Fetten. Gleichzeitig liefert Avocado in großen Mengen die fettlöslichen Vitamine E, D, K und A; das stellt in sich einen hochwirksamen Cocktail dar, der die Resorption der Vitamine weiter unterstützt.

In Avocados finden sich auch essenzielle Aminosäuren in großer Zahl und insbesondere Tryptophan in beträchtlicher Menge. Das ist eine Aminosäure, die sehr wichtig für unser seelisches Wohlbefinden ist, weil sie die Vorstufe des „Glückshormons“ Serotonin ist. Der hohe Luteinanteil kann überdies helfen, unsere Augen vor einer Makuladegeneration zu bewahren. Dabei unterstützt der hohe Wirkstoffanteil die Augengesundheit bis ins hohe Alter.

Besonders hervorzuheben ist schließlich aus meiner Sicht der hohe Anteil an Glutathion. Das ist ein „Gemisch“ aus den Aminosäuren Cystein, Glycin und Glutaminsäure. Glutathion ist der wichtigste Speicher für die Energietransportmechanismen der Zelle, denn ohne Glutathion geht sie energetisch zugrunde. Gerade im Alter leiden viele Menschen unter einem ausgeprägten Glutathionmangel. Zudem befreit Glutathion nicht nur unser Blut, sondern auch die Zellen von Schwermetallgiften und anderen Toxinen.

Natürlich hat auch die Industrie von dieser Eigenschaft schon Wind bekommen, was dazu geführt hat, dass man isolierte Glutathion-Produkte in Apotheken kaufen kann. Ich gehe fest davon aus, dass wir nicht lange warten müssen, bis auch hier wieder Studien auftauchen, die die Schädlichkeit der industriellen Produkte nachweisen.

Avocados sind inzwischen international so gefragt, dass in manchen lateinamerikanischen Anbauländern sehr viel kriminelle Energie in diesem Geschäftszweig anzutreffen ist. Glücklicherweise kann man Avocados inzwischen auch von den Balearen beziehen. Auf Mallorca baut man nun nicht nur die weltweit beste Aloe vera an, sondern jetzt auch Avocados, deren Qualität ausgezeichnet ist. Zudem sind die Transportwege über das Mittelmeer viel kürzer – eine nicht zu vernachlässigende Tatsache im Hinblick auf das oft klimaschädliche Image der Frucht.

Mit Avocado lassen sich übrigens wunderbare Smoothies herstellen. Durch ihren hohen Fettanteil ist sie ein fantastischer Geschmacksträger.

Zusammengefasst werden der Avocado folgende gesundheitliche Wirkungen zugesprochen, die in mehreren Studien auch zu einem großen Anteil erklärbar wurden:[98]

- Schutz vor Krebs
- Reduzierung von Herz-Kreislauf-Erkrankungen
- Gesunde Haut und Haare
- Verbessertes Sehvermögen und Schutz vor Augenkrankheiten
- Zellentgiftung
- Nachhaltige Anti-Aging-Effekte
- Verbesserte psychische Stabilität

Welches Medikament bringt einen solch umfassenden Nutzen, schmeckt so lecker und fördert auch noch die Schönheit – und das alles ohne jede Form von Nebenwirkungen? Es ist ein unerklärliches Phänomen, dass so viele Menschen nach wie vor lieber zu einer Pille greifen, die bei der Bekämpfung von Erkrankungsursachen selten etwas nützt, aber dafür voller Risiken steckt. Wer Avocado mit Olivenöl und einer Paranuss täglich zu sich nimmt, könnte mit großer Wahrscheinlichkeit auf medikamentöse Cholesterinsenker (sogenannte Statine) verzichten, die heute im Verdacht stehen, für Tausende von Todesfällen verantwortlich zu sein, und zudem muskuläre Entzündungen als schwere Nebenwirkung zu verursachen. Das scheint mir ein hoher Preis für einen niedrigen Cholesterinwert zu sein, den man so viel gesünder, köstlicher, einfacher und günstiger erreichen kann. Nebenbei sorgen Sie durch den Verzehr von Avocado auch für eine optimale Versorgung mit Vitaminen, Ballaststoffen und Elektrolyten, entgiften Ihren Körper, unterstützen die Bildung von Glückshormonen und stellen Energie für Ihren Körper bereit.

Beeren

Diese prallen roten bis fast schwarzen Früchte liefern ein breites Spektrum an Antioxidanzien und sekundären Pflanzenstoffen. Die vorhandene Studienvielfalt zu ihrem gesundheitlichen Nutzen – gerade auch bei Krebserkrankungen – ist beeindruckend.[99]

Hinweise aus verschiedenen Studien lassen darauf schließen, dass ihre Wirkung als Schutz vor Krebs nicht direkt in der hohen Anzahl von Antioxidanzien begründet ist. Vielmehr zeigen Forschungsergebnisse über in Beeren vorkommende sogenannte Anthocyanidine – Wirkstoffe, die auch in der Schale von Weintrauben und Erdnüssen vorkommen – dass diese zum Beispiel genau die Gene aktivieren, die uns vor Krebs schützen, und all jene blockieren, die ihn auslösen.[100] Anthocyanidine aktivieren auch die körpereigene Produktion von Antioxidanzien und leiten den Zelltod ein, wenn dieser sinnvoll erscheint, weil die Zellen in das „Schlafstadium“ geraten sind.[101]

Die positive Wirkung geht sehr wahrscheinlich nicht auf eine isolierte Substanz der Proanthocyanidine wie in den Beeren zurück, sondern auf einen komplexen Mechanismus, der die körpereigenen Schutzmechanismen aktivieren kann. Ich gehe davon aus, dass es nicht sinnvoll ist, Nahrungsergänzungen mit oligomeren Proanthocyanidinen (OPC) zu kaufen, die eine künstliche Anhäufung dieser Anthocyanidine darstellen, denn dadurch werden eventuell nur Krebszellen vor dem Abwehrmechanismus unserer körpereigenen freien Sauerstoffradikale geschützt. Die interzellulären Strukturen werden sehr wahrscheinlich durch isolierte OPC-Produkte nicht geschützt und die körpereigene Produktion von Antioxidanzien wird sogar noch gehemmt – zumindest sprechen die bereits in den vorherigen Kapiteln erwähnten Langzeitstudien wie z. B. zum Betacarotin dafür, welche inzwischen erhöhte Krebsraten bei künstlich angereicherten Vitamin- und Antioxidanzienprodukten aufzeigen. Es gibt aber auch größere Studien, die überhaupt keinen Effekt durch künstliche Vitamine und Antioxidanzien auf die Entwicklung von Krebs aufzeigen. Dabei handelt es sich allerdings nicht um Langzeitstudien und genau die waren es, bei denen solche erhöhten Krebsraten beobachtet werden konnten.[102] Viel sinnvollere Produkte als diese isolierten Substanzen sind z. B. die roten Erdnussschalen oder eben Beeren und Weintrauben.

Darüber hinaus sind alle Beeren reich an Mineralien und bestens geeignet, um die Übersäuerung des Körpers abzumildern. Jede Form von Übersäuerung im Gewebe führt zu einer Reduktion der zellulären Funktion, welche nur bei einem gewebegerechten pH-Wert stattfinden kann. Der pH-Wert beschreibt den Grad der Säuren oder Basen in Blut und Gewebe. Ein niedriger pH-Wert von unter 7 zeigt einen sauren Zustand an, liegt der Wert über 7, spricht man von einem basischen pH-Wert. Weder ein zu saurer, noch ein zu basischer pH-Wert ist erstrebenswert; vielmehr benötigen alle Gewebestrukturen einen unterschiedlichen Wert. Man denke nur einmal an den Magen, der ausschließlich im sauren Milieu funktioniert. Der Dünndarm hingegen benötigt wiederum ein basisches Umfeld. Unsere Organe sind für eine einwandfreie Funktion auf einen basischen pH-Wert angewiesen, sodass der Sicherstellung eines basischen Stoffwechsels tatsächlich eine sehr hohe gesundheitliche Bedeutung zukommt.

Wenn Sie regelmäßig Beeren essen, erreichen Sie mehr gegen eine Übersäuerung als mit all den synthetischen Basentabletten. Zudem liefern Beeren, beispielsweise Erdbeeren, einen Cocktail gegen virale Erkrankungen, wie kanadische Forscher im Reagenzglas nachweisen konnten. Sämtliche im Versuch eingebrachten Viren wie Polio-, Herpes- und Coxsackie-Viren wurden durch die Zugabe von Erdbeermus zerstört.[103] In einer weiteren Studie in den USA mit mehr als 1200 Patienten erkrankten all jene Patienten, die am häufigsten Erdbeeren verzehrten, am seltensten an Krebs. Eine mögliche Erklärung hierfür könnten die bereits erwähnten Salvestrole sein, die die sogenannte Tyrosinkinase in Krebszellen hemmen und somit deren Zelltod einleiten, ohne dabei jedoch gesunde Körperzellen zu schädigen. Am besten essen Sie Beeren aller Art zur saisonalen Erntezeit und möglichst unbehandelt.

Blattsalat

Neueste Forschungen des Linus-Pauling-Institutes der Oregon State University legen die Vermutung nahe, dass natürliche Substanzen, beispielsweise der grüne Pflanzenfarbstoff Chlorophyll oder Selen aus Knoblauch und Paranüssen, bei der Behandlung von Krebserkrankungen eine viel bedeutendere Rolle spielen könnten, als bislang angenommen wurde. Chlorophyll ist in grünen Blattsalaten wie Rucola und Feldsalat sowie in Spinat in großen Mengen vorhanden. Auch in Getreidegras und Weizengras findet sich viel davon.

Eine von Prof. Siddavaram Nagini in der Fachzeitschrift *Nutrition and Cancer* veröffentlichte Studie untersuchte die Aktivität von Chlorophyllin, einem Derivat von Chlorophyll.[104] Dabei entdeckten die Wissenschaftler, dass das Derivat tatsächlich bei der Bekämpfung von Darmkrebs erfolgreich die Wege der Krebsentwicklung hemmen konnte. Chlorophyllin ist im Gegensatz zu Chlorophyll wasserlöslich und aus diesem Grund besser zu untersuchen. Nach all meinen Erfahrungen mit isolierten Substanzen gehe ich davon aus, ohne es in Studien nachweisen zu können, dass die Wirkung von natürlichem Chlorophyll im Blattsalat deutlich höher und selektiver ist als bei dem künstlichen Derivat Chlorophyllin. Ähnlich wie bei Salvestrol könnte auch hier eine selektive Toxizität gegen Krebszellen möglich sein. Dass Chlorophyll aus Blattsalat gesunde Zellen in keinem Fall angreift, müssen wir nicht mehr beweisen. Das weiß heute jeder. Chemotherapeutika hingegen beeinflussen alle Zellen, also auch die gesunden, was sich an den Begleiterscheinungen wie Haarausfall, Durchfall, Übelkeit und massiven Störungen des Immunsystems zeigt. Diese Nebenwirkungen sind nicht zu befürchten beim Verzehr von Blattsalat oder Beeren. Während Salvestrol die Tyrosinkinase hemmt, blockiert Chlorophyll aus Salat die Ribonukleotidreduktase. Angesichts dieser Erkenntnisse ist es erstaunlich, dass der Ansatz nicht systematisch in allen Kliniken zumindest therapiebegleitend eingesetzt wird. Wenn Sie schon einmal im Krankenhaus waren, dann wissen Sie sicherlich auch, was es dort zu essen gibt. Ich glaube kaum, dass Krankenhauskost dazu geeignet ist, Krebs zu bekämpfen. Meine Wunschvorstellung für die Zukunft ist ein Krankenhaus, wo Patienten neben einer medikamentösen und chirurgischen Versorgung zusätzlich mit pflanzlicher Ernährung und Bewegung therapiert werden.

Weiterhin liefern Salate eine Vielzahl von Vitaminen, sekundären Pflanzenstoffen und Mineralien. Gerade Letztere helfen ebenfalls dabei, den pH-Wert basisch zu gestalten. Die sekundären Pflanzenstoffe sind ein wesentlicher Garant für die Aktivierung gesunderhaltender Gene und sind auch für die Blockierung von Genen zuständig, die beispielsweise die Entwicklung von Krebs begünstigen. Durch die Methylierung von Genabschnitten ist unser Körper in der Lage, diese zu blockieren, sodass die Informationen auf dem Abschnitt nicht mehr gelesen werden und krankmachende Proteine dadurch nicht produziert werden können. Eiweiße, die unsere Gesundheit fördern, werden hingegen ohne Störungen durch Methylgruppen in notwendigen Mengen produziert. Allem Anschein nach können gerade pflanzliche Nahrungsmittel und insbesondere Blattsalate diesen epigenetischen Einfluss begünstigen.

Salate haben aber auch durch Substanzen wie Helenalin, einem natürlichen Entzündungshemmer mit krebshemmender Wirkung, durch die Bitterstoffe in Zichorien sowie die zytotoxische Wirkung von Cynaropikrin aus der Artischocke, die wir gleich noch intensiv betrachten werden, ihre Daseinsberechtigung auf unserem Speiseteller.

Kaum bekannt ist, dass bestimmte Inhaltsstoffe von Salat auch als „Salat-Opium" bezeichnet werden. Vor allem Chicorée, Endivien und Kopfsalat haben durch so wunderbare Substanzen wie Lactulin einen stark schmerzstillenden und beruhigenden Einfluss, der tatsächlich an die Wirkung von Opium erinnert. Allerdings werden solche Substanzen durch Lichteinfluss nach der Ernte zerstört, sodass diese Wirkung nur bei frisch geernteten oder nach der Ernte dunkel gelagerten Produkten nachweisbar ist.

Artischocke

Artischocken haben leider in den wenigsten Haushalten einen Platz auf dem Ernährungsplan. Dabei weiß man doch in ganz Italien, wie lecker die Frucht dieser Kulturpflanze ist und wie einfach man sie zubereiten kann: Einfach in heißem Wasser mit Olivenöl eine ganze Artischocke 30 Minuten lang ziehen lassen und anschließend das zarte Fruchtfleisch von der Innenseite der Blätter vorsichtig mit den Zähnen vom faserigen Teil abziehen. Am Ende rundet das Herz der Artischocke aus dem Boden den Genuss ab.

Artischocken wurden schon vor 2000 Jahren gezüchtet und die Frucht thront auf einem meterhohen Stängel wie eine Königin. Auch was die Wirkweise angeht, hat sie majestätische Züge: Hierzu gehören Effekte wie eine Senkung der Cholesterinwerte um bis zu 20 Prozent, wobei überwiegend das schädliche LDL-Cholesterin gesenkt wird. Diabetiker profitierten in Studien deutlich von der Reduktion des sogenannten oxidativen Stresses durch freie Sauerstoffradikale, wenn sie täglich Artischockenextrakt zu sich nahmen. Bei Patienten mit Lebererkrankungen sanken neben dem Blutzucker, den Blutfettwerten und den Triglyzeriden auch die Leberenzyme signifikant. So konnte belegt werden, dass die Zellen der Leber tatsächlich regenerierten und generell geschützt wurden, da diese Enzyme nur von geschädigten Zellen freigesetzt werden. In weiteren Untersuchungen zeigte sich auch eine deutlich verbesserte Durchblutung aller Organe.[105]

Besonders interessant ist der Inhaltsstoff Inulin, der die Entwicklung von Laktobazillen und Bifidobakterien fördert. Patienten, die regelmäßig Artischocken verzehrten, wiesen schon nach wenigen Monaten eine deutliche Verbesserung der Darmflora bezüglich der Entwicklung dieser Bakterien auf. Inulin ist ein für die gesunde Darmflora sehr wichtiger Inhaltsstoff der Artischocke, denn von diesem Ballaststoff ernähren sich die Milchsäurebakterien. Nimmt man diese Substanz allerdings in künstlich angereicherter Form über Tabletten und Pulver zu sich, riskiert man laut der bereits zitierten Studie aus *The Cell* die Entwicklung von Leberkrebs. Ich weiß nicht, wie Sie es sehen, aber da ziehe ich die Artischocke vor.

Ihre antikanzerogene Wirkung geht möglicherweise auf Apigenin zurück, einen Pflanzenstoff aus der Gruppe der Flavone, der das Wachstum von Tumorzellen bremsen kann. Zumindest zeigte Apigenin diese Wirkung auf Brustkrebszellen eines Mammakarzinoms in einem Versuch, der an der University of Missouri in den USA durchgeführt wurde.[106] Wir kommen auf diese Substanz noch einmal zurück, wenn es um Petersilie und Sellerie geht, die ebenfalls Apigenin enthalten.

Mariendistel

Mariendistel wird sehr häufig in Produkten zum Schutz der Leber gemeinsam mit Artischocke eingesetzt. Wenn man weiß, dass bei einer Vergiftung mit dem Knollenblätterpilz die Sterblichkeitsrate von 30-40 Prozent durch die Gabe von Mariendistelsamen auf 5-12 Prozent gesenkt werden kann, hat man wohl kaum noch Zweifel an der zugesprochenen Schutzfunktion für die Leber.[107]

Die meisten Forschungen und Untersuchungen beschäftigen sich mit dem Wirkstoff Silymarin, dessen Hauptbestandteil Silibinin ist, das sich an die Außenwand von Leberzellen legt und so das Eindringen von Giften in die Leber verhindert. Aber auch die Mariendistel besteht nicht nur aus einem Wirkstoff: Ihre sekundären Pflanzenstoffe regen die sogenannte RNA-Polymerase an, wodurch wiederum die Regeneration und Neubildung von Leberzellen angeregt wird. Sie ist also ein ideales Produkt zum Schutz vor und zur Behandlung von Leberkrankheiten unterschiedlicher Ursachen. Das Einsatzgebiet reicht von Pilzvergiftungen bis hin zur Leberverfettung durch eine falsche Ernährung und zu viel Alkohol oder einer Hepatitis. Trotzdem finden sich kaum Arztpraxen oder Krankenhäuser, wo Mariendistelextrakt zur Therapie eingesetzt wird – bei der Studienlage zwar erstaunlich, aber dennoch leider nicht ungewöhnlich.

Weiterhin deuten Studien und Erfahrungen darauf hin, dass Mariendistel auch ein großes Potenzial zur Krebsvorbeugung und bei der begleitenden Behandlung von Chemotherapien aufweist; insbesondere die begleitende Behandlung von Hautkrebs- und Darmkrebspatienten stand hier im Fokus.[108] Besonders günstig hat sich die Kombination aus Kurkuma und Artischocke mit Mariendistel herausgestellt.

Weintrauben

In der Diskussion um die Weintraube wird uns auch die Erdnuss begegnen, denn beide sind wahre OPC-„Bomben“. OPC steht für oligomere Proanthocyanidine. Den OPC wird eine außergewöhnliche antioxidative Wirkung gegen freie Sauerstoffradikale nachgesagt. Aber auch hier gilt, dass vor der Isolierung dieser Produkte gewarnt werden muss. Gerade OPC sind in ihrer Wirkweise sehr wahrscheinlich von etlichen anderen Nährstoffen in Trauben und Erdnüssen abhängig, um ihre volle Kraft zu entfalten. Die Wirkweise ist – wie bei allen sekundären Pflanzenstoffen – eher sekundärer Natur, indem bestimmte Enzyme und Genabschnitte unserer Zellen aktiviert werden. Eine Vielzahl von Studien zeigt Effekte auf folgende Bereiche:

- Schutz des Herz-Kreislauf-Systems
- Senkung der Fettaufnahme und des Cholesterinspiegels
- Entspannung und Schutz von Blutgefäßen
- Verbesserter Zuckerspiegel bei Typ-2-Diabetes
- Blutdrucksenkung
- Steigerung der Gedächtnisleistung
- Reduktion von Entzündungen im gesamten Darmverlauf bis zur Mundschleimhaut
- Reduktion der Entwicklung von Metastasen
- Krebsvorbeugung[109]

Die Studienvielfalt ist in der Tat mehr als relevant und umfassend. Natürlich sind auch diese Untersuchungsergebnisse allesamt nur Hinweise auf die mögliche Wirkung des Produktes und am Ende nicht vergleichbar mit den Ansprüchen, die an Studien für pharmakologische Produkte gestellt werden. Aber zusammen mit langjährigen Beobachtungen und der Vielzahl ähnlicher Ergebnisse, die trotz unterschiedlich durchgeführter Studien erzielt wurden, kann man auch hier von einer berechtigten Annahme der Wirkweise sprechen.

Wenn OPC in Weintrauben enthalten sind, dann sind sie auch im Wein enthalten, sofern die Schalen oder Kerne mitverwendet wurden. Gerade dickschalige Rebsorten wie Cabernet Sauvignon, Syrah oder Tannat haben eine Vielzahl dieser Proanthocyanidine zu bieten; man bezeichnet sie auch als Tannine oder Bitterstoffe. Wenn Sie also einen Wein auswählen, schauen Sie sich an, aus welcher Traube er hergestellt wurde.

Schon im zweiten Semester des Medizinstudiums wurde uns erklärt, dass Alkoholiker häufig sehr gute Gefäße hätten. Man bezog diesen Umstand bereits damals auf die antioxidative Wirkung der Tannine, also OPC. Klar ist, dass diese Wirkstoffe nur in hochwertigen Rotweinen vorkommen, nicht jedoch in anderen alkoholischen Getränken. Zudem erhöht übermäßiger Alkoholkonsum die Herzfrequenz und somit den Blutdruck und das ist keine gute Voraussetzung für einen effektiven Gefäßschutz. Richtig ist aber auch, dass gerade Franzosen viel seltener an Herz-Kreislauf-Erkrankungen leiden als ihre deutschen Nachbarn.

An dieser Stelle sei aber nochmals betont, dass Studien bisher nur die gesundheitliche Wirkung von in Maßen getrunkenem Alkohol aufzeigen konnten, insbesondere Rotwein, für Menschen über 50 Jahre und je nach Geschlecht maximal 100 bis 200 ml. OPC findet man nicht nur in hohem Maße in den Schalen der Trauben, sondern auch in den Kernen – deswegen schmecken sie auch so bitter. Produkte aus Weintraubenkernextrakten scheinen jedenfalls in der Tat effektive Mittel zur Behandlung von Krebs und Herz-Kreislauf-Erkrankungen zu sein. Es ist auf jeden Fall sinnvoller, ungespritzte Weintrauben zu verzehren, als chemisch isolierte Einzelsubstanzen zu sich zu nehmen. Denn mit den Trauben nimmt man auch gesundheitsfördernde Co-Wirkstoffe zu sich, z. B. Resveratrol.

Resveratrol bietet ebenfalls nicht nur einen hervorragenden Schutz vor Herz-Kreislauf-Erkrankungen, sondern auch vor Krebs, denn es kann, genauso wie das bereits erwähnte Chlorophyll, Krebszellen attackieren, ohne dabei gesunden Zellen zu schaden. Auch Resveratrol gehört zu den Polyphenolen. Früher hat man nur den Vitaminen, Kohlenhydraten, Proteinen und Fetten Beachtung geschenkt. Heute weiß man, dass es insbesondere diese sekundären Pflanzenstoffe sind, die unseren Körper lange und effektiv vor schweren Erkrankungen schützen. Resveratrol gehört ebenfalls zu den Tanninen, also den Bitterstoffen der Weintraube, sitzt aber im Gegensatz zu OPC überwiegend in der Schale, während man OPC auch in den Kernen und Stielen der Traube vorfinden kann.

Die Wirksamkeit ist so ausgeprägt, dass in Studien z. B. eine deutliche Verbesserung der Gehirnleistung nachgewiesen werden konnte, wenn Resveratrol-Konzentrate als Nahrungsergänzungsmittel hinzugefügt wurden. Auch konnten Herzinfarktnarben reduziert sowie die Rate von Reinfarkten gesenkt werden.

Anscheinend schützt Resveratrol die Zellen durch die Aktivierung bestimmter Enzyme und verbessert die Durchblutung durch eine Absenkung der Verklumpungsrate von Erythrozyten. Diese Effekte sind für alle Gewebe – vom Gehirn über das Herz bis zur Leber – von Vorteil und können helfen, die Arbeitsleistung des Gewebes zu optimieren.[110]

Machen Sie es sich also zur Gewohnheit, möglichst oft Weintrauben zu essen. Ist die Traubenzeit vorbei, kann es durchaus sinnvoll sein, auch Weintraubenkernextrakte zu sich zu nehmen. Achten Sie nur darauf, dass es sich ausschließlich um natürliche Traubenkerne ohne weitere Vitaminzusätze handelt – und bedenken Sie auch, dass diese Extrakte eben kein Resveratrol enthalten, denn das findet sich nur in der Schale.

Erdnüsse

Auch Erdnüsse – die zu den Hülsenfrüchten zählen und botanisch gesehen gar keine Nüsse sind – enthalten OPC und Resveratrol. Diese wertvollen Polyphenole stecken auch hier in der roten Schale; wenn Sie also Erdnüsse nur als salziges Knabberzeug zu sich nehmen, kommen Sie nicht in den Genuss davon. Um diesen Mehrwert zu genießen, müssen Sie ungeschälte Erdnüsse kaufen und sie mit der dünnen roten Haut essen, die an der Erdnuss haftet. Die Forschungen zu OPC reichen bis ins Jahr 1945 zurück. Prof. Jacques Masquelier war von der Regierung beauftragt worden, die Ernährung der Franzosen für den Notfall sicherzustellen, denn überall in Europa und auch in Frankreich herrschte Hungersnot. Hierfür widmete er sich aufgrund ihres hohen Nährwertgehaltes der Erdnuss und entdeckte bei seinen Forschungsbemühungen eher zufällig die OPC im Erdnusshäutchen. Weitere Forschungen belegten das hohe antioxidative Potenzial von OPC und deren Einfluss auf die Elastizität der Kollagenstrukturen in Gefäßen.

Das Wissen hierüber ist allerdings noch älter: Der Seefahrer Jacques Cartier machte schon 1534 Erfahrungen mit der Substanz, als aufgrund von

Vitamin-C-Mangel seine gesamte Mannschaft auf der Überfahrt im Sankt-Lorenz-Strom an Skorbut litt. Bei dieser Erkrankung sind die Bindegewebsstrukturen des Körpers und insbesondere des Zahnfleisches betroffen, unbehandelt kann sie zum Tod führen. Als bereits ein Großteil der Crew verstorben war, zeigte ihm ein Indianer eine Baumrinde, aus der er einen Extrakt gewann. Durch die Gabe dieses Extraktes erhielten die Seefahrer hohe Mengen an OPC, wodurch alle erkrankten Matrosen innerhalb weniger Tage wieder gesund wurden.

Wie widersprüchlich mag es für traditionell lebende Völker also anmuten, wenn wir „modernen" Menschen hoch konzentrierte Nahrungsergänzungsmittel bevorzugen, obwohl doch seit Urzeiten bekannt ist, dass Wirkstoffe nicht isoliert, sondern nur im Nährstoffkonzert wirken können. Vor diesem Hintergrund wäre es sinnvoll, wenn angehenden Ärzten im Studium auch ethnobotanisches Wissen vermittelt werden würde – es muss ja nicht gleich ein Auslandssemester im Amazonasbecken sein.

Weitere wichtige Inhaltsstoffe der Erdnuss – neben den OPC – sind vor allem die Proteine. Erdnüsse sind hervorragende Lieferanten für Pflanzenproteine. Ihr Fettanteil aus überwiegend gesättigten Fettsäuren ist mit 50 Prozent hoch. Diese Fette sind allerdings, bezogen auf kardiovaskuläre Erkrankungen, anscheinend in keiner Weise für uns nachteilig; es ist eben ein Unterschied, ob wir tierische oder pflanzliche Fette zu uns nehmen.

Zudem hält die Erdnuss eine Auswahl an B-Vitaminen, Magnesium, Phosphor und Biotin bereit. Statt also mit Tabletten gegen einen Biotin-Mangel vorzugehen, essen Sie doch lieber Erdnüsse. Wenn Sie zu den Erdnüssen noch ein bis zwei Paranüsse täglich zu sich nehmen, erhalten Sie eine Vielzahl an B-Vitaminen, Selen, OPC, Magnesium und Biotin. Diese Stoffe, sozusagen die Klassiker in den Nahrungsergänzungsregalen, können Sie sich also schmackhafter und vor allem ohne Nebenwirkungen zuführen. Neben der Versorgung mit wichtigen Nährstoffen für Herz und Hirn erhalten Sie außerdem eine umfassende Senkung des Gesamtcholesterins gratis dazu. Sowohl für Erdnüsse als auch für Paranüsse konnte dieser Einfluss in Studien belegt werden.[111]

Jetzt stellen Sie sich einfach vor, auf Ihrem Speiseplan stünden auch noch Weintrauben, Himbeeren, Salat und Avocado, dazu ab und zu eine Tasse grüner Tee mit Kurkuma, für Ihre Darmflora essen Sie regelmäßig Sauerkraut voller Milchsäurebakterien und Ballaststoffen, von denen sich diese ernähren können, und Ihren Darm schützen Sie mit Olivenöl und anderen gesunden Fetten. Es bleibt mir ein Rätsel, wie die Fast-Food-Industrie so viele Anhänger finden konnte.

Walnüsse

Die Walnuss ist der „Supermarkt" für hochwertige ungesättigte Fettsäuren und B-Vitamine. Zudem hält sie auch eine „Frischetheke" für Spurenelemente und Elektrolyte bereit: Zink für ein gesundes Immunsystem, Kalium für die Nervenerregungsleitung in Gehirn, Herz und Muskulatur, Magnesium für das Muskelwachstum sowie Eisen für den Sauerstofftransport.

Der Fettanteil ist ein Lieferant für Omega-3-Fettsäuren, etwa Alpha-Linolensäure, die nachgewiesenermaßen das LDL-Cholesterin senken können. Nur 10 Walnüsse am Tag können bereits eine relevante Senkung des Cholesterinspiegels bewirken und man kann sagen, dass die Walnuss einen echten Schutz für Herz und Hirn darstellt. Bevor man also zum Beispiel Kindern mit ADHS mit Giftstoffen belastete Fischöl-Kapseln verabreicht, entscheidet man sich besser für Walnüsse mit Datteln – das schmeckt nicht nur gut, sondern lindert die hyperaktive Symptomatik auch besser.[112,113] Die enthaltenen Omega-3-Fettsäuren lindern Entzündungsreaktionen, schützen die Nervenfasern und gemeinsam mit dem hohen Tryptophangehalt von Datteln und Walnüssen unterstützt das eine ausgeglichene Psyche. Auch bei Schlafstörungen und hohen Stressbelastungen kann die Walnuss helfen, denn sie liefert Melatonin, das Hormon, das den Tag-Nacht-Rhythmus steuert. Kaufen Sie also lieber eine Tüte Walnüsse im Bioladen, statt sich Melatonin-Tabletten im Internet zu bestellen. Ich kann nur empfehlen, regelmäßig Datteln und Walnüsse zu essen; neben den bereits beschriebenen Vorzügen liefern sie auch noch Ballaststoffe für einen gesunden Darm.

Die Sonderrolle von Nüssen für unsere Gesundheit konnte in großen Studien wie der *Adventist Health Study* mit 96 000 Probanden belegt werden. Ebenfalls überzeugende Ergebnisse lieferten die *Nurses' Health Study*, die *Iowa Women's Health Study* und die *Harvard Health Professionals Follow-Up Study*, die seit 1986 mit Männern durchgeführt wird. Die *Physicians' Health Study* der Harvard Medical School wurde dabei mit besonderem Aufwand betrieben. Bei dieser kontrolliert-randomisierten Studie – sozusagen der Goldstandard, um einen kausalen Zusammenhang zu belegen – wurden alle Möglichkeiten ausgeschlossen, die falsch-positive Ergebnisse hervorbringen können, z. B. der Placebo-Effekt.

Und die Ergebnisse waren in der Tat erstaunlich: Wer jeden Tag oder mehrmals täglich eine Handvoll Nüsse isst, reduziert sein Risiko, an Herz-Kreislauf-Erkrankungen oder Krebs zu sterben, um 20 Prozent.

Wird der Nusskonsum mit einer Mittelmeerdiät kombiniert, die aus einem hohen Anteil an Gemüse, Obst, Olivenöl, ungesättigten Fettsäuren, Hülsenfrüchten, fermentierten Milchprodukten, Fisch und Vollkorn besteht, dann reduziert sich das Mortalitätsrisiko für den Betrachtungszeitraum über die durchgeführten Jahre der Studie um beinahe 40 Prozent. So einfach kann Gesundheit also sein – und das ganz ohne Medikamente.

Warum sind gerade Walnüsse so wirkungsvoll und besonders hilfreich beim Schutz vor Herz-Kreislauf- und Krebserkrankungen (insbesondere Darmkrebserkrankungen)? Walnüsse enthalten einen besonders hohen Anteil an Polyphenolen, also sekundären Pflanzenstoffen. Zudem enthalten sie viele Phytosterine, die die Aufnahme von Cholesterin im Darm hemmen können. Die enthaltene Folsäure steigert die Wirksamkeit von Vitamin B_{12} und schützt unsere DNA. Gerade Schwangere sollten aus diesem Grund oft Nüsse, insbesondere Walnüsse zu sich nehmen. Das in den Nüssen enthaltene Gamma-Tocopherol scheint zudem die Gefäße vor Verkalkungen zu schützen.

Walnüsse dürfen also Ihr täglicher Snack werden. Kombinieren Sie diese mit griechischem Joghurt und Honig oder mit Datteln, entweder im morgendlichen Müsli oder einfach so aus der Schüssel.

Oliven

Oliven sind Bestandteil der hoch gelobten Mittelmeerdiät und gelten schon seit Jahrzehnten als besonderer Schutz vor Stoffwechsel- und Herz-Kreislauf-Erkrankungen.

Die „Apotheke“ Olive bietet OPC, Polyphenole, Alkaloide und sogar Steroide. Wenn Sie qualitativ hochwertiges Olivenöl trinken, werden Sie einen Reiz im Rachen verspüren, der Sie eventuell kurz zum Husten bringt. Ursächlich hierfür sind insbesondere Oleuropein und Oleocanthal. Oleuropein senkt den Blutdruck durch die Erweiterung von Blutgefäßen, und Versuche haben gezeigt, dass Oleocanthal Zellbestandteile von Krebszellen auflöst, was schlussendlich zum Selbsttod der Krebszelle führt. Gesunde Zellen werden, wie im Fall von Resveratrol und Chlorophyll, nicht angegriffen. Krebspatienten sind gut beraten, wenn sie Olivenöl auf ihren täglichen Speiseplan setzen, genauso wie Beeren, Salat, Trauben, Nüsse, Kurkuma und Avocado. Der Verzicht auf Zucker und Fleisch aus fragwürdiger Tierhaltung ist ebenfalls hilfreich. Inzwischen mehren sich Studien, deren Ergebnisse berechtigten Anlass zur Hoffnung geben, dass solch eine Ernährungsumstellung sich äußerst positiv auf die Behandlungserfolge einer Krebserkrankung auswirkt beziehungsweise einen präventiven Nutzen hat.

Statt nur Olivenöl zu verwenden, empfehle ich Ihnen den Verzehr der ganzen Olive. Es ist wie immer besser, die gesamte Frucht zu essen, als nur das Öl oder den Saft zu verwenden. Viele Substanzen und Nährstoffe gehen bei der Gewinnung von Saft oder Öl verloren. Hinzu kommt, dass diese Produkte immer behandelt werden müssen, um haltbar zu bleiben.

Die Einflüsse von Polyphenolen, Terpenen, Alkaloiden und Steroiden auf unsere Zellen sind so umfassend und komplex, dass wir hier nicht detailliert darauf eingehen können. Aber Sie erinnern sich, dass diese Substanzen Methylgruppen auf Genabschnitte setzen, die uns krank machen können, dass sie DNA-Schutzenzyme wie Sirtuine und die Telomerase aktivieren, dass sie Insulinrezeptoren blockieren, wodurch die Zellalterung verlangsamt wird, weil sich die einzelnen Zellbestandteile wieder regenerieren können, die Müllabfuhr der Zelle funktioniert, der Zelltod eingeleitet wird, wenn es erforderlich ist, und dass sie die Mechanismen der Entzündungskette hemmen bzw. Prozesse zur Bildung körpereigener Antioxidanzien ankurbeln.

So besonders die Studienergebnisse über Oliven auch anmuten, außergewöhnlich sind sie mitnichten, denn fast alle Pflanzen enthalten – in unterschiedlicher Form – sekundäre Pflanzenstoffe. Hervorzuheben ist lediglich, dass sie in Oliven in besonders hoher Konzentration vorkommen. Der Verzehr einer kleinen Handvoll Oliven geht also mit großem gesundheitlichen Nutzen einher. Um es überspitzt zu formulieren: Wer täglich Trauben, Nüsse und Oliven isst, wird in der Regel weder Cholesterinsenker noch Blutdruckmedikamente benötigen.[114]

Kreuzblütler

Zu den Kreuzblütlern gehören Gemüsekohl wie Brokkoli oder Pak Choi und Rübensorten wie Radieschen. Das Besondere an Kreuzblütlergemüsen sind auch hier wieder einmal die sekundären Pflanzenstoffe, Vitamine, Proteine und Elektrolyte, die in einer noch nicht gänzlich verstandenen Wechselwirkung miteinander stehen. Allerdings wurde den sogenannten Glucosinolaten und hiervon insbesondere den Senfölglykosiden und Sulforaphanen eine besondere Wirksamkeit als Schutz vor Krebserkrankungen nachgewiesen. Studien konnten umfassend belegen, dass Brokkoli und Radieschen, aber auch Weißkohl, Rotkohl, Rettich, Kohlrabi, Wirsing, Steckrüben und Brunnenkresse Männer vor Prostata- und Frauen vor Brustkrebs schützen können. Der tägliche Verzehr eines dieser Gemüse kann das Risiko von Prostatakrebs halbieren.[115]

Und wieder treffen wir hier auf unseren Freund, den Weißkohl. Am besten genießen Sie ihn in Form von Sauerkraut, sodass Sie neben den Senfölglykosiden und Sulforaphanen auch Ballaststoffe und Milchsäurebakterien aufnehmen.

Tatsächlich haben die für die krebshemmende Wirkung so wichtigen Sulforaphane im Kreuzblütlergemüse eine Sonderstellung, weil sie nur in diesen Pflanzen vorkommen. Ähnlich wie beim Knoblauch wird die heilsame Substanz der Sulforaphane erst durch das Anschneiden oder Kauen aktiv, wodurch das hierfür benötigte Enzym in Gang gesetzt wird. Wird das Gemüse gekocht, stoppt diese enzymatische Reaktion und der Schutz gegen Prostata- und Brustkrebs geht verloren. Die Sulforaphane mit ihren vielfältigen Wirkungsweisen werden erst durch das Enzym Myrosinase aus einer inaktiven Vorstufe produziert, welches durch das Aufbrechen, Kauen oder Anschneiden aktiv wird. Für die Produktion benötigt das Enzym nach dem Anschneiden etwa 30 bis 45 Minuten. Essen Sie Kreuzblütler also roh oder kochen Sie das Gemüse erst 30 bis 45 Minuten nach dem Anschneiden, damit sich die Wirkungskraft voll entfalten kann.

Wenn Sie sich in besonderer Weise vor geschlechtsspezifischen Erkrankungen wie Brust- oder Prostatakrebs schützen wollen, rate ich Ihnen zum regelmäßigen Verzehr von rohem Kreuzblütlergemüse.[116]

Leinsamen

Wenn Sie sich vor Prostata-, Brust- und Darmkrebs schützen wollen, dann darf auch die Verwendung von Leinsamen nicht fehlen. Bei Bevölkerungsgruppen mit besonders niedrigen Prostatakrebsraten ließ sich in der Prostataflüssigkeit ein hohes Vorkommen von Lignanen nachweisen. Lignane sind in Soja und Leinsamen besonders hoch konzentriert und es wird ihnen eine Schutzwirkung gegen Prostatakrebs zugesprochen. Studien zeigten, dass durch den täglichen Verzehr von Leinsamen Prostatakrebspatienten deutlich niedrigere PSA-Werte (Prostataspezifisches Antigen) erreichten; einige konnten ihre PSA-Werte sogar normalisieren. Auch die Schwere der Form der Zellwucherungen konnte durch den Verzehr von Leinsamen gravierend reduziert werden.[117]

Leinsamen sollten immer ungeschrotet gekauft werden und erst kurz vor dem Verzehr geschrotet werden. (Schrotet man sie gar nicht, werden sie unverdaut ausgeschieden.) Grund hierfür ist der hohe Anteil an ungesättigten Omega-3-Fettsäuren, die nach dem Schroten schnell oxidieren und dann unwirksam sind. Omega-3-Fettsäuren spielen aber auch als genereller

Schutz vor Krebs eine große Rolle, weil sie entzündungshemmend wirken. Entzündungen sind der Nährboden für die Entwicklung von Krebs, sodass man Leinöl bzw. den Omega-3-Fettsäuren in Leinsamen auch eine große Bedeutung beim Schutz vor Krebs zusprechen muss. Es hilft also tatsächlich nicht, gesunde Produkte zu verzehren, wenn sie nicht sachgemäß zubereitet werden. Wer Brokkoli vor dem Dünsten nicht anschneidet und Leinsamen nicht kurz vor dem Verzehr schrotet, kommt nicht in den Genuss der gesundheitsfördernden Schutzfunktion.

Rote Bete

In meiner Kindheit und Jugend und noch bis zu meinem 40. Lebensjahr habe ich Rote Bete zutiefst verabscheut. Als ich dann von der gesundheitlichen Wirkung erfuhr, habe ich mich natürlich gezwungen, sie öfter zu essen – allerdings kam noch immer keine rechte Freude bei mir auf. Wirklich genießen kann ich Rote Bete heute erst durch die Art und Weise, wie meine Frau sie zubereitet, in Kombination mit Hummus, Olivenöl und Chili ist sie sogar zu einem Lieblingsprodukt geworden.

Für Sportlerinnen und Sportler, aber auch generell für alle, hat ihr hoher Gehalt an Nitraten, den man ebenfalls in Blattsalat findet, eine wesentliche gesundheitliche Bedeutung durch die Erweiterung der Blutgefäße. In der Medizin wird dieser Effekt auch in Form eines Nitrosprays als Soforthilfe bei Angina-pectoris-Anfällen (Durchblutungsstörung der Herzkranzgefäße) genutzt.

Die Nitrate erweitern aber nicht nur die Blutgefäße, sondern scheinen zusammen mit anderen sekundären Pflanzenstoffen auch dafür zu sorgen, dass die Zellen unseres Körpers mit der gleichen Menge Sauerstoff mehr Energie gewinnen können.

Studien konnten aufzeigen, dass die Zufuhr von Rote Bete kurz vor einer sportlichen Aufgabe entweder den Sauerstoffbedarf für die gleiche Leistung in Vergleichsgruppen um bis zu 20 Prozent reduzierte oder sich die Leistungswerte bei gleicher Sauerstoffmenge um 20 Prozent verbesserten im Vergleich zu den anderen Gruppen.[118] Es ist für mich kaum nachzuvollziehen, warum nach wie vor so wenige Vereine, Trainer aber auch Ärzte auf diese Naturprodukte für den Spitzensport zurückgreifen. Außerdem hat diese Erkenntnis auch eine entsprechende Auswirkung auf unsere Gesundheit. Zellen, die leistungsfähiger sind und ihre Energiebereitstellung pro Sauerstoffmolekül verbessern, entfernen sich von einem präkanzerösen Stadium der Seneszenz und neigen weniger stark zu Entartung oder genereller Erkrankung.

Wassermelone

Wassermelonen haben einen erheblichen Vorteil: Sie schmecken eigentlich allen. Gerade bei Kindern, die von Natur aus wählerisch sind, ist das ein Vorteil. Betrachtet man die enthaltenen Nährstoffe und den in Studien nachgewiesenen gesundheitlichen Nutzen, sollte man Wassermelone möglichst oft auf den Speiseplan setzen – leichter kann man Kindern etwas Gesundes kaum zuführen.

Neben ihrem hohen Anteil an den Vitaminen A und C enthält die Wassermelone Citrullin und Lycopin. Aus Citrullin entsteht die Aminosäure L-Arginin; mit ihrer Hilfe wird – ähnlich wie bei Rote Bete – Stickstoffmonoxid und Stickoxid gebildet. Diese beiden Substanzen sorgen über den Mechanismus der Gefäßentspannung und -erweiterung für eine erhöhte Durchblutung von Gefäßen und damit von Geweben. Auf diese Weise kommt es zur effizienten Bekämpfung von Herz-Kreislauf-Erkrankungen und auch Symptome einer erektilen Dysfunktion lassen sich so lindern.[119]

Ebenfalls besonders an der Wassermelone ist ihr hoher Anteil an Lycopin: 150 Gramm enthalten mehr Lycopin als eine durchschnittlich große Tomate. Lycopin ist ein Carotinoid, wie auch die Betacarotine aus der Karotte, die daher ihren Namen hat. Aufwendige Studien wie die *Physicians' Health Study* belegten einen Zusammenhang zwischen niedrigen Lycopinwerten und vergleichsweise frühen Todesfällen sowie einem deutlich vermehrten Auftreten von Herz-Kreislauf-Erkrankungen wie

Schlaganfall und Herzinfarkt. Andere Studien zeigten, dass geringere Prostatakrebsraten und niedrige Cholesterinspiegel mit einem hohen Lycopinspiegel im Blut in Zusammenhang stehen.[120]

Aloe vera

Bereits von den alten Ägyptern wurde vor 5000 Jahren Aloe vera als die Pflanze der Unsterblichkeit bezeichnet. In ihr kann heute schon eine ganze „Apotheke" an Inhaltsstoffen nachgewiesen werden und es werden immer noch weitere entdeckt. Je nach Quelle wird von 200 bis 400 wirksamen und für den Erhalt der Gesundheit elementaren Wirkstoffen gesprochen. Hauptbestandteile sind etliche Vitamine, sogar geringe Mengen Vitamin B_{12}, das in Pflanzen nur noch selten enthalten ist, weil wir diese durch übermäßig gründliches Waschen von dem Schmutz befreien, in dem Bakterien noch Vitamin B_{12} produzieren, Anthrachinone und Aloin, die unsere Verdauung anregen, etliche wichtige sekundäre Pflanzenstoffe sowie eine Vielzahl von Enzymen, die dabei helfen, unsere Zellfunktionen zu regulieren.

Ich muss zugeben, dass ich anfangs äußerst skeptisch war in Bezug auf die viel gepriesenen Wirkungen. Zu viele Wunderheiler versprachen nahezu jeden Effekt durch die Anwendung von Aloe vera, unter anderem sollte es ein Allheilmittel gegen Krebs und andere chronische Erkrankungen sein.

Mein Interesse an der Pflanze wuchs jedoch, als ich selbst bei einer Patientin die Wirkung des Saftes beobachten konnte. Durch einen eher zufälligen Kontakt zu einer Aloe-vera-Farm auf den Balearen kam ich ins Gespräch mit dem Besitzer, der von den Auswirkungen bei Tieren und Menschen berichtete; vor allem betraf es den Zuckerstoffwechsel und das Immunsystem. Inzwischen arbeitet er mit Ärzten zusammen, die sich aufgrund von Laborwerten und dem Wohlbefinden der Patienten entschieden hatten, Aloe vera regelmäßig einzusetzen. Bis zu diesem Zeitpunkt war mir lediglich bekannt, dass Aloe vera wegen des hohen Anteils an Aloin in den Blättern abführend wirkt und äußerlich angewendet Entzündungen lindern kann.

Nach der Durchsicht und Analyse von Hunderten von Studien war ich beeindruckt, welche Wirkungsbreite von dieser Pflanze offensichtlich ausging. Es gab zahlreiche nachhaltige Untersuchungsergebnisse, die auf seriöser Studienbasis erstellt wurden und unabhängig von den Instituten und Universitäten annähernd gleiche Ergebnisse hervorbrachten. Insbesondere wirkt Aloe vera demnach:

- immunmodulierend
- antibakteriell
- antiviral
- entsäuernd
- antineoplastisch

Außerdem wirkt sich Aloe vera positiv aus auf:

- Zuckerstoffwechsel
- Asthma
- Hauterkrankungen
- Gelenkbeschwerden

Eine Studie beeindruckte mich besonders: Sie wurde an der medizinischen Fakultät der Universität Milano-Bicocca in Monza mit 240 Probanden durchgeführt und widmete sich der Begleitung von schwerkranken Patienten mit unterschiedlichen Krebsdiagnosen. Hierzu gehörten Patienten mit Lungen- aber auch Bauchspeicheldrüsenkrebs. Gerade Bauchspeicheldrüsenkrebs gilt als unheilbar und führt innerhalb von maximal 12 Monaten zum Tod. Die Patienten wurden über Jahre parallel zur Behandlung mit klassischer Chemotherapie mit 3-mal täglich 10 ml Aloe-vera-Saft, gemischt mit Honig und kleinen Mengen Alkohol, versorgt. Die Ergebnisse waren erstaunlich: Alle Patienten profitierten von der Aloe-vera-Gabe in Form von deutlich reduzierten Nebenwirkungen der Chemotherapie. Es kam zu geringeren Wassereinlagerungen, weniger Haarausfall und Übelkeit. Diese Ergebnisse sprechen für eine deutlich geringere Schädigung der gesunden Zellen durch die Chemotherapie. Gleichzeitig wurde die Wirkung der Chemotherapie auf die Krebszellen erhöht. Der Tumorrückgang war bei allen Krebsformen deutlich verbessert und die Überlebensraten mehr als auffällig verlängert. Im Durchschnitt verlängerte sich die Lebenszeit der Teilnehmer um drei Jahre.[121] Man muss allerdings erwähnen, dass hier Aloe vera inklusive der Blätter verabreicht wurde, die einen hohen Anteil an Anthrachinonen wie Aloin enthalten, welche für Krebszellen zytotoxisch sind. Allerdings sind diese in den meisten Ländern Europas nicht zugelassen. Aloe vera wird nur ohne Blätter aus dem reinen Blattgel erzeugt und somit wurde zumindest in dieser Studie nicht geklärt, ob auch die Gelbestandteile diese protektive Wirkung mit ausgelöst haben.

Die antikarzinogene Wirkung von Aloe vera war aber auch Gegenstand etlicher anderer Studien. Wesentliche Ursachen für die verbesserte Wirksamkeit der Krebstherapie waren immunaktivierende Substanzen, welche die Killerzellen des Körpers aktivierten. Die geringeren Nebenwirkungen von Chemotherapien wurden der Schutzwirkung durch Acemannan aus Aloe vera zugeschrieben, einem Mehrfachzucker, der sich in die Zellmembranen einbauen lässt und von dort die Funktion und den Schutz der Zelle verbessern kann. Acemannan ist es auch, das für die Optimierung des Zuckerstoffwechsels und eine verbesserte Funktion der Gelenke verantwortlich gemacht wird. Die Gelenkschmiere, die wir für eine im wahrsten Sinne des Wortes reibungslose Gelenkfunktion benötigen, besteht aus genau dieser Art von Mehrfachzuckern, wie Acemannan sie darstellt.

Beim Zuckerstoffwechsel wird der positive Einfluss von Aloe vera einer verbesserten Funktion der Zellstrukturen und einer geringeren Resorption von Zucker im Darm zugeschrieben. Acemannan und weitere Ballaststoffe wie Cellulose können die Resorption von Zucker durch die Stärkung der Darmmukosa und durch eine verbesserte Mikroflora erreichen. Sie erinnern sich an unser Dauerthema: Ballaststoffe bedeuten

Wachstum von gesunden Milchsäurebakterien, die wiederum Zucker in Milchsäure umwandeln.

Nach Durchsicht der Studien musste man dem Acemannan in Aloe vera die wichtigste Funktion zusprechen. Heute gilt der Anteil an Acemannan auch als das wesentliche Qualitätskriterium für die Güte des Produkts. Vermutlich spielt aber auch hier die synergistische Wirkung aller Inhaltsstoffe eine wichtige Rolle.

Ein Nährstoff, dem ursprünglich das Interesse der Medizin galt, war Aloin. Aloin wirkt abführend, sodass man den Stoff isolierte, um ein Abführmittel zu produzieren. Es ist eigentlich unfassbar, wie man eine so gesundheitsfördernde Pflanze zu einem reinen Abführmittel verkommen lassen kann. Hinzu kam, dass in einem zweijährigen Versuch mit Ratten, denen isoliertes Aloin verabreicht wurde, diese an Darmkrebs erkrankten. Das Gerücht, dass Aloe vera an der Entwicklung von Neoplasien (Krebs) beteiligt sein soll, hält sich leider hartnäckig.

Tatsächlich ist das Aloin aus den Blättern der Aloe vera eine Art Pflanzenschutz gegen Fressfeinde, genau wie viele andere sekundäre Pflanzenstoffe auch. Wenn wir die Pflanze in natürlicher Form zu uns nehmen, geht jedoch keine Gefahr von ihr aus. Lediglich isolierte Substanzen sind für uns schädlich – sonst hätten sicherlich nicht Naturvölker über Jahrtausende hinweg Aloe vera in ihrer natürlichen Form genutzt. (Es ist zu befürchten, dass dem isolierten Kurkumin aus der Kurkumawurzel ein ähnliches Schicksal bevorsteht.)

Auch die Wirkung auf den Zuckerstoffwechsel hat mich vor allem durch eine praktische Erfahrung nachhaltig beeindruckt. Nach einer intensiven Beschäftigung mit der Pflanze und ihren möglichen Anwendungen beim Menschen besprach ich mit einer Patientin, Aloe vera für ihren Typ-2-Diabetes auszuprobieren. Es war die Zeit des Sommermärchens, der Fußballweltmeisterschaft 2006 in Deutschland. Die Patientin war ein typischer Fall für eine erworbene Diabetes-Erkrankung: Hoher Zucker- und Fettkonsum über Jahre, begleitet von Übergewicht, Bluthochdruck und hohem Cholesterinspiegel. Dieses Vorstadium wird als Metabolisches Syndrom bezeichnet.

Inzwischen hatte sich ihr Diabetes durch hohe Zuckerwerte im sogenannten oralen Glukosetoleranztest manifestiert. Ein Messwert, an dem sich die Schwere der Erkrankung ablesen lässt, ist neben dem Blutzuckerwert der sogenannte HbA1c-Wert. Zucker gehen gerne mit Proteinen Verbindungen ein, die alle Gewebestrukturen und die regelgerechte Funktion des Körpers stören. Ist der HbA1c-Wert hoch, kann man von einer hohen Zuckerbelastung mit einem ausgeprägten schädlichen Einfluss über bereits längere Zeit ausgehen. Je geringer der Wert ist, desto weniger war der Körper in der Vergangenheit den schädlichen Einflüssen von Zucker ausgesetzt.

Da die Patientin die Fußballspiele nur mit Fast Food und Knabberkram genießen konnte, war während der Weltmeisterschaft ihre Ernährung im Prinzip nicht veränderbar. Dennoch konnte ich sie überreden, Aloe vera auszuprobieren. Der verwendete Saft hatte einen besonders hohen Gehalt an Acemannan.

Nach nur fünf Wochen hatte sich etwas Erstaunliches ereignet: Die Kontrolle des HbA1c-Wertes ergab eine Senkung von 9 Prozent auf 5,5 (das bedeutet, dass nur noch 5,5 statt 9 Prozent der Hämoglobinmoleküle „verzuckert“ sind) – er hatte sich also tatsächlich ohne weiteres Zutun nur durch den Aloe-vera-Saft normalisiert. Zudem berichtete die Patientin, dass sie die Insulindosen deutlich reduzieren musste, weil die Zuckerwerte erheblich abgesunken waren. Heute muss man sogar davor warnen, Aloe vera ohne regelmäßige Blutzuckerkontrollen bei Diabetikern anzuwenden, weil es sonst zu einem hypoglykämischen Schock kommen kann, also zu einer Unterzuckerung, die für die Zellen – insbesondere die Gehirnzellen – tödlich sein kann.

Dieses für mich damals nahezu unglaubliche Resultat ließ sich bei inzwischen mehr als 200 Patienten wiederholen. Nichts, aber auch gar nichts, was wir bislang an Nahrungsprodukten anwenden konnten, hatte einen so massiven Einfluss auf den Zuckerstoffwechsel – auch kein

Medikament, mit Ausnahme natürlich von Insulin. Leider hat die Anwendung von Insulin etliche Nebenwirkungen, die Sie mit Sicherheit nicht gerne in Kauf nehmen möchten. Mir ist es ein Rätsel, warum bisher nur wenige Diabetologen mit Aloe vera arbeiten. Und das, obwohl die Studienlage Bände spricht über die Effekte einer Therapie mit hochwertiger Aloe vera.[122]

Weitere Auswirkungen, die mit der Anwendung von Aloe vera einhergehen, sind ein festeres Bindegewebe, ein reineres Hautbild, eine beschleunigte Gewichtsabnahme, ein niedrigerer Blutdruck, verminderte Gelenkschmerzen, Rückgang von Entzündungen, rasche Linderung von Magenschmerzen und Sodbrennen, die Förderung einer gesunden Darmflora und vor allem ein deutlich verbessertes Lebensgefühl.

Alle diese Beobachtungen wurden in einer Vielzahl von Studien wissenschaftlich belegt, die Sie im Anhang vorfinden. Ich vertraue Studien eigentlich ungern, weil sie sowohl in die eine als auch in die andere Richtung eine wahre Aussage treffen können, die sich dann am Ende aber widersprechen. Das Beispiel der Antioxidanzien wurde bereits genannt: Ja, freie Radikale können der Zelle schaden und zu schneller Zellalterung führen. Und ja, Antioxidanzien können diese Radikale abfangen und binden, das wurde in etlichen Studien zweifelsfrei nachgewiesen. Und doch haben andere Untersuchungen gezeigt, dass die Gabe von konzentrierten und künstlich isolierten Antioxidanzien uns schaden kann, weil diese unsere körpereigene Produktion von Antioxidanzien hemmen und weil freie Radikale durch diese künstlichen Produkte gebunden werden, obwohl wir genau diese Sauerstoffradikale für die Abwehr von Krebszellen und Erregern benötigen. Aus diesem Grund vertraue ich in die Wirkweise von Pflanzenkonzentraten und nicht in isolierte Wirkstoffe. Zudem ist mir wichtig, die Ergebnisse der Anwendung in der Praxis zu sehen. Hier kann man leicht eine Vielzahl von Patienten mit vergleichbaren Voraussetzungen betrachten und über die Laborergebnisse, das äußere Bild und an deren Wohlbefinden sehen, wie sich die Inhaltsstoffe der angewendeten Naturprodukte ausgewirkt haben.

Durch den Rückgang von Entzündungen, das festere Körpergewebe – von der Haut über die Organe bis hin zu den Gelenken – sowie die systemische Entsäuerung sehen die Patienten schon nach 8 bis 12 Wochen deutlich erholter aus. Eventuell bestehender Mundgeruch wird durch die Entsäuerung und Bekämpfung von Entzündungen ebenfalls deutlich reduziert. Kombiniert man Aloe vera mit Kurkuma, grünem Tee, Olivenöl und Zistrose aus Wildsammlung, erzielt man noch bessere Ergebnisse. Warum der hierzulande leider weitgehend unbekannte Zistrosentee so hilfreich ist, werden wir im folgenden Abschnitt sehen.

Zistrose

An der Universität Leipzig und auch an der Berliner Charité laufen seit geraumer Zeit Forschungsprojekte zur Zistrose (*Cistus*), denn die Mittelmeerpflanze scheint bei schweren viralen Erkrankungen für die Genesung förderlich zu sein. Man prüft, ob bei Erkrankungen wie Hepatitis, HIV, Gürtelrose und Borreliose die Anwendung von Zistrose einen besseren Verlauf der Behandlung bewirken kann. Hierzu existieren auch schon einige vielversprechende Studienergebnisse für den Einsatz bei bakteriellen und viralen Erkrankungen.

Kennengelernt habe ich die Zistrose jedoch nicht als Arzt, sondern als Hundebesitzer. Wer einen Hund hat, nutzt oft auch die Ampullen, deren Inhalt ins Fell des Tieres geträufelt wird, um den Hund vor Zecken – und damit vor Borrelien bzw. Borreliose – zu schützen. Borreliose ist eine schwere Erkrankung bei Mensch und Tier, die mit einer Entzündung der Haut beginnt und sich über die Blutgefäße zu den Gelenken ausbreitet. Später kommt es zu Störungen des Herzmuskels und irgendwann zur gefürchteten Neuroborreliose; in diesem Stadium ist das Gehirn betroffen und es kommt zu Gangstörungen sowie schweren neurologischen Veränderungen, die zum Tode führen können.

Die Ampullen und Mittel, die der Tierarzt verschreibt, sind Nervengifte, die in aller Regel aber nicht nur die Zecke töten oder den Hund vor

Mückenstichen schützen, sondern auch das Tier selbst krank machen können. Eigentlich kommt es immer zu Veränderungen, wenn diese Art von Produkten angewandt wird, und diese sind weder erfreulich für den Hund noch für den Hundebesitzer.

Aus diesem Grund habe ich einen Eigenversuch mit Zistrose gestartet, denn Untersuchungen von Tierarztpraxen konnten in einem Fall zeigen, dass bei der Anwendung von Zistrose der übliche Zeckenbefall von Hunden um mindestens 90 Prozent zurückging, sobald man täglich Zistrosenextrakt unter das Futter mischte. Bis heute hatte unser Hund nie wieder eine Zecke und das ist nun mehr als fünf Jahre her. Die Auswirkungen von Zistrose bei der Behandlung von viralen Erkrankungen können wir jedoch im Eigenversuch und an Patienten nicht wirklich beurteilen, sodass wir uns hier auf Studien verlassen müssen. Es ist kaum möglich, bei einer generellen Ernährungsumstellung ein verbessertes Immunsystem einem spezifischen Produkt zuzuordnen. Hier müsste man bereits bei noch bestehendem ungünstigem Ernährungsverhalten und großer Infektanfälligkeit oder aber eben bei schweren Verläufen von Borreliose bzw. Herpeserkrankungen beobachten, ob die Schutzfunktion einsetzt. Auffällig ist aber, dass Patienten mit wiederkehrendem Lippenherpes davon verschont bleiben, wenn sie täglich Zistrose zu sich nehmen. Bisher konnten wir bei allen Patienten, die unter Lippenherpes leiden, diesen Erfolg über einen Zeitraum von Jahren beobachten.

Die Wirkung der Zistrose basiert sehr wahrscheinlich auf vielschichtigen Ursachen. Der Strauch steckt voller Harze, Öle, Polyphenole, also Antioxidanzien. Die Kombination aus Harzen und Ölen erzeugt einen spezifischen Geruch, den Zecken offensichtlich nicht besonders schätzen. Probieren Sie es bei sich oder Ihrem Vierbeiner aus – die Wirkung ist erstaunlich. Bezüglich der Wirkung von Zistrose auf Borrelien veröffentlichte die Universität Leipzig im Jahr 2010 eine Studie, laut der diese ätherischen Öle offensichtlich eine tödliche Wirkung auf die Bakterien haben.[123]

Die gleichen Öle sind es wohl auch, die sich bei viralen Erkrankungen wie eine Art Hülle um das Virus legen und so verhindern, dass es an den Wirt (also die Zelle) andocken, eindringen und sich vermehren kann. In dieser Beziehung scheint die Zistrose wirkungsvoller als jede Grippeimpfung zu sein, welche sich immer nur spezifisch gegen die Oberflächenantigene richten kann. Da sich diese regelmäßig ändern, ist mit jeder neuen Epidemie, also jedes Jahr, ein neuer Impfstoff vonnöten. Zistrose hingegen macht bezüglich dieser Oberflächenveränderungen keinen Unterschied und ist auch bei neuer Gestaltung der Oberfläche des Virus wirksam.

In der Berliner Charité konnte in einer Studie mit mehr als 160 Patienten im Jahr 2009 nach der Gabe von Zistrose ein gravierender Rückgang von Entzündungszeichen im Blut bei viralen Grippeerkrankungen festgestellt werden, während die Teilnehmer der Kontrollgruppen unter der Gabe von Placebo-Präparaten diesen Rückgang in deutlich geringerem Umfang zeigten.[124]

Beschäftigt man sich mit den weltweit ablaufenden Studien zu Zistrose, muss man eine Wirksamkeit in dem hier geschilderten Sinne unterstellen. Für mich gehört Zistrose zu einem Pflichtprodukt bei der Prophylaxe und Behandlung viraler und bakterieller Erkrankungen. Gerade in Zeiten der Corona-Krise, aber eben auch in Hinblick auf die generelle Betrachtung von viralen Erkrankungen, möchte ich darauf aufmerksam machen, dass Zistrose nicht nur *in vitro*, sondern auch in Tierversuchen mit Mäusen einen Schutz vor viralen Erkrankungen wie Influenza, HIV und Herpes aufzeigen konnte. Es gibt also Hinweise, dass Zistrose auch für einen verbesserten Schutz von Menschen vor Viren in Betracht gezogen werden könnte. Entsprechende Studien stehen noch aus, sodass sich generelle Aussagen zur Wirksamkeit von Zistrose als Schutz vor Viren, insbesondere Coronaviren, verbieten. Dennoch halte ich es für sinnvoll, dass diese Pflanze bezüglich ihrer Wirksamkeit beim Menschen zum Schutz vor Viren in jedem Fall weiter untersucht werden sollte.[125]

Löwenzahn

Bis vor Kurzem dachte ich noch, dass Löwenzahn etwas ist, womit man lediglich Pferde füttern kann. Mir war nicht bewusst, welche Heilkraft von den Blättern und Wurzeln ausgeht.

In Studien zeigte der Gewöhnliche Löwenzahn (*Taraxacum*) seine Wirkung auf Prostata- und Leukämiekrebszellen: Bei der Einnahme von Wurzelextrakten und Wurzeltees kam es zur Einleitung der Selbsttötung von Krebszellen. Diese Fähigkeit schalten Krebszellen bewusst aus, um sich vermehren zu können. In einem gesunden Organismus oder bei einer regulären Zellfunktion würde die Zelle sich in einem bestimmten Zustand der eingeschränkten Zellfunktion selbst töten. Man nennt dies Apoptose. Durch die Einnahme bestimmter sekundärer Pflanzenstoffe erlernt die Zelle diesen Mechanismus wieder und es kommt zur Hemmung des Krebswachstums bzw. zum Rückgang des Tumorgewebes.[126]

Der genaue Wirkmechanismus ist noch weitgehend unbekannt; wie immer ist es eben das Zusammenspiel aller Inhaltsstoffe der Pflanze und auch die Wirkung ist selektiv. Das bedeutet, dass nur die Krebszelle dazu angeleitet wird, sich selbst zu töten, nicht aber die gesunden Zellen. Davon träumen Forscher ein Leben lang: Ein Medikament zu entwickeln, das nur Krebszellen angreift und gesunde Zellen verschont. Dabei ließe es sich doch so einfach im Garten finden ... Die „Apotheke" des Löwenzahns ist reichhaltig: Löwenzahn enthält etwa 30-mal so viel Vitamin C wie Kopfsalat. Somit decken bereits 48 Gramm Löwenzahn den empfohlenen Tagesbedarf. Außerdem finden sich Triterpene darin, diese Bitterstoffe regen die Verdauungsdrüsen an, und er liefert die Vitamine A, E und K. Statt Mangan- und Magnesiumtabletten zu nehmen, geben Sie einfach etwas Löwenzahn in Ihren Smoothie. Kalium, Kalzium und Eisen enthält er auch noch.

Die Inuline im Löwenzahn sind Ballaststoffe, die wir auch im bereits erwähnten Topinambur finden, und die unsere gesunden Bakterien in der Darmflora ernähren. Sie erinnern sich vielleicht an die erwähnten künstlichen Darreichungsformen von Inulin, die in Apotheken und Reformhäusern recht unkritisch über die Theke wandern. Dabei konnten Studien, deren Ergebnisse in renommierten Fachzeitschriften publiziert wurden, zeigen, dass diese Art der Inulinzufuhr das Risiko, an Leberkrebs zu erkranken, deutlich erhöht.

Sparen Sie sich also Ihr Geld und pflücken Sie lieber ein wenig Löwenzahn (möglichst fernab von Straßen und Hundetoiletten). Diesen können Sie dann in einem Saft verarbeiten, der idealerweise auch Sellerie enthält.

Sellerie

Auch Sellerie (*Apium*) ist in unseren Küchen viel zu selten vertreten. Zwar ist Selleriesaft in der Anti-Aging-Industrie derzeit eine Modeerscheinung und wird auch bei Fastenkuren gerne angewandt, aber generell wird die Knolle in der Küche kaum beachtet.

Der Hype um die Fastenkuren ist natürlich nicht unbegründet. Schon die alten Ägypter und Römer sowie die Ureinwohner Amerikas wussten um die heilende Wirkung der Entschlackung mithilfe der Knolle. Sie fördert den Abtransport von Giften, regt die Verdauung an, stärkt das Immunsystem, liefert dem Darm fantastische Ballaststoffe, entwässert bei Bluthochdruck und hellt die Stimmung auf.

Sellerie ist reich an Flavonoiden wie Apigenin, das auch in Artischocken vorkommt. Apigenin hat die Fähigkeit, Krebszellen anzugreifen und im Stadium der DNA-Verdopplungsphase stört es die Zellteilung. In Studien wurde seine Wirkung gegen Krebs nachgewiesen und ich hoffe, dass dieses Buch dazu beitragen kann, dass Sie sich diese Substanz über Sellerie, aber auch Petersilie und Artischocke zuführen, um sich vor Krebs zu schützen, statt sich Nahrungsergänzungsmittel zu kaufen. Schlussendlich geht es nicht nur um die potenziell schädliche Wirkung von isolierten Extrakten, wie beispielsweise Aloin aus Aloe vera, sondern auch darum, dass nur frische Pflanzen die volle Heilkraft entfalten können und wir bis zu 100 Prozent der Inhaltsstoffe über die verschiedenen Verfahren zur Herstellung und Haltbarmachung verlieren.

Weitere Inhaltsstoffe in Sellerie sind Vitamin C in recht hohen Mengen, die Vitamine B und E sowie hohe Anteile an Phosphor und Kalzium. Aus diesem Grund verwendet man Sellerie auch häufig bei der Behandlung von Osteoporose.

Koriander und Petersilie

Flavonoide wie Apigenin aus Artischocken und Sellerie sind Substanzen, die toxisch auf Krebszellen wirken. Diese sind ebenfalls in Petersilie enthalten, sodass Sie jedes Mal, wenn Sie daran denken, diese etwas kantigen Blätter in einem Essen zu verarbeiten, sich damit vor Krebs schützen. Wenn Sie Petersilie nicht so gerne mögen, versuchen Sie es doch mit einer Handvoll im Smoothie.

Ich mische Petersilie gerne mit Koriander. Beide Blätter ähneln sich in ihrer Zusammensetzung und sind doch verschieden. Sie ergänzen sich in idealer Weise, man sagt auch, Koriander ist die Petersilie Asiens. Leider ist es mit dem Koriander wie mit Topinambur: Es gibt zwei Lager – man liebt ihn oder hasst ihn.

Kommen wir zurück zur Petersilie: Kein Kraut liefert mehr Vitamin C als Petersilie, fast 150 mg Vitamin C sind in 100 g Petersilie enthalten. Es ist erstaunlich, dass Vitamin-C-Tabletten dennoch so hoch im Kurs stehen. Zudem enthält Petersilie mehr Eisen auf 100 g als Rindfleisch. Wie bereits erwähnt, scheint sich im Darm die Aufnahme von Häm-Eisen nur schlecht regulieren zu lassen. Hierdurch entstehen zu viele freie Radikale im Blut, die Krebs fördern. Auf das Argument für Fleisch bezüglich der Sicherstellung des Eisenbedarfs kontere ich immer mit Petersilie. Sie ist nicht krebsfördernd und der beste Lieferant für Vitamin C und Eisen.

Und die weiteren Inhaltsstoffe in Petersilie sind noch erstaunlicher. Nahezu alle B-Vitamine sind vertreten, sogar Vitamin B_{12}. Hinzu kommen Vitamin A und Beta-Carotine, Vitamin K und Vitamin E, Chlorophyll in hohen Mengen, das die „Armee“ an Apigenin (Flavonoiden) weiter unterstützt, um Krebs einzudämmen, sowie weitere Mineralstoffe und Elektrolyte.

Koriander liefert, wie die mit ihm verwandte Petersilie, ebenfalls hohe Mengen an Vitamin C, Flavonoiden und Chlorophyll gegen Krebs sowie

Spurenelemente. Besonders reich ist er aber an Vitamin A und K und ergänzt so Petersilie fantastisch. Vitamin A schützt unsere Augen, während Vitamin K die Blutgerinnung und das Knochenwachstum anregt. Vitamin K ist wichtig für ein gesundes Knochengerüst und sollte gerade von Kindern in ausreichenden Mengen zu sich genommen werden, die sich noch im Wachstum befinden.

Koriander hat außerdem die Fähigkeit, Gifte über sogenannte Chelatkomplexe zu binden. Diese Chelatbildung findet insbesondere im Darm statt und hilft, die Belastung im Körper gerade bei einer Barrierestörung der Darmschleimhaut abzusenken. Ich setzte es regelmäßig bei Patienten mit Leaky-Gut-Syndrom ein, um schädigende Einflüsse von Schwermetallen auf Körpergewebe wie Gehirn und Leber zu reduzieren.

Gewürze

Gewürze sind Kräuter und Samenkonzentrate wie Petersilie, Pfeffer, Chili, Salz oder auch Knoblauch. Es sind Substanzen, die unser Essen geschmacklich erweitern und ihm eine besondere Note geben.

Leider ist die Tradition einer an Gewürzen reichen Küche geradezu verkümmert. Heute fordern die meisten Gäste in Restaurants nur noch Salz und Pfeffer zum Nachwürzen. Ich würde mir wünschen, dass auch so wunderbare Pflanzen und Kräuter wie Rosmarin, Thymian, Salbei, Petersilie, Koriander, Kurkuma, Knoblauch und Chili zum Einsatz kommen. Diese Kräutermischungen waren früher gang und gäbe in der Heilmedizin und auch in jeder Küche. Sie wurden genauso über das Essen gestreut, wie in Wadenwickeln verwendet.

Verwenden Sie Kräuter und Gewürze immer frisch und möglichst ungekocht. Wenn sie nur leicht erwärmt werden, bleiben die Wirkstoffe erhalten. Viele gesundheitsförderliche Substanzen werden auch erst durch Schneiden oder Kauen freigesetzt.

Knoblauch zum Beispiel verdankt seinen scharfen Geschmack dem Allicin. Erst beim Kauen wird Allicin aus Alliin gebildet. Der Kau- oder

Schneideprozess regt die enzymatische Reaktion an, die krebs- und entzündungshemmende Substanz Allicin aus Alliin zu bilden. Es nützt also gar nichts, Knoblauch im Ganzen in die Pfanne oder den Bratentopf zu legen. Weder geschmacklich noch gesundheitlich kommt die volle Wirkung hierbei zur Entfaltung. Nach dem Erhitzen müssen Sie den Knoblauch dann auch nicht mehr klein schneiden, weil das Enzym zur Bildung von Allicin durch die Hitze bereits zerstört wurde.

Zwiebeln hingegen liefern erst durch den Kochvorgang Unmengen an Quercetin. Diese Substanz schützt uns vor Entzündungen und kommt auch im Apfel vor. Äpfel und Zwiebeln als Beilage zu einer Ente haben also auch ihren gesundheitlichen Vorteil, der durch Erhitzen nicht zerstört wird.

Chili entfaltet seine Wirkung besonders durch das vorhandene Capsaicin. Eine umfassende chinesische Studie zeigte bei fast 500 000 Frauen und Männern eine lebensverlängernde Wirkung durch die tägliche Anwendung von Chili als Gewürz im Essen.[127] Auch ein beginnendes Metabolisches Syndrom in Form von Bluthochdruck, schlechten Zucker- und Fettwerten im Blut und Übergewicht konnte drastisch verbessert werden. Ähnliche Ergebnisse erhält man beim Pfeffer, der durch die mit dem Capsaicin verwandte Substanz Piperin seine entzündungs- und krebshemmende Kraft entfalten kann.

Die Rosmarinsäure aus Rosmarin und die Öle des Salbeis hemmen – wie auch Gingerol aus Ingwer – Entzündungen. Beim Salbei sind es die Öle Campher und Cineol, die neben der Bekämpfung von Bakterien und Viren auch schleimlösend wirken, weshalb sie auch beim Schutz vor und der Behandlung von bronchialen Beschwerden gerne eingesetzt werden.

Die Wirkung von Thymian, Salbei, Zistrose, Ingwer und Kurkuma in Kombination mit etwas Olivenöl und Pfeffer in einem grünen Tee ist herausragend und kann es mit einer Grippeimpfung durchaus aufnehmen.

Thymian, Salbei und Kurkuma sind ebenfalls schmackhafte Gewürze. Wenn Sie es nicht schaffen, einen daraus hergestellten Tee zu trinken, denken Sie demnächst bei der Zubereitung von Fleisch oder Fisch an eine Marinade aus Olivenöl mit Chili, Thymian, Salbei, Pfeffer und Rosmarin. Aus Frankreich kennen wir die Kräuter der Provence – riechen Sie einmal daran und Sie werden mit Sicherheit Thymian und Salbei wahrnehmen können.

Kartoffeln

Kartoffeln machen dick, heißt es, und so wird in nahezu jeder Low-Carb-Diät empfohlen, Kartoffeln zu meiden. Ich sage, heiße Kartoffeln machen vielleicht dick, wenn man sehr viele davon isst, gepaart mit fetten Soßen und viel Fleisch. Nach dem Erhitzen abgekühlte Kartoffeln machen hingegen gesund und schlank.

Kartoffeln enthalten viel Stärke. Stärke wiederum besteht aus einer langen Kette von Zuckern, die durch Enzyme im Darm aufgespalten werden und somit zu einer hohen Zuckerbelastung und eben hohen Insulinwerten im Blut führen kann. Der hohe glykämische Index, der den Blutzuckeranstieg nach dem Verzehr eines Nahrungsmittels misst, zeigt dieses Verhältnis deutlich auf.

Lässt man Kartoffeln aber abkühlen, verändert sich dieses Stärkemolekül zu einer sogenannten retrograden oder resistenten Stärke. Resistent heißt die Stärke deswegen, weil Sie vom Darm nicht mehr in Zuckermoleküle gespalten werden kann. Retrograd bezeichnet eine ehemals verdauliche Stärke, die nach dem Kühlungsprozess kristallisiert und ebenfalls unverdaulich bzw. resistent wird. Durch den Abkühlungsprozess steigt der Anteil an retrograder Stärke deutlich an und der glykämische Index sinkt um etwa 40 Prozent. So lässt sich ein schädlicher Anstieg des Insulinspiegels verhindern, der Auswirkungen auf Gewicht und Gesundheit haben würde.

Noch entscheidender ist jedoch, dass die retrograde Stärke durch Milchsäurebakterien zu Buttersäure umgewandelt wird. Diese ist ein Grundnährstoff für die Epithelzellen des Darms und folglich Grundlage für eine Regeneration im Fall von Entzündungen. Zusammen mit der Heilung der Darmepithelzellen führt diese Umwandlung wahrscheinlich auch zu einer Senkung der Glukoselast, einer Reduktion der Insulinresistenz und zur Senkung der Fettaufnahme über den Darm. Deswegen können Kartoffeln – ganz im Gegensatz zu ihrem Ruf – zu einer Gewichtsabnahme, einer verbesserten Glukosetoleranz und zu einer Reduktion von Fetteinlagerungen führen.

Kartoffeln sind reich an den Vitaminen C sowie A, B, E und K und enthalten auch Elektrolyte und Spurenelemente. Der hohe Anteil an Ballaststoffen und Mineralstoffen bindet und eliminiert Säuren; aus diesem Grund werden Kartoffeln gerne bei Magenbeschwerden und Sodbrennen eingesetzt.

Hummus

Mit das leckerste Rezept, das Sie im Buch finden, ist Harzer Käse mit Hummus, Avocado, Basilikum, Koriander, ein wenig Chili und einem guten Olivenöl. Wer mag, darf natürlich auch salzen. Diese Kombination liefert unheimlich viel Eiweiß, Spurenelemente und Vitamine. (Auf den Harzer Käse, den viele Patienten als eine reine Foltermethode empfinden, kommen wir im nächsten Abschnitt zu sprechen.)

Hummus besteht aus Kichererbsen, die zu den Hülsenfrüchten gehören. Im Nahen Osten ist Hummus in allen Ländern weit verbreitet. Seine Konsistenz ist cremig, manchmal fast sahnig, und durch die Kichererbsen liefert er eine Vielzahl von Proteinen, die reich an essenziellen Aminosäuren sind – also an Grundbausteinen von Eiweißen, die der Mensch nicht selbst bilden kann, sondern über die Nahrung aufnehmen muss.

Der hohe Anteil an den Aminosäuren Leucin, Isoleucin und Valin findet sich auch in Eiweißpulvern, die von Kraftsportlern gerne verwendet werden. Gerade die Aminosäure Leucin regt die Bildung von Muskeleiweißen an und eignet sich von daher besonders gut als Eiweißquelle für Veganer.

Für Sportler kommt hinzu, dass Kichererbsen reich an Eisen, Magnesium und Vitamin B_6 sind, das nahezu bei allen Stoffwechselprozessen eine zentrale Rolle spielt.

Da die Menschen in den westlichen Industrienationen häufig unter einem Leaky-Gut-Syndrom leiden, kommt es auch zu hohen Belastungen für die Leber. Dadurch wird sehr viel Vitamin B_6 verbraucht, das bei etlichen Entgiftungsprozessen der Leber beteiligt ist. Bei einem Mangel kommt es zu Störungen des Immun- und Nervensystems und insbesondere auch der Hämoglobinsynthese. Die Folgen können fatal sein und Grund für ein schlechtes Allgemeinempfinden oder aber unterdurchschnittliche Leistungen bei Spitzensportlern. Kichererbsen helfen hier durch die Kombination aus Eiweiß, Eisen, Vitamin B_6 und Magnesium sicher und schnell.

Wer Muskeln ausbilden und gute Leistungen erzielen will, sollte unbedingt Kichererbsen essen, die durch ihren hohen Anteil an Ballaststoffen von 6 bis 9 Prozent die ideale Nahrung für unsere erwünschten Milchsäurebakterien darstellen. Wie bereits erwähnt, führt das zu einer Abheilung des Darmepithels, wodurch dann auch die Giftbelastung der Leber gesenkt wird.

Nun besteht Hummus aber nicht nur aus Kichererbsen, sondern auch zu fast gleichen Anteilen aus Sesampaste (Tahin). Die Zelle sagt buchstäblich „Sesam, öffne Dich", wenn sie die lecithinhaltige Paste aus diesen heilsamen Körnern erhält. Lecithin ist eine fettähnliche Substanz, die für die Kommunikation zwischen den Zellen benötigt wird. Viele Menschen kennen Lecithin aus der Werbung für ein gutes Gedächtnis.

Weiterhin liefert Sesam viele B-Vitamine, hohe Mengen an Kalzium, Eisen und Eiweiße. Gerade diese Eiweiße liefern schwefelhaltige Aminosäuren, die für die Bildung von Knochen und Sehnen benötigt werden, aber auch an etlichen Entgiftungsprozessen beteiligt sind. Eine davon ist Cystein, das die Bildung von Glutathion anregt. Wenn Sie also Hummus mit Avocado kombinieren, erhalten Sie einen echten Glutathion-Cocktail. Einen Glutathionmangel sollten wir vermeiden, weil es unsere Zellen entgiftet, die körpereigene Antioxidanzien-Produktion anregt und die Zellen mit Energie versorgt. Die Kombination aus Hummus und Avocado sorgt für eine ausreichende Zufuhr von Glutathion, während

Nahrungsergänzungsmittel mit künstlich isoliertem Glutathion eher ein Risiko darstellen, als dass sie Ihren Glutathionbedarf sicherstellen könnten.

Sieht man sich an, welche Substanzen neben der Aminosäure Cystein für die Glutathionbildung benötigt werden, wird es noch verständlicher. Natürlich sind es zunächst einmal die Aminosäuren Glutaminsäure und Glycin als Grundbausteine von Glutathion. Für den Stoffwechselprozess der Synthese werden aber auch folgende Co-Nährstoffe im richtigen Verhältnis zueinander benötigt:

- Ungesättigte Fettsäuren (Docosahexaensäure)
- Alpha-Liponsäure
- Coenzym Q10
- Selen, Zink, Magnesium, Kalzium und Eisen
- Schwefelhaltige Aminosäuren
- Polyphenole

Bis auf die Polyphenole finden Sie alle diese Substanzen im Hummus. Die Sesamöle pflegen überdies Ihre Haut und der Darm freut sich über die Ballaststoffe. Zu guter Letzt liefert Sesam auch noch 40 bis 50 Prozent ungesättigte Fettsäuren, die entzündungshemmend wirken und Ihre Zellfunktionen unterstützen.

Harzer Käse

Harzer Käse enthält hohe Mengen an Spermidin. Das ist ein sogenanntes Polyamin, welches in einigen Zellen in besonders hohen Anteilen vorkommt. Hierzu gehören z. B. auch die Spermazellen, deren Bezeichnung sich von Spermidin ableitet.

Untersuchungen konnten zeigen, dass alternde Zellen einen niedrigen Spermidin-Anteil aufweisen, woraus sich schließen lässt, dass ein Zusammenhang zwischen Zellalterung und dem Gehalt an Spermidin besteht.

Dieses Polyamin spielt eine wichtige Rolle für die Zellregeneration und das Zellwachstum, zudem unterstützt es die Differenzierung und Entwicklung von Immunzellen.

Besonders interessant ist, dass Spermidin die Zellen vor einer Verzuckerung schützt. Der Anteil an den sogenannten AGEs (*Advanced Glycation Endproducts*) ist ein wichtiger Faktor für die Zellalterung und ein Indikator insbesondere für Leistungsverluste des Gehirns.

Spermidin regt auch die körpereigene Produktion von Antioxidanzien an und sorgt für einen hohen Durchsatz der „Müllentsorgung" in der Zelle durch Prozesse der Autophagie. Hierbei handelt es sich um den Selbstverzehr von Zellbestandteilen, die nicht mehr benötigt werden bzw. defekt sind.

Menschen, die älter als 100 Jahre werden, verfügen über einen hohen Anteil an Spermidin in ihren Körperzellen. Man kann also recht klar sagen, dass die Versorgung mit Spermidin für uns Menschen einen wichtigen Faktor für ein langes Leben und bei der Anti-Aging-Therapie darstellt. Weitere Quellen für Spermidin sind fermentierte Lebensmittel wie Sauerkraut, jede Form von Käse und Miso aus Sojabohnen.

Harzer Käse ist aber nicht nur reich an Spermidin, nebenbei ist er auch eine fettreduzierte Eiweißquelle. Der Cocktail aus Spermidin, schwefelhaltigen Aminosäuren, essenziellen Aminosäuren, B-Vitaminen und einer hohen Menge Kalzium, Eisen, Phosphor, Zink und Magnesium ist besser als jedes Pulver aus der Apotheke. Menschen, die nur wenig oder gar kein Fleisch zu sich nehmen, können mithilfe von Harzer Käse auch ihren Kalzium- und Vitamin-B_{12}-Bedarf decken. Ein Tipp am Rande: Harzer Käse aus dem Supermarkt schmeckt oft seifig und klebrig. Besseren Harzer Käse findet man meist im Reformhaus.

Kefir

Joghurt, Buttermilch und Kefir hatten wir schon im Kapitel zum Darm betrachtet. An dieser Stelle möchte ich nur daran erinnern, wie sehr Kefir und Joghurt sich von normaler Milch unterscheiden. Auch sie enthalten

Spermidin sowie Milchsäurebakterien für unsere Darmflora und sind eine wichtige Quelle für Vitamin D und Kalzium.

Wer Joghurt und Kefir verzehrt, lebt länger. Zumindest belegen Studien für Kefir viele gesundheitsfördernde Effekte.[128] Achten Sie besonders darauf, woher das Produkt stammt. Wie beim Sauerkraut hat Kefir oder Joghurt aus dem Supermarkt nichts mit der Qualität von unpasteurisierten Produkten zu tun, die frisch von einem Bauernhof kommen, wo die Tiere in Weidehaltung leben.

Gerade die Pasteurisation zerstört alle wertvollen Milchsäurebakterien, die Ihren Darm gesund werden lassen und Ihren Körper vor Giftstoffen schützen. Wer einen gesunden Darm hat, kann auch viele Produkte vertragen, die nicht ganz so gesund sind, aber auf die man gelegentlich trotzdem Appetit hat, beispielsweise ein Stück Pizza oder ein Croissant. Ganz sicher aber werden Sie mit einem gesunden Darm auch wieder Produkte vertragen, die Sie unbedingt benötigen, z. B. Tomaten, Äpfel, Sauerkraut, Bohnen und Getreide. All das ist zwar sehr gesund, aber eben auch reich an schwer verdaulichen Proteinen wie Lektinen und Gluten. Kefir und Joghurt helfen durch die Entwicklung gesunder Darmfunktionsschichten dabei, an diesen Proteinen nicht zu erkranken. Dann können sie sogar eine Schutzfunktion für den Darm darstellen, weil sie die Ausbreitung von Erregern hemmen.

Fisch und Fleisch

Fisch und Fleisch werden hier in einem Atemzug behandelt, um besser verständlich zu machen, dass im Grunde das eine nicht gesünder ist als das andere. Sowohl Fisch als auch Fleisch leiden oder profitieren von der Haltungsform der Tiere.

Hier gilt folgende einfache Regel: Wildfische und Wildtiere haben durch ihre natürliche Form der pflanzlichen Nahrungsaufnahme einen sehr viel höheren Anteil an ungesättigten Fettsäuren als Tiere, die mit Getreide oder Fischmehlprodukten gefüttert werden.

Ungesättigte Fettsäuren wie Omega 3 und Omega 6 sind sowohl im Fleisch von Wildfischen als auch im Wildfleisch zum Beispiel vom Rotwild in hohem Anteil vorhanden. Bis zu 60 Prozent des Fettgehalts besteht aus ungesättigten Fettsäuren. Nun kommt es aber nicht nur auf das generelle Vorkommen von ungesättigten Fettsäuren an. Vielmehr sollte das Verhältnis von entzündungshemmenden Omega-3-Fettsäuren zu entzündungsfördernden Omega-6-Fettsäuren 1:5 oder niedriger sein. In Wildfleisch liegt die Verteilung bei 1:3 und kann somit als ideal angesehen werden. Wenn man bedenkt, dass die Gift- und Plastikbelastung bei Wild deutlich niedriger ist als bei Fisch, kann man durchaus sagen, dass Wild gesünder ist als Fisch. In jedem Fall gesünder ist Wild, wenn der Fisch mit Fischmehl und Getreide gefüttert wurde, weil dann der Anteil an Omega-6-Fettsäuren zu sehr ansteigt. Zudem sind diese auch mit hohen Mengen an Antibiotika belastet, sodass unsere Darmflora darunter leidet. Bei der Wahl der Fischsorte sind Lachs, Makrele sowie Hering aus Wildfang – und beim Hering insbesondere Matjes – zu empfehlen. Ihr Anteil an Omega-3-Fettsäuren und generell an ungesättigten Fettsäuren ist viel höher als etwa in einer Dorade. Fische benötigen für eine günstige Fettzusammensetzung Algen, alles andere verändert das Verhältnis der Fettsäuren ungünstig.

Beim Fleisch ist eine pflanzliche Ernährung der Tiere mit Gras, Klee, Pflanzentrieben, Blumen und Rinden entscheidend für ein gesundes Fettverhältnis.

Generell liefern aber Fleisch und Fisch neben den hohen Anteilen an ungesättigten Fettsäuren, zumindest bei artgerechter Haltung, auch einen hohen Nährwert durch Vitamin B_{12}, Vitamin D, Vitamin K, Vitamin A und B-Vitamine sowie Proteine.

Die Empfehlung, auf Fleisch nicht vollständig zu verzichten, ist in heutigen Zeiten nicht unkritisch. Leider muss man feststellen, dass der Fleischkonsum der Weltbevölkerung durch freigesetztes Methan aus der Viehzucht und frei werdendes Kohlenstoffdioxid durch Brandrodungen inzwischen 20 Prozent am Klimawandel ausmacht. Wir wären also gut beraten, weniger Fleisch zu konsumieren, um das Klima zu schonen. Sieht man dann noch, wie die Tiere in der Massentierhaltung gequält werden, muss einem der Appetit vergehen.

Wie wäre es nun, wenn wir statt einem kompletten Verzicht unseren Konsum von 60 Kilogramm pro Kopf und Jahr auf 12 Kilogramm reduzieren würden? Unser Beitrag zum Klimaschutz wäre – vereinfacht gerechnet – eine Reduktion um 80 Prozent. Wenn wir dann nur noch Produkte kaufen, die aus artgerechter Haltung kommen, würden wir auch für den Tierschutz viel tun. Auch preislich zahlt man dann nicht drauf, denn das Fleisch ist zwar teurer, aber man isst es ja auch seltener. Aus meiner Sicht ist es absurd, Jäger als bestialische Mörder zu beschimpfen, während man sich gleichzeitig ein tiefgekühltes Stück Fleisch aus der Massentierhaltung auf den Teller legt. Jäger leisten einen großen Beitrag für den Klima- und Tierschutz, weil sie eine Alternative für den Fleischkonsum gegen die Massentierhaltung bieten. Zudem können Förster und Jäger auch durch die Hege und Pflege der Wildtiere für eine Aufforstung der Wälder sorgen, weil Mensch und Tier diese gleichermaßen benötigen. Statt einer Massentierhaltung mit Getreidefütterung sollten wir das Aufforsten von Wild- und Baumbeständen fördern. Ich bin überzeugt, dass es kaum gelingen wird, die Menschen vom Fleischkonsum abzubringen. Einen Sinn ergibt der komplette Fleischverzicht aus Aspekten unserer Ernährung über Millionen von Jahren ebenfalls nicht. Aber das Bewusstsein dafür zu schaffen, dass Fleisch und Fisch nur selten und vor allem aus Wildhaltung verzehrt werden sollten, würde die Welt im positiven Sinne erheblich verändern, uns Menschen einen wunderbaren Genuss erhalten und auch die Gesundheit fördern.

ZUSAMMENFASSUNG

Ich hoffe, dass es mir in diesem Kapitel gelungen ist, Ihnen die Wunder der natürlichen Schutzeinrichtungen für unsere Gesundheit aus der Welt der Pflanzen nahe zu bringen. Wir stehen auf ihnen herum oder direkt neben ihnen und denken dabei über künstliche Produkte nach, die in aller Regel mehr Nebenwirkungen als Gesundheitsnutzen haben. Wir verstehen die Nährstoffkonzerte in unseren Pflanzen und deren Auswirkungen auf unseren Körper noch viel zu wenig. Dennoch gibt es klare Hinweise darauf, wie sehr uns die Natur vor Krankheiten schützt und zudem dafür sorgt, dass wir nicht vorzeitig altern, sondern deutlich jünger als unser chronologisches Alter sind. Alterung ist biologisch, eine forcierte Alterung ist es nicht.

Die Geheimnisse eines verlangsamten Alterungsprozesses sind der Verzehr von Natur- statt Fertigprodukten mit hohem pflanzlichem Anteil, regelmäßige Bewegung, ein wohltuendes Umfeld und Ruhephasen, in denen sich der Körper regenerieren kann. Hierzu gehört der gesunde Schlaf, der uns hilft, lange Essenspausen über Nacht einzuhalten.

KAPITEL 10

Wie wir beinahe wieder alles essen können

Wie Sie im Laufe des Buches erfahren haben, geht die Gesundheit unseres Stoffwechsels und Körpers ganz wesentlich vom Darm aus. Der Darm ist eine Barriere und er entscheidet, was genau er durchlässt – zumindest so lange, wie er diese Filterfunktion auch wahrnehmen kann, weil alle Bausteine der Barriere ordnungsgemäß funktionieren.

Ist der Darm gesund und die Ernährung ausgewogen, bereitet es auch keine Schwierigkeit, ab und zu ein Croissant, ein wenig Haushaltszucker, ein Stück Pizza oder Weißbrot und sogar einige Giftstoffe wie Aflatoxine (natürlich vorkommende Schimmelpilze, die unter klimatisch ungünstigen Anbau- oder Lagerbedingungen entstehen) aus der Erdnuss zu sich zu nehmen.

Die Darmmukosa und die enthaltenen Enzyme, Immunzellen und Polysaccharide verhindern, dass die Substanzen mit unserer Darmwand in Kontakt geraten. Und wenn es doch passieren sollte, würden unsere gesunden Darmzellen alles daransetzen, diese Substanzen nicht zu resorbieren.

Natürlich ist solch eine Form der Ernährung bei Darmerkrankungen nicht sofort möglich. Man verträgt nicht einfach alles wieder, nur weil man jetzt darauf achtet, ausreichend Ballaststoffe und sekundäre Pflanzenstoffe zu sich zu nehmen. Die meisten Patienten leiden in der Regel schon längere Zeit an einem entzündeten Darm, der nur noch wenige

Substanzen toleriert. Meist vertragen die Patienten nicht einmal Nahrungsprodukte, die normalerweise die Darmgesundheit fördern, wie Lektine aus Gemüse und Gluten aus Getreide. Diese schwerverdaulichen Proteine setzen sich direkt an die Darmwand und schädigen sie, bis sich eine Öffnung bildet, um den potenziellen Feind loszuwerden – das ist der erste Schritt zum Leaky-Gut-Syndrom.

Gelangen diese Lektine ins Blut, können die Blutkörperchen „verkleben" und uns müde und unsere Organe krank machen. Zudem können durch Kreuzreaktionen des Immunsystems Allergien entstehen. So stand zum Beispiel Soja im Ruf, für Alzheimer verantwortlich zu sein, und viele Ernährungsberater empfahlen nur noch fermentiertes Soja, weil über die Vergärung die Lektine abgebaut werden. Dabei schützt uns vor allem ein gesunder Darm vor der Wirkung der Lektine. Wenn die Polysaccharidschicht der Darmschleimschicht (Mukosa) über den Darmzellen liegt, dann kommen die Lektine gar nicht erst mit der Darmwand in Kontakt. Die Abbildung auf S. 94 zeigt beeindruckend, wie dick diese Schleimschicht im gesunden Zustand ist.

Wie bereits zu Anfang des Buches berichtet, richten einige Ernährungsexperten ihre Behandlungsmethode darauf aus, Patienten vor Lektinen zu schützen, und raten zu einem Verzicht auf Getreide, Kartoffeln, Hülsenfrüchte und Tomaten. Es erscheint jedoch nur im ersten Moment einfacher, Sie von der Belastung durch Proteine wie Gluten und Lektine zu befreien, indem der Verzehr von Weißbrot und der Verzicht auf Vollkornbrot, Gemüse und Hülsenfrüchte empfohlen werden. Besser ist es, Ihre Darmwand langsam über mehrere Schritte so aufzubauen, bis Sie wieder alles vertragen können, statt Vermeidungsstrategien zu entwickeln oder grundsätzlich Nahrungsprodukte zu empfehlen, die – wie im Falle von Weißbrot – ohne jeden Wert sind und zudem noch eine hohe Insulin-Ausschüttung zur Folge haben.

Vor Behandlungsbeginn berichten mir die meisten Betroffenen tatsächlich, dass sie kaum noch Äpfel, Sauerkraut, Vollkornbrot oder Hülsenfrüchte vertragen können. Sie entwickeln dann Blähungen, bekommen

Bauchschmerzen, werden müde und leiden eventuell unter Durchfällen. Das liegt natürlich an den in diesen Nahrungsmitteln vorhandenen Lektinen und Ballaststoffen, die von der Darmflora nicht mehr richtig verdaut werden, und an der schadhaften Barriere, der Darmmukosa. Nur wenn die Darmwände intakt sind, können wir diese Produkte wieder vertragen und genießen. Und erst dann kann ein Schutz vor Lektinen und Gluten gewährleistet sein sowie Gifte und Fremdstoffe gebunden und bekämpft werden, weil das Immunsystem in der Darmschleimschicht bereitsteht und die Polysaccharide der Darmmukosa den Kontakt von Toxinen mit der Darmepithelschicht verhindern.

Bevor sich die Patienten wieder ausgewogen ernähren können, muss zuerst über einen Zeitraum von 4 bis 8 Wochen die Darmepithelschicht von Entzündungen befreit und über die langsame Zufuhr von Probiotika der Aufbau einer gesunden Darmflora gefördert werden. Hierzu eignet sich z. B. Kefir, der Milchsäurebakterien liefert, welche beispielsweise mit den Polysacchariden von Aloe-vera-Saft, erkalteten Kartoffeln und Selleriesaft „gefüttert" werden können, damit sie gut gedeihen. Die Entzündungen im Darm lassen sich mit antientzündlichen Substanzen wie Omega-3-Fettsäuren aus Algenöl, Oleocanthal aus Olivenöl, Kurkumin aus der Kurkumawurzel, Polyphenolen aus Zistrose und Epigallocatechingallat aus grünem Tee mit Ingwerscheiben bekämpfen. Aloe vera hat zudem einen starken antientzündlichen und immunregulatorischen Einfluss und stärkt auf wunderbare Weise mithilfe der enthaltenen Acemannane die Tight Junctions im Darm, sodass das Leaky-Gut-Syndrom gelindert wird.

Grundsätzlich ist der Darm in der Lage, sich in wenigen Wochen zu regenerieren. Leider gilt das nicht für tiefsitzende und über lange Jahre entstandene Entzündungen in der Epithelschicht und der Submukosa des Darms.

Die Submukosa ist eine dünne Bindegewebsschicht des Darms und voller Blutgefäße und Immunzellen. Sitzen hier Entzündungen, die sich abgekapselt haben, ist es nicht so einfach, diese ausheilen zu lassen. In diesem Fall kann es unter Umständen 3 bis 6 Monate dauern, bis der Darm wieder mit einem breiten Ernährungsangebot belastet werden kann.

Bei Brot sollte man in dieser Zeit vor allem auf glutenfreie Produkte oder Sauerteigbrot zurückgreifen; in Letzterem ist das Gluten über die Fermentation weitestgehend abgebaut. Auf Tomaten, Hülsenfrüchte und Soja verzichtet man ebenfalls besser. Bei Tomaten sollte man zumindest die lektinreiche Schale entfernen. Erlaubt sind jedoch fermentierte Produkte wie z. B. einige Sojaprodukte, in denen kaum noch Lektine enthalten sind.

Feigen, Datteln und Walnüsse helfen ebenfalls, dem Darm mehr Ballaststoffe zur Verfügung zu stellen und steigern zudem die Durchblutung des Darms mithilfe der Aminosäure Tryptophan. Tryptophan kann als Vorstufe von Serotonin den Stresspegel senken, sodass die Gefäße im Darm sich öffnen und es zu einer verbesserten Funktion der Darmzellen kommt, mehr Nährstoffe aufgenommen und Giftstoffe leichter abtransportiert werden können.

Bei besonders schweren Entzündungen kann die Verwendung von Zubereitungen aus der Grünlippmuschel sinnvoll sein, weil diese durch ihren hohen Anteil an Furanfettsäuren entzündungshemmend wirkt. Viele Patienten verspüren bereits nach vier Wochen der Einnahme deutlich weniger Symptome von allergischen Erkrankungen wie Asthma bronchiale oder auch bei schweren Hauterkrankungen wie Neurodermitis.

Eine der Grundbedingungen für die erste Behandlungsstufe ist der komplette Verzicht auf Zucker, denn dieser fördert das Wachstum von unerwünschten Bakterien, die unseren Darm mit Gasen und biogenen Aminen belasten. Außerdem verlangsamt Zucker durch hohe Insulinausschüttungen die Regenerationsprozesse im Darm und bremst so den Heilungsfortschritt.

Natürlich ist es auch wenig sinnvoll, solch eine Behandlung zu beginnen, wenn man noch große Mengen Alkohol trinkt. Das Zellgift Alkohol verhindert die Ausbreitung der Milchsäurebakterien, dadurch kann die Darmepithelschicht nicht abheilen. Wir empfehlen in dieser Zeit lediglich den Genuss von hochwertigem Rotwein aus tanninhaltigen Trauben wie Cabernet Sauvignon, Shiraz (Syrah), Tannat, Nebbiolo, Sangiovese oder Tempranillo. Cabernet Sauvignon finden Sie typischerweise in Bordeaux-Weinen, Shiraz in Weinen aus der Region Côtes du Rhône und dem

Weinbaugebiet Côte Rôtie, Tannat in Weinen aus Südfrankreich, Nebbiolo in Barolo-Weinen, Sangiovese in Weinen aus dem Chianti-Gebiet und Tempranillo in der Rioja-Region.

Männer trinken höchstens zwei, Frauen höchstens ein Glas täglich. Ich weiß – ein Glas ist relativ. Beschränken Sie sich als Frau auf 150 ml und als Mann auf 250 ml, dann haben Sie den gesundheitlichen Nutzen aus den Wirkstoffen der Weintraube und in vernünftigem Maß auch die entspannende Wirkung des Alkohols.

In der zweiten Stufe beginnt man Schritt für Schritt, weitere probiotische Ballaststoffe zu verwenden. Hierfür eignet sich z. B. Sauerkraut, das durch seine Fermentierung reich an Milchsäurebakterien ist.

Sobald die Darmschicht sich regeneriert hat, kann man Produkte aus Hülsenfrüchten wie Hummus und auch Getreideprodukte wie Vollkornbrot wieder vermehrt auf den Speisezettel setzen. Aus den bereits genannten Gründen ist es sinnvoll, weiterhin Sauerteigbrot zu verzehren.

Wie merkt man aber nun, dass die nächste Stufe eingeleitet werden kann? Hierfür empfehlen wir, versuchsweise Gemüse und Sauerkraut zu verzehren und zu schauen, ob die Patienten erneut unter Gasbildung leiden, müde werden und eventuell Verstopfung oder Durchfälle haben. Werden die Produkte schadlos vertragen, ist die Darmbarriere wieder funktionsfähig und kann ihre Schutzfunktion und Aufgaben der Resorption wahrnehmen.

Eine besondere Förderung dieser Regeneration in der ersten Behandlungsstufe erfolgt durch den Verzehr von erkalteten Kartoffeln (z. B. in Kartoffelsalat). Die Umwandlung der retrograden Stärke aus den kalten Kartoffeln liefert Buttersäuren, die als Nährstoff der Epithelzellen im Darm die Regeneration weiter fördern. Allerdings funktioniert auch das meist erst in der zweiten Stufe der Behandlung, weil nur dann langsam auch wieder ausreichend Milchsäurebakterien vorhanden sind, welche die Stärke in Buttersäure umwandeln können.

Eine aktive Funktion der Darmzellen wird zum Beispiel durch das Glutathion in Hummus und Avocado unterstützt, sodass im Darm erstmals wieder ausreichend Verdauungsenzyme vorhanden sind; Laktose und Fruktose können dann unter Umständen auch wieder toleriert werden.

Sekundäre Pflanzenstoffe werden durch Blattsalate, Gemüse, Weintrauben und weiteres Obst bereitgestellt. Sie sorgen ebenfalls für die Wiederherstellung der Zellfunktionen und helfen intensiv dabei, die Darmschleimhaut wieder in ihren ursprünglichen Zustand zu versetzen.

Nach 12 Wochen hat sich in aller Regel die Darmschleimhaut regeneriert und Sie können im Grunde wieder alles zu sich nehmen, ohne unter gesundheitlichen Beschwerden zu leiden. Lediglich das Verhältnis von gesunden Nahrungsprodukten zu grundsätzlich eher nutzlosen bzw. schädlichen Lebensmitteln wie Weißmehlprodukten und Zucker sollte mindestens 9:1 betragen. Sie werden feststellen, dass die Lust auf ungesunde Lebensmittel mit der Zeit abnimmt, weil Ihre Darmflora sich verändert. Je mehr gesunde Milchsäurebakterien Sie in Ihrem Mikrobiom beherbergen, desto geringer ist die Lust auf Ungesundes. Der Körper signalisiert dann ganz genau, was ihm fehlt – Süßigkeiten gehören eher selten dazu. Ich bin mir ganz sicher, wenn ich das geschafft habe, dann schaffen auch Sie das!

Zusammenfassend kann man also sagen, dass es bei der Umstellung Ihrer Ernährung darum geht, dass Sie wieder alles essen können – es geht nicht darum, eine Reduktionsdiät zu befolgen, die hauptsächlich auf Verzicht basiert. Zumal jede Diät andere Produkte als schädlich klassifiziert: Mal soll man auf Hülsenfrüchte und Vollkorn verzichten, dann auf Tomaten und Kartoffeln oder gleich ganz auf alle Kohlenhydrate. Hier entsteht zwangsläufig ein Ernährungschaos, da sich die verschiedenen Formen widersprechen, obwohl sie dennoch – jede Ernährungsform für sich genommen – mit positiven Ergebnissen aufwarten können. Wer einen entzündeten Darm hat, wird natürlich vom Verzicht auf Lektine profitieren. Und ein Diabetiker muss weniger Insulin spritzen, wenn er größtenteils auf Kohlenhydrate verzichtet. So weit, so richtig. Dennoch sind diese Ansätze nur deshalb erfolgreich, weil sich im Körper ein Gleichgewicht verschoben hat, das den jeweiligen Verzicht erforderlich macht. Ist der Körper aber wieder in Balance, kann er auch beinahe alles vertragen. Einen Hauptteil der Ernährung sollten dabei natürliche Produkte ausmachen, die auch in ihrer natürlichen Form erhalten geblieben sind. Der pflanzliche Anteil sollte bei 80 Prozent und der Anteil an Fleisch oder Fisch bei 10 Prozent liegen. Weitere 10 Prozent dürfen dann moderne, d. h. verarbeitete Produkte sein, auf die wir um des Genusses willen nicht verzichten wollen – oder weil wir nicht zu „Spaßbremsen“ werden möchten. Wer will schon bei jeder Veranstaltung, Feier, Hochzeit oder bei einem Grillabend Weißbrot, Kuchen, Ketchup und Co. immer ablehnen. Das ist für die meisten Menschen auf lange Sicht einfach keine Option.

Und ist es nicht besser, die Ernährung dauerhaft umzustellen, wenn man sich dabei – mit gutem Gewissen! – 10 Prozent „Sünden“ erlauben kann, statt nach kurzer Zeit extremer Kasteiung entnervt aufzugeben und wieder komplett in alte krankmachende Essensmuster zurückzufallen?

ZUSAMMENFASSUNG

Nun wissen Sie, warum ich der Auffassung bin, dass wir uns im Grunde nicht mit einem Totalverzicht „geißeln" müssen. Ist unsere Darmwand gesund und machen gesundheitsfördernde Produkte aus einer pflanzenreichen Kost sowie eine geringe Menge Fleisch- oder Fischprodukte aus biologischem Anbau, Wildwuchs oder Wildfang etwa 90 Prozent unserer Ernährung aus, dann verkraften wir auch einen 10-prozentigen Anteil von „Sünden" wie Eis, Pizza, Hamburger oder auch einmal ein zuckerhaltiges Getränk problemlos. Ich sehe das bei meinen Patienten immer wieder, wenn Sie beispielsweise an einer Glutensensitivität leiden. Sobald ihr Darm sich regeneriert hat und Sie ihn mit den besagten 90 Prozent an gesunden Produkten fördern, verkraften sie auch diese vermeintlichen Gifte, ohne einen Rückfall zu erleiden. Das sollte auch Ihnen Mut machen, eine Ernährungsumstellung anzugehen, die Sie langfristig tatsächlich in die Lage versetzt, auf Geburtstagen, bei einer Feier oder im Restaurant mit Freunden nicht dauernd alles ablehnen zu müssen.

TEIL III

MASTERPLAN DER ERNÄHRUNG

KAPITEL 11

Der Ernährungsplan für alle

Stellt man mir die Frage, was man essen soll, um gesund zu bleiben, antworte ich Folgendes:

- 80 % Pflanzen, d. h. Obst, Gemüse, Kräuter, Nüsse, Samen und Kerne, Wurzeln, Getreide
- 10 % Fleisch von Tieren aus artgerechter Weidehaltung und Fisch als Wildfang
- 10 % Junkfood

Erwähne ich das Junkfood, ernte ich entgeisterte Blicke. Ist Junkfood wie Pizza und Eis gesund? Brauchen wir es für ein langes Leben?

Natürlich nicht. Wir benötigen es für etwas anderes – für unsere soziale Verträglichkeit, für unsere menschlichen Schwächen, für unser Durchhaltevermögen und sicher auch ein wenig, weil der Körper trainieren muss, Produkte zu tolerieren, die nicht so gesund für ihn sind.

Meine Highlights für die Ernährung habe ich Ihnen im vorherigen Kapitel vorgestellt. Wenn Sie eine grundsätzlich gesunde Versorgung mit Nährstoffen für Ihren Körper sicherstellen möchten – und gesetzt den Fall, dass Sie unter keiner chronischen Krankheit leiden und Ihr Darm gesund ist –, würde ich Ihnen folgendes Grundschema empfehlen. Natürlich muss man hiervon nicht alles umsetzen.

Morgens

- Grüner Tee oder Zistrose-Tee mit Kurkuma und Ingwer
- Müsli aus Haferflocken, Leinsamen, Buchweizen mit Früchten wie Beeren oder Weintrauben, Banane oder Datteln, Apfel oder Birne und eine Kiwi. Am besten mischen Sie es nur mit Wasser oder Naturjoghurt. Bitte verwenden Sie keine Milch.
- Eine Scheibe Vollkornbrot aus Sauerteig oder ein Proteinbrot ohne Getreideprodukte mit Hummus, Harzer Käse, Chili, Mohrrüben, Olivenöl und Avocado
- 10 ml Aloe-vera-Saft

Mittags

- Rohkostsnack, z. B. Brokkoli, gerne kurz gedämpft oder gekocht, oder Radieschen
- Kartoffelsalat oder Selleriepüree
- Jede Form von Salat, z. B. Feldsalat oder Rucola, mit Tomaten, Feigen, eventuell Avocado, sowie Olivenöl
- Quinoa oder Amaranth mit Gemüse oder Pilzen, Spargel oder Chicorée mit Kräutern wie Thymian, Salbei und Rosmarin
- 100 g leicht angebratenes Fleisch aus Weidehaltung oder leicht gedämpfter Fisch, z. B. Wildlachs, mit Thymian, Salbei, Rosmarin, Chili und Pfeffer
- 10 ml Aloe-vera-Saft

Abends

- Smoothie, z. B. aus Beeren, Blattsalat, Weizengras, Datteln, Banane, Avocado, Zitrone
- Wildkornreis mit Pilzen, Zwiebeln, Gemüse wie Chicorée, Brokkoli, Rote Bete, Sauerkraut, evtl. Hummus dazu

- 100 g Hering, z. B. Matjes, oder Fleisch aus Weidehaltung. Achten Sie darauf, möglichst nur zweimal pro Woche Fleisch oder Fisch zu essen. Wenn es zum Mittagessen schon Fleisch oder Fisch gab, dann essen Sie am Abend bitte nur pflanzliche Produkte.
- Gurkensalat mit Koriander, Petersilie, dazu Kefir oder Joghurt für das Salatdressing
- Als Nachtisch ein Früchteteller, z. B. Wassermelone, Datteln mit Walnüssen, Pfirsichen, Weintrauben oder einfach ein Salat aus Früchten der Saison. Auch eine Artischocke eignet sich als Nachtisch, sie ist sehr nahrhaft und schützt zudem noch Ihre Leber.
- Ein Glas Rotwein (150 ml für Frauen, 250 ml für Männer) aus den genannten Rebsorten
- Zartbitterschokolade mit einem Kakaoanteil von 85 % und maximal 10 g Zucker auf 100 g Schokolade

Snacks

- Nehmen Sie jeden Tag eine Walnuss, z. B. zusammen mit einer Dattel, und eine Paranuss zu sich.
- Servieren Sie sich zwischendurch einen Apfel, eine Birne oder einige Erdnüsse mit noch vorhandener roter Haut.
- Bereiten Sie sich eine Mango, Kaki oder ein Stück Wassermelone zu.
- Essen Sie gegen den kleinen Hunger ein Stück Harzer Käse, den Sie in den frisch zubereiteten Hummus tunken.
- Naschen Sie eine kleine Portion vom Kartoffelsalat, den Sie immer im Kühlschrank haben.
- Achten Sie darauf, täglich eine kleine Schüssel frisch zubereitetes Sauerkraut zu essen, das mindestens zwei Wochen fermentiert wurde. Jetzt fragen Sie vielleicht: Jeden Tag Sauerkraut? Oh je, auch die Hartgesottenen werden das kaum durchhalten. Keine Sorge, Sie

können auch jeden Tag ein fermentiertes Produkt wie Kimchi, Joghurt, Kefir oder Pickles zu sich nehmen.

- Trinken Sie zwei bis dreimal täglich 100 ml Kefir aus natürlicher Zubereitung, am besten vom Reformhaus oder noch besser vom Bauernhof aus der Nachbarschaft. Varianten sind selbst gemachter Kombucha, Brottrunk oder selbst gemachter Joghurt.

Erlaubte Nahrungsergänzungsmittel

- Aloe-vera-Saft, morgens und abends
- Kapseln mit Algenöl oder Leinöl
- Schwarzkümmelöl oder Arganöl
- Kurkuma-Pulver
- Fermentierter Soja-Extrakt mit natürlich enthaltenem Phosphatidylserin

Wenn Sie diese oder ähnliche Produkte jeden Tag zu sich nehmen, dürfen Sie zwischendurch auch einmal ein Croissant essen, ab und zu ein Stück Weißbrot oder Pizza.

Die Inhaltsstoffe all dieser Nahrungsmittel, die Sie vielleicht nur als Pülverchen und Kapseln aus dem Reformhaus kennen, sind die folgenden:

- Vitamin C in hohen Mengen
- Alle B-Vitamine, inklusive Vitamin B_{12}
- Die fettlöslichen Vitamine E, D, K und A
- Sämtliche Spurenelemente und Mineralstoffe: Eisen, Magnesium, Selen, Mangan, Biotin, Phosphor, Kalzium und Zink
- Glutathion für Ihre Zellkraftwerke

- Sekundäre Pflanzenstoffe wie Resveratrol, Apigenin, Alliin, Capsaicin, Piperin, Quercetin, Chlorophyll; sie alle wirken krebshemmend und schalten Ihre Gene auf „jung“
- Spermidin für Ihre Zellgesundheit
- Antioxidanzien
- Ballaststoffe wie Acemannan, Inulin, Zellulose
- Retrogarde (resistente) Stärke als Darmzellschutz
- Probiotische Milchsäurebakterien für ein gutes Immunsystem und eine gesunde Verdauung
- Essenzielle Aminosäuren
- Ungesättigte Fettsäuren wie Omega-3-Fette und Furanfettsäuren gegen Entzündungen
- Chelatbildner für die Entgiftung
- Lezithin und Phosphatidylserin als wichtige Nährstoffe für Gehirn und Gedächtnis, sowie zur Senkung des Stresshormons Cortisol
- Tryptophan für die Bereitstellung von Serotonin
- OPC (Oligomere Proanthocyanidine) als Mittel gegen Infektionen und Krebs
- Senfölglycoside gegen Prostata- und Brustkrebs

Solch eine Ernährung – in dieser Form oder mit ähnlichen Kombinationen aus den vorgestellten Nahrungsmitteln – heilt den Darm, optimiert die Funktionsfähigkeit der Organe, schützt vor Krebs, sorgt für ein strahlendes Aussehen, minimiert Allergien und verbessert deutlich Ihre Leistungsfähigkeit, Stimmung und Stresstoleranz.

Je nach Jahreszeit, Einkaufsmöglichkeiten vor Ort, Geschmack und Geldbeutel stellt sich natürlich auch die Frage, welche Produkte austauschbar sind:

- Wassermelone oder Blattsalat gegen Rote Bete
- Harzer Käse gegen jeden anderen gut gereiften Käse
- Kefir gegen Joghurt
- Sauerkraut gegen fermentiertes Soja, z. B. Miso
- Quinoa gegen Amaranth oder Wildkornreis
- Kartoffelsalat gegen Sellerie oder Topinambur
- Spargel gegen Chicorée, kombiniert mit Pilzen
- Koriander gegen Petersilie (obwohl die Kombination unschlagbar ist)
- Fisch gegen Fleisch, wenn es aus Weidehaltung bzw. Wildfang ist; Abwechslung ist in jedem Fall empfehlenswert
- Beeren gegen Weintrauben
- Artischocke gegen viel Petersilie oder Sellerie
- Banane gegen Datteln
- Apfel gegen Birne
- Pfirsich gegen Aprikose, Mirabellen und Pflaumen
- Vollkornweizen oder -roggen gegen Buchweizen, Leinsamen und Haferflocken
- Chili gegen Pfeffer
- Rucola gegen Feldsalat oder Spinat

Natürlich lassen sich nicht alle Produkte 1:1 austauschen, aber jedes Nahrungsmittel hat seine Vorteile. Wenn es um die Frage geht, was will und kann ich essen, dann ist es ein guter Ansatz, auf diese oder ähnliche Weise Produkte nach einem „Schubladensystem“ auszuwählen, auf das Sie beim Einkauf zurückgreifen können.

KAPITEL 12

Ernährungsvarianten für ausgewählte Behandlungsschwerpunkte

Die Ernährungsmedizin ist äußerst erfolgreich. Ich behaupte und würde jeden Beweis hierzu antreten, dass nichts so wirkungsvoll ist wie die Umstellung der Ernährung. Fast kein Medikament kann in ähnlicher Form seine Wirkung erzielen; mit vier Ausnahmen: Es gibt keine Alternativen zu Antibiotika und Impfstoffen und auch Chemotherapeutika sind in ihrer toxischen Wirkung gegen Krebszellen unerreicht. (Allerdings mit dem sehr hohen Preis der meist tödlichen Nebenwirkungen.) Die vierte Ausnahme sind Notfallmedikamente. Hier geht es darum, ein potenziell lebensbedrohliches Symptom in kurzer Zeit abzustellen, damit der Patient nicht daran verstirbt, wie z. B. Atemnot bei einem Asthma-Anfall. Bei der Behandlung von chronischen Erkrankungen und deren grundsätzlichen Ursachen ist aber der Effekt einer Ernährungsumstellung unerreicht. Ein kranker Körper befindet sich in einem Ungleichgewicht, hervorgerufen durch eine Mangel- oder Überschusssituation. In solch einem Fall wird der Körper bzw. das Zellgewebe nicht aus eigener Kraft gesund, es muss von außen unterstützend eingegriffen werden.

Vor jeder Behandlung einer Erkrankung muss dafür gesorgt werden, dass der Darm richtig arbeiten kann. Sonst können die Nährstoffe nicht aufgenommen und Stoffwechselendprodukte oder Gifte auch nicht ausgeschieden werden. Die Steuerung unseres Immunsystems und unser Stoffwechsel hängen ebenfalls empfindlich vom Darm ab.

Ich habe in der täglichen Betreuung von Patienten immer wieder gesehen, wie häufig Autoimmunerkrankungen, chronische Atemwegserkrankungen, Immundefizite, die sich z. B. durch wiederkehrende Herpesausbrüche zeigen, oder auch Stoffwechselprobleme wie Diabetes durch die Gesundung des Darms gemildert werden können. Ist die Funktionsstörung des Darms behoben, kann man ganz spezifisch bestimmte ernährungsmedizinische Aspekte für die Umstellung der Ernährung auswählen. Je nach Krankheitsbild sind hier verschiedene Punkte zu beachten, die ich im Folgenden ausführlich darstelle.

Krebs

Für die Vorsorge und Behandlung von Krebserkrankungen können folgende Produkte und Maßnahmen besonders wertvoll sein:

- Kurkuma
- Resveratrol und OPC aus der Weintraube, Himbeere, Heidelbeere
- Açai-Beere und Stachelannone
- Chlorophyll-Cocktails aus Blattsalaten und Weizengras
- Aloe vera
- Apigenin aus Petersilie, Sellerie, Lauch und Artischocke
- Senfölglykoside aus Brokkoli, Kohlrabi und Radieschen
- Hohe Mengen an frisch geschroteten Leinsamen
- Olivenöl, drei Esslöffel täglich
- Dreimal täglich 10 ml Aloe-vera-Saft mit einem Aloverose-Gehalt von mehr als 1000 mg pro Liter
- Grüner Tee mit Zistrose, Ingwer, Kurkuma und Pfeffer, dreimal täglich eine Kanne

- Vollständiger Verzicht auf Zucker in Form von Haushaltszucker, Limonaden, Ketchup, Fertigprodukten, Weißbrot, Pizza, Kuchen, Süßigkeiten usw.
- Fastenzeiten: alle 2 Wochen über mindestens einen Tag, aber maximal 2 Tage, und jeden Tag 16 Stunden von 18 Uhr bis zum nächsten Tag um 10.
- Vollständiger Verzicht auf Fleisch
- Lachs oder Hering aus Wildfang, einmal wöchentlich, bestmöglich kontrolliert auf Giftstoffe

Der Goldstandard in der Krebstherapie sind heute noch immer Chemo- und Strahlentherapie sowie falls notwendig ein operativer Eingriff. In keinem Fall soll hier von diesen Behandlungsarten abgeraten werden. Allerdings möchte ich Sie sehr wohl dazu ermutigen, diese Behandlungsformen zu unterstützen, indem Sie Ihre Ernährung wie oben beschrieben oder in ähnlicher Weise umstellen. Sie liefert Flavonoide, Senfölglykoside, Acemannan, Alkaloide, Isothiocyanate, Proanthocyanidine, Pyrrolochinolinchinon und Chlorophyll in Hülle und Fülle, also Inhaltsstoffe, deren Wirksamkeit gegen Krebs in einer Vielzahl von Studien belegt werden konnte.

Besonders erstaunlich und beeindruckend ist der selektive Angriff der genannten Nährstoffe auf die Krebszellen, ohne dabei gesunde Zellen in irgendeiner Form zu beeinträchtigen. Im Gegenteil, die gesunden Zellen werden mit Energie versorgt, während kränkelnde Zellen in den Selbsttod geführt werden, um sich anschließend zu erneuern. Die Prozesse der Regeneration durch „Müllentsorgung", Recycling und Neusynthese werden beeindruckend schnell und effektiv durch diese Form der Ernährung eingeleitet.

Der Verzicht auf Zucker sorgt bei Krebszellen für „Aufregung", weil sie sich über einen anderen Stoffwechselweg als die Glykolyse nicht mehr mit Energie versorgen können. Zudem wird die Bildung von Milchsäure gestoppt; diese hilft der Krebszelle, sich vor den Killerzellen zu schützen, um sich über das Gewebe weiter auszubreiten (metastasieren).

Das größte Problem bei der Behandlung von Krebserkrankungen durch eine Ernährungstherapie ist der Zugang zu einem Tumor, der sich schon durch Entzündungen, Milchsäure und vernarbtes Gewebe abgekapselt hat. Die normale Blutversorgung erreicht ihn kaum noch und der Tumor ist – auch aufgrund seiner Größe – so gut wie uneinnehmbar. In diesem Fall helfen dann nur noch Operation und Strahlentherapie. Die Chemotherapie steht vor dem gleichen Problem, jedoch mit der Ausnahme, dass sie intravenös, also über das Blut, effizienter verabreicht werden kann.

Während meiner ärztlichen Tätigkeit musste auch ich viele Krebstherapien begleiten. Die Ergebnisse waren nicht besonders ermutigend. Meiner Erfahrung nach verbessert allerdings eine kombinierte Therapie aus Chemotherapeutika und Naturprodukten die Prognose deutlich. Studien wie jene von der Universität Monza in Italien über die kombinierte Therapie aus Chemotherapeutika und Aloe vera sind deutliche Hinweise, dass meine Beobachtungen aus der Praxis erklärbar werden.

Besonders erwähnt werden sollte zudem der Nutzen des Fastens bei der Behandlung einer Krebserkrankung. Durch die Fastenphasen wird den Zellen des Körpers Zeit gegeben, sich zu regenerieren und Stoffwechselaufgaben zu erfüllen, wie die Produktion von Eiweißen des Immunsystems, von Enzymen und Hormonen, sodass die körpereigene Armee gegen den Krebs wieder gerüstet ist.

Eindrucksvoll ist für mich die eigene Erfahrung, wie Krebspatienten nach sechsmonatiger Behandlung überdurchschnittlich häufig die Rückbildung von Metastasen erreichen konnten. Ein Fall, der öffentlich wurde, hat mich damals in der Behandlungsform bestärkt. Es handelt sich um den französischen Air-France-Piloten Jean-Jacques Trochon. Sein Fall sorgt in etlichen onkologischen Zentren für Aufsehen und Rätselraten. Nachdem er 2003 an Nierenkrebs erkrankt war, kam es 9 Jahre nach der ersten Therapie zur Wiederkehr des Tumors mit etlichen Metastasen in der Lunge. Die Ärzte gaben ihm nur noch eine Überlebenschance von wenigen Monaten. Er entschied sich gegen weitere Chemotherapien und behandelte sich durch lange Fastenphasen und den kompletten Verzicht auf Zucker und Kohlenhydrate. Bis heute ist er frei von Metastasen und dem Primärtumor. 2016 konnte er wieder in seinen Beruf als Pilot zurückkehren und fliegt inzwischen einen Airbus 380. Auch ich hatte einen im Grunde austherapierten Patienten, der nach sechsmonatiger Behandlung durch Fasten und den Verzicht auf Kohlenhydrate ohne zusätzliche Chemotherapie seine Lungenmetastasen und den Primärtumor zu einer Komplettremission führen konnte.

Das sind beeindruckende Erkenntnisse, und sie werden inzwischen auch in der onkologischen Forschung beachtet und führen zum Umdenken. Schließlich basieren diese Erfolge auch auf seit Jahren bekannten Forschungsergebnissen, die jedoch bisher noch nicht zu neuen Therapieverfahren geführt haben.

Herz-Kreislauf-Erkrankungen

Für die Behandlung von Herz-Kreislauf-Erkrankungen eignen sich einige Produkte und Maßnahmen, die auch bei der Krebsbehandlung eine Rolle spielen. Die Gewichtung ist dennoch anders gelagert:

- Beeren und Weintrauben
- Kurkuma
- Aloe-vera-Saft, dreimal täglich 10 ml
- Ausschließlich Fisch aus Wildfang, etwa Lachs oder Makrele
- Paranüsse und Walnüsse, dreimal täglich eine Nuss
- Wassermelone
- Blattsalate mit Petersilie
- Rote Bete
- Arganöl, täglich ein bis zwei Esslöffel
- Schwarzkümmelöl, täglich ein Esslöffel
- Hochwertiger Rotwein, ein bis zwei Gläser täglich, je nach Geschlecht

- Geringe Mengen Zartbitterschokolade mit einem Kakaoanteil von mindestens 85 Prozent, maximal täglich ein Riegel
- Amaranth und Quinoa statt Reis
- Tomaten
- Zwiebeln und Knoblauch
- Reduzierter Zuckerverzehr, maximal 50 g täglich
- Jegliche Vermeidung von tierischen Fetten

Wenn Sie an die Ergebnisse der *China Study* und die Untersuchungen des Mediziners Prof. Dr. Caldwell Esselstyn denken, können Sie verstehen, warum die wesentliche Behandlung von kardiovaskulären Erkrankungen tatsächlich auf dem kompletten Verzicht von tierischen Fetten aufgebaut sein muss. Aber auch die reduzierte Zufuhr von Kohlenhydraten hat durch die daraus folgende reduzierte Insulinausschüttung einen dramatischen Einfluss, da hierdurch auch der Fettstoffwechsel positiv beeinflusst wird. Sie erinnern sich, Insulin ist ein Masthormon und hält das Fett im System, statt es abzubauen. Die gesonderte Zufuhr von Phosphatidylserin senkt den Cortisol-Spiegel im Blut und hat ebenfalls deutliche Effekte auf die Fettbildung und Gefäßdurchblutung. Nahrungsmittel wie Rote Bete, Wassermelone und Salate sind reich an Nitraten und Citrullin, welche die Gefäßdurchblutung steigern und Gefäße erweitern.

Insulinresistenz und Diabetes

Hier möchte ich einige Produkte mit erstaunlicher Wirkung gegen hohen Blutzucker und zur Vorbeugung von Diabetes aufführen. Die generelle Behandlung entspricht ansonsten ziemlich genau der von Herz-Kreislauf-Erkrankungen:

- Aloe-vera-Saft, dreimal täglich 20 ml, mit ständiger Insulinkontrolle
- Kurkuma, dreimal täglich ein Teelöffel in grünem Tee, gemischt mit Zistrose

- Zimt kurbelt die Insulinproduktion an
- Apfelessig senkt nachweislich den HbA1c-Wert (ähnlich wie Aloe vera-Saft)
- OPC (Oligomere Proanthocyanidine) aus Heidelbeeren, Weintrauben und Erdnüssen
- Pyrrolochinolinchinon-Derivate aus Kiwi zur Regeneration der Pankreaszellen
- Glutathion aus Hummus, Spargel und Avocado zur Regeneration der Pankreaszellen
- Spermidin aus fermentierten Produkten wie Kefir und Sauerkraut, um die Zellregeneration anzukurbeln
- Paranüsse zur Senkung des Cholesterinspiegels

Die Behandlung mit diesen Produkten ist so effizient, dass Sie erstaunt sein werden, wie stark Ihr Blutzucker sinkt und wie schnell sich auch der HbA1c-Wert reguliert. Wer Aloe vera zu sich nimmt, muss tatsächlich noch engmaschiger als sonst auf seine Zuckerwerte achten, um keinen hypoglykämischen Schock zu erleiden. Wir empfehlen immer die Besprechung der Behandlung mit einem Arzt Ihres Vertrauens – das gilt ebenso für alle anderen hier aufgeführten Behandlungsformen. Stimmen Sie bitte jeden Schritt der Ernährungstherapie mit Ihrem behandelnden Arzt ab.

Entzündungen

Entzündungen können überall im Körper auftreten und im Zahnfleisch, im Darm, in den Gelenken oder auch im Nervengewebe sitzen. Wir bestimmen die Entzündungswerte über den CRP-Wert. Das sogenannte C-reaktive Protein tritt bei Entzündungen sofort auf und ist ein sehr guter Parameter, um auch versteckte Entzündungen aufzuspüren. Zu den Entzündungen gehören auch allergische Erkrankungen und Autoimmunerkrankungen.

Um Entzündungen effektiv zu bekämpfen, können folgende Produkte und Maßnahmen hilfreich sein:

- Kurkuma
- Aloe vera
- Zistrosenkraut
- Grünlippmuschelextrakt
- Ingwertee
- Grüner Tee
- Zwiebeln
- Knoblauch
- Omega-3-Fettsäuren aus Algenöl
- Fettreicher Fisch, z. B. Makrele, Hering oder Lachs aus Wildfang
- Verzicht auf getreidegefüttertes Fleisch, stattdessen Wild, Lamm oder Iberico-Schwein
- Zitrone
- Olivenöl und Arganöl
- Vollständiger Verzicht auf Milchprodukte, die nicht fermentiert sind

Autoimmunerkrankungen und allergische Beschwerden bedürfen im besonderen Maße einer Therapie des Darms. Hier gilt es, die Öffnungen, die im Rahmen des Leaky-Gut-Syndroms entstanden sind, zu schließen, die Darmflora aufzubauen und Entzündungen im Darm zu beseitigen. Erst wenn ein Leaky-Gut-Syndrom erfolgreich behandelt wurde, kann man meiner Erfahrung nach Allergien und Autoimmunerkrankungen beheben.

Bis zum erfolgreichen Behandlungsende einer Barrierestörung des Darms und der Verschiebung der Darmflora gilt es tatsächlich, Produkte mit hohem Anteil an schwer verdaulichen Proteinen zu reduzieren. Hierzu gehören Gluten aus Getreide sowie Lektine aus Soja und anderen Hülsenfrüchten; selbst auf Tomaten und Auberginen sollte man anfangs verzichten. Überdies hilft diese Art der Ernährung auch, den Verlauf von viralen oder bakteriellen Erkrankungen abzumildern.

Lebererkrankungen

Bei Erkrankungen der Leber gilt es, den Vitamin-B_6-Spiegel und die Zinkversorgung sicherzustellen. Außerdem benötigt die Leber Glutathion für die intrazelluläre Entgiftung sowie Chelatbildner, um Schwermetalle zu binden, und Produkte, die den Gallensaft und die Verdauung anregen. Natürlich muss auch hier der Darm zuerst saniert werden, um die Leber vor dem Eindringen weiterer Giftstoffe zu schützen. In diesem Zusammenhang ist besonders die Kiwi zu erwähnen, weil sie in hohem Maße Pyrrolochinolinchinon liefert, das die Produktion von Mitochondrien, also der Zellkraftwerke, anregt. Die Leber benötigt viele dieser Mitochondrien, um ihre notwendige Arbeitsleistung für den Körper sicherzustellen. Folgende Produkte und Maßnahmen empfehle ich besonders:

- Aloe vera
- Selleriesaft
- Mariendistel regt den Gallenfluss an
- Artischocke
- Avocado
- Kichererbsen und Sesam (Hummus) für den Bedarf an Glutathion
- Petersilie, Hummus, Kartoffeln und Walnüsse sowie Erdnüsse und Paranüsse als Lieferanten von Vitamin B_6 und Zink
- Chelatbildner wie Koriander, um Schwermetalle zu binden
- Vollständiger Verzicht auf Alkohol
- Verzicht auf Erdnüsse mit Aflatoxinbelastung

Depressionen und ADHS

Bei Erkrankungen des zentralen Nervensystems gibt es gute bis sehr gute Erfahrungen mit den folgenden Produkten und Maßnahmen:

- Omega-3-Fettsäuren aus Algen und Fisch in hoher Dosierung
- Aloe vera
- Leinsamen
- Datteln; sie enthalten sehr viel Tryptophan
- Soja-Extrakte; sie enthalten viel Lecithin und Phosphatidylserin
- Resveratrol und Chlorophyll in Form von Smoothies aus Salaten und Beeren
- Hummus
- Zistrosentee
- Griechischer Bergtee mit Kurkuma
- Vollständiger Verzicht auf Zucker
- Vollständiger Verzicht auf Milchprodukte; Ausnahme: Hartkäse und Sauermilchkäse
- Feigen
- Walnüsse
- Grünlippmuschelextrakt
- Arganöl und Schwarzkümmelöl gemischt mit Olivenöl
- Entgiftungstherapie mit Koriander, Mariendistel, Hummus, Avocado, Artischocke und Petersilie

Die Auswirkungen dieser Ernährungsumstellung auf Depressionen haben mich immer wieder erstaunt. Natürlich gehören auch ausreichend Bewegung und Entspannung sowie eine Sanierung des Darms zu einer erfolgreichen Therapie.

KAPITEL 13

Wo Sie am besten einkaufen

Wenn Sie sich entschieden haben, Ihre Ernährung umzustellen und Ihre Gesundheit auf ein neues Level zu heben, dann müssen Sie tatsächlich auch Ihre Einkaufsgewohnheiten ändern.

Die meisten frischen Produkte finden Sie auf dem lokalen Wochenmarkt, im Supermarkt besorgen Sie möglichst nur noch Haushaltsprodukte, Getränke und vielleicht einige Gemüse- und Obstsorten. Was Sie besser nicht im Supermarkt kaufen sollten, sind Fisch, Fleisch und fermentierte Lebensmittel, denn diese sollten möglichst aus hochwertiger, unbelasteter Produktion stammen. Natürlich ist es grundsätzlich auch sinnvoller, unverpacktes Gemüse und Obst auf Märkten zu kaufen. Allerdings war ich doch oft überrascht, wie gut die Qualität von Gemüse und Obst in einigen Supermärkten ist.

Wenn Sie regelmäßig auf den Markt gehen, wissen Sie mit der Zeit auch, bei welchem Händler Sie hochwertige, unbelastete Nahrungsmittel bekommen. Die etwas höheren Preise resultieren aus der besonderen Qualität der Produkte. Die Rechnung ist denkbar einfach: Wenn Sie weniger Fleisch essen, dafür aber mehr pflanzliche Kost, ist die Belastung für den Geldbeutel gleichbleibend oder sogar niedriger – das Fleisch aus artgerechter Haltung ist zwar teurer, da Sie es aber nicht täglich essen, wird es auch kein Loch in das Haushaltsbudget reißen, schließlich ist Gemüse günstiger als Fleisch.

Fermentierte Produkte wie Joghurt und Kefir gibt es in der Regel in Hofläden, also direkt bei den Erzeugern. Fragen Sie doch auf dem Markt nach, z. B. bei einem Käsestand, oder recherchieren Sie im Internet. Auf der Internetseite der Organisation *SlowFood Deutschland* finden sich regionale Ansprechpartner. Oder Sie geben die Begriffe „Direkterzeuger“ und Ihren Wohnort in die Suchmaschine ein, so lassen sich ebenfalls Anbieter aus der Nähe Ihres Wohnortes finden.

Auch Obst und Gemüse bekommen Sie – umweltfreundlich, weil ohne Plastikverpackung – am besten auf dem Markt. Bitte bedenken Sie aber auch, dass die Erdbeeren, die im Dezember an einem Marktstand angeboten werden, natürlich nicht aus der Region stammen, sondern Importware vom Großmarkt sind. Schauen Sie also, wer aus Ihrer Region stammt und frische, saisonale Produkte anbietet. Bevorzugen Sie Ware, die nicht so schön glänzt und in Form und Farbe keiner Industrienorm entspricht, denn diese Nahrungsmittel sind weniger stark mit Pestiziden belastet, dafür aber nährstoffreicher und einfach gesünder.

Auch Olivenöl und Oliven sowie Kräuter und Gewürze kann man in sehr guter Qualität auf dem Markt finden. Gerade bei Gewürzen aus Übersee sollten Sie auf hochwertige Bio-Qualität achten, um Farbstoffe, Rückstände von Pflanzenschutzmitteln und Schimmelpilzgifte zu vermeiden.

Wenn Sie gerne Wild essen, schauen Sie, ob es in Ihrer Nähe einen Jäger gibt, über den Sie Rotwildfleisch beziehen können. Örtliche Jagdvereine oder die Nachfrage beim Metzger Ihres Vertrauens können bei dieser Suche helfen. Wildfleisch ist frei von Antibiotika und steckt voller gesunder Omega-3-Fettsäuren.

Produkte wie Kurkuma, Weizengras, Zistrose, Algenöl, Harzer Käse, Haferflocken, Buchweizen, Kichererbsen und Nüsse finden Sie im Reformhaus. Die Qualitätskontrollen sind inzwischen sehr hoch und garantieren vertrauenswürdige Produkte. Im letzten Jahr musste ich beispielsweise acht Monate auf die Lieferung von Paranüssen warten, weil der Reformhauskette die Qualität der Produkte nicht ausreichend erschien – so etwas schafft Vertrauen.

Wenn Sie merken, wie gut Ihnen diese neue Form der Ernährung tut, kann aus dem stressigen Wocheneinkauf tatsächlich eine Art Hobby werden. Dann können Sie die Zeit, die Sie mit der Auswahl von Nahrungsmitteln verbringen, vielleicht auch als einen Schritt auf dem Weg zu lang anhaltender Gesundheit genießen.

KAPITEL 14

So finden Sie Ihren Weg aus dem Ernährungschaos

Grundsätzlich gibt es gar nicht so viele Diäten, die uns im Alltag beschäftigen sollten. Im Kern sind es folgende Haupttypen, die einem immer wieder begegnen:

- Low-Carb-Diät (Atkins-Diät und Montignac-Diät)
- Lektinarme und glutenfreie Ernährung nach Dr. Gundry
- Vegane Ernährung

Hinter kohlenhydratarmen Ernährungsformen, wie den sogenannten Low-Carb-Diäten, verbergen sich Namen wie Montignac oder Atkins. Beide propagieren den intensiven Verzehr von Fetten und Proteinen bei gleichzeitiger Senkung der Kohlenhydrat-Last.

Während allerdings die Montignac-Diät auch die Aufnahme von überwiegend komplexen Kohlenhydraten aus Gemüse und Obst weiterhin befürwortet und auch Vollkornbrot als sinnvolle Ergänzung erachtet, wird bei der Atkins-Diät jede Form von Kohlenhydraten abgelehnt. Das geht sogar so weit, dass nicht nur der Verzehr von Kartoffeln, Reis und Vollkorn, sondern auch der von Gemüse und Obst, mit Ausnahme von Salat, reduziert werden muss.

Allein aus diesem Grund bleibt all jenen, welche die Atkins-Diät ausprobieren möchten, nichts anderes übrig, als viele tierische Fette und Proteine zu sich zu nehmen. Die Risiken und Nebenwirkungen, die sich hieraus ergeben, sind folgende:

- Hohe Belastung der Nieren durch hohe Mengen Eiweiß
- Hohe Last an Häm-Eisen mit potenziell erhöhtem Krebsrisiko
- Hohe Antibiotika-Belastung durch tierische Produkte schädigt das Darmmikrobiom mit der Folge eines deutlich erhöhten Risikos für Autoimmunerkrankungen und Allergien
- Hohes Risiko für Herz-Kreislauf-Erkrankungen (Atkins starb selbst an einer kardiovaskulären Erkrankung bei erheblichem Übergewicht)
- Aceton-Mundgeruch als Folge der Bildung von Ketonkörpern aus Fetten
- Hohes Gicht-Risiko
- Mangel an wichtigen Vitaminen und sekundären Pflanzenstoffen, aber auch Mineralien

Die Atkins-Diät ist wirklich nicht zu empfehlen, weil sie durch den hohen Anteil an tierischen Fetten und Proteinen den Körper sehr belastet. Denken Sie an all die Studien, die aufzeigen, wie sehr tierische Produkte heute unser Risiko für Herz-Kreislauf-Erkrankungen und Krebs erhöhen – also die häufigsten Todesursachen in der westlichen Welt. Zudem müssen wir auf Gemüse und Obst verzichten, welche unsere Gene aber so steuern können, dass wir gesund bleiben.

Warum ist die Atkins-Diät dennoch erfolgreich geworden? Ganz einfach, weil man am Anfang wirklich sehr viel Gewicht verliert. Das liegt zunächst schlicht und ergreifend daran, dass der Insulinspiegel sinkt – und Insulin fördert die Bildung und den Erhalt von Fett. Zudem verringert die Diät unsere Glykogen-Speicher und bindet dadurch Wasser, welches in hohen Mengen ausgeschieden wird. Auch das erhöht die Gefahr von kardiovaskulären Erkrankungen wie Herzinfarkten.

Bei der Montignac-Diät hingegen wird lediglich der Verzicht auf einfache Kohlenhydrate empfohlen, also auf Haushaltszucker, Weißbrot, Pizza, Reis und Nudeln. Durch die Empfehlung, viel Gemüse und Obst zu essen, ist man nicht auf hohe Mengen tierischer Produkte angewiesen. Die Montignac-Diät funktioniert insbesondere auch in einer veganen Variante, weil inzwischen auch die Zufuhr von ungesättigten Fettsäuren im Vordergrund steht. In den 1980er-Jahren hieß es allerdings noch, dass nicht die tierischen Fette die bösen Geister seien, sondern nur der Zucker. Heute kann man es anders nachlesen und die Montignac-Diät wird als eine Ernährungsform angepriesen, die wenige einfache Kohlenhydrate und überwiegend ungesättigte Fettsäuren aus Pflanzen und Fisch empfiehlt.

Die vegane Ernährungsform bedeutet den kompletten Verzicht auf tierische Produkte. Aufgrund des Klimawandels und der sehr schlechten modernen Fleischqualität ist diese Ernährungsform grundsätzlich mit vielen Vorteilen besetzt. Auch die Gladiatoren sollen sich überwiegend vegan ernährt haben, aber die waren häufig auch schon aufgespießt, bevor sie einen Mangel erleiden konnten. Im Grunde lebten unsere Vorfahren die überwiegende Zeit vegan, weil es noch keine Viehzucht gab und Tiere mühsam gejagt werden mussten. Trotzdem konnten und mussten sie Höchstleistungen erbringen. Allerdings konnten sie gelegentlich Fleisch und tierische Produkte zu sich nehmen und somit auch Mangelsituationen bezüglich Vitamin D, Vitamin B_{12}, Phosphatidylserin und Carnitin ausgleichen, aber auch mögliche Störungen in der Darmflora vermeiden.

Sie erinnern sich an die Studienhinweise, die eine veränderte Darmflora bei Veganern aufzeigten, die eventuell in einer Störung der neuralen Entwicklung mündet. Bei einer veganen Ernährungsweise ist es üblich, Vitamin D und Vitamin-B_{12}-Präparate einzunehmen. Vitamin D kann man auch über sonnengetrocknete Pilze ausgleichen; 200 g decken den Tagesbedarf bei normaler Sonnenzufuhr. Natürlich sind lange Sonnenbäder noch besser für einen ausgeglichenen Vitamin-D-Haushalt. Wer vegan lebt, belastet sich nicht mit Antibiotika und tierischen Fetten. Allerdings gibt es eben auch ein Risiko bezüglich des Vitamin-B_{12}-Spiegels und auch im Hinblick auf das Nervensystem. Eine abschließende Bewertung ist nicht wirklich möglich.

Die von Dr. Gundry propagierte Ernährungsweise hat durch den Verzicht auf Gluten und Lektin in Produkten wie Getreide und Gemüse einen heilenden Effekt für den Darm. Dazu empfiehlt er den Verzehr von Weißbrot, was den Insulinspiegel leider in die Höhe treibt. Wie bei der Atkins-Diät erleidet man dadurch einen Mangel an sekundären Pflanzenstoffen, wichtigen Fetten aus Nüssen, Mineralien und auch Vitaminen aus Vollkorn. Diese Ernährungsform ist für mich das beste Beispiel, wie wir heute durch unsere zuckerhaltige und einseitige Ernährung in solch ein körperliches Ungleichgewicht geraten konnten, dass tatsächlich auf wichtigste natürliche Produkte für unsere Gesundheit verzichtet werden muss, damit es uns besser geht. Denn in der Tat profitieren zunächst viele Patienten von dieser Ernährungsform, weil ihr Darm Lektin und Gluten nicht mehr verträgt.

Mein Fazit aus diesen Ansätzen ist, dass keine Diät sinnvoll sein kann, weil sie immer den Verzicht auf wichtige Produkte propagiert.

Die einzige Ernährungsform, die viele Elemente meines Ansatzes enthält, ist die moderne Interpretation der Montignac-Diät. Im Grunde ist sie auch keine Diät, weil sie nur den Verzicht auf einfache Kohlenhydrate, wie sie in Haushaltszucker vorkommen, und die Reduktion tierischer Fette aus der Massentierhaltung empfiehlt. Auch die Entscheidung für eine vegane Ernährung ist für mich nachvollziehbar und sie ist nachweislich mit einem deutlich gesünderen und längeren Leben verbunden.

Meine Empfehlung sieht jedoch aus folgenden Gründen dennoch anders aus:

- Die Menschen in den sogenannten *Blue Zones*, das sind Gebiete in Japan, auf Kreta oder in Bulgarien, verzehren auch gelegentlich Fleisch und Fisch und weisen die höchste Lebenserwartung auf.
- Die Entwicklung des Gehirns wird anscheinend durch die Aufnahme von geringen Mengen Fleisch und Fisch positiv beeinflusst.

- Der Faktor Tierhaltung bezogen auf die Gesundheit tierischer Produkte wird viel zu selten bei den genannten Ansätzen thematisiert.
- Kartoffeln und Reis liefern sehr wichtige Nährstoffe und können durch den Prozess der Erkaltung auch verzehrt werden, ohne Insulin-Spitzen zu verursachen.
- Der Anteil an fermentierten Nahrungsmitteln ist bei anderen Ansätzen meines Erachtens zu niedrig.
- Es wird so gut wie nie auf die schädigenden Einflüsse der synthetischen Produktion von Nahrungsergänzungsmitteln und isolierten Nährstoffen wie Zucker oder künstlich angereicherten und produzierten Vitaminen eingegangen.
- Die verbesserte und erweiterte Wirkung einzelner Nährstoffe im Zusammenspiel mit anderen Nährstoffen – wie in unserem Beispiel von der Wirkung von Vitamin C im Apfel – wird kaum betrachtet.
- Die Qualität der Produktion hat einen zu geringen Stellenwert. Kefir und Sauerkraut aus dem Supermarkt sind wertlos, weil sie keine Laktobazillen enthalten.
- Der umfassende Einfluss der Darmflora auf unsere Gesundheit wird zu wenig beachtet und der Aspekt einer darauf ausgerichteten Ernährungsweise kommt zu kurz.
- Und zu guter Letzt wird der Umstand ignoriert, dass der ewige Verzicht nie funktioniert und wir nicht päpstlicher als der Papst sein sollten. In der Region verwurzelte, mitunter deftige Produkte müssen auch einmal erlaubt sein, auch wenn sie viel tierisches Fett enthalten, genauso wie der Kuchen am Sonntag, der die Familie zusammenbringt.

Meine 15 goldenen Regeln

Meine Ernährungsempfehlungen möchte ich auf der folgenden Doppelseite in Stichworten zusammenfassen, damit Sie diese jederzeit nachschlagen können, ohne lange blättern zu müssen. Sie erklären sich durch die vorangegangenen Kapitel von alleine.

MEINE 15 GOLDENEN REGELN

1. Reduzieren Sie einfache Kohlenhydrate auf 20 g täglich, indem Sie Zucker, Fertigprodukte mit Zucker, Weißbrot, Pizza und Ähnliches meiden.

2. Lassen Sie Kartoffeln und Reis auf Raumtemperatur abkühlen, bevor Sie sie anschließend ggf. langsam wieder erwärmen.

3. Essen Sie nur Vollkornbrot aus Sauerteig.

4. Meiden Sie jede Form von Milch, wenn die Milchprodukte nicht fermentiert wurden.

5. Essen Sie Fleisch und Fisch nur noch einmal pro Woche und kaufen Sie dafür höchstmögliche Qualität. Bei Fisch entscheiden Sie sich vor allem für fettreichen Fisch wie Lachs, Makrele oder Hering.

6. Nehmen Sie jeden Tag Nüsse, Gemüse und Obst in möglichst vielfältiger und abwechselnder Form zu sich. Achten Sie auf eine unbelastete Qualität. Bei Erdnüssen essen Sie unbedingt das rote Häutchen mit.

7. Verzehren Sie viele fermentierte Produkte wie Käse, Kefir und Sauerkraut, um Ihre Darmflora mit Milchsäurebakterien zu versorgen.

8. Meiden Sie jede Form von Nahrungsergänzungsmitteln, die künstlich angereichert, isoliert oder denen etwas hinzugefügt wurde.

9. Trinken Sie nur Rotwein von besonders tanninhaltigen Trauben wie Cabernet Sauvignon, Tannat, Tempranillo, Nebbiolo, Sangiovese oder Shiraz (Syrah).

10. Nehmen Sie jeden Tag Kurkuma zu sich.

11. Trinken Sie jeden Tag grünen Tee.

12. Verwenden Sie täglich Oliven- und Leinöl. Meiden Sie unbedingt gesundheitsschädliche Transfette aus Margarine oder tierische Fette wie Butter.

13. Zum Braten verwenden Sie Kokosöl; gerne auch Olivenöl, wenn Sie es nur kurz erhitzen.

14. Bewegen Sie sich ausreichend, damit Ihre Zellen die bereitgestellten Nährstoffe auch verwerten wollen.

15. Lassen Sie zwischen dem Abendessen und dem Frühstück mindestens 14 Stunden und einmal pro Woche sogar 16 Stunden Pause.

Wann ist Ihr Körper für diese Ernährungsumstellung bereit?

Vor der Ernährungsumstellung müssen Sie herausfinden, ob Ihr Darm bereits unter einer Schädigung leidet und eventuell eine Dysbiose (Verschiebung der Darmflora oder sogar eine Schädigung der Darmflora bis hin zum Leaky-Gut-Syndrom) aufweist. Wie können Sie das testen?

- Wenn Sie nach dem Verzehr von lektin- und glutenhaltigen Produkten – wie bestimmten Gemüsen und Vollkorn – einen aufgeblähten Bauch bekommen, dann scheint schon eine Verschiebung der Darmflora vorzuliegen. Der beste Test ist Sauerkraut – wer diesen Gesundheitsmacher nicht verträgt, hat sehr wahrscheinlich eine kranke Darmflora.
- Wenn Sie generell bereits eher unter einem auffälligen Stuhl leiden, bei dem sich Verstopfungen mit Durchfällen abwechseln, ist die Darmmukosa vermutlich schon geschädigt.
- Sind Sie von Allergien, Schwellungen, unerklärlicher Müdigkeit oder Autoimmunerkrankungen betroffen, dann liegt aller Voraussicht nach schon ein Leaky-Gut-Syndrom vor. In diesem Fall muss zunächst der Darm saniert werden, bevor er wieder seine ganze Funktion für Sie erfüllen kann.

Es gilt die Regel:
Verträgt man Sauerkraut, Vollkorn und Hülsenfrüchte nicht,
dann ist der Darm schon nicht mehr dicht.

KAPITEL 15

Rezepte und ausgewählte Nahrungsergänzungsmittel

Nachfolgend finden Sie möglichst einfache Empfehlungen für die Herstellung bestimmter Nahrungsprodukte, die von besonderem gesundheitlichem Wert sind, und für den Einkauf von Nahrungsergänzungsprodukten.

Sauerkraut

Für die Herstellung von Sauerkraut kaufen Sie Weißkohl und Mohrrüben, am besten in Bio-Qualität.

Raspeln Sie beide im Mengenverhältnis von ca. 2/3 Weißkohl und 1/3 Mohrrüben in lange dünne Streifen und vermengen das Ganze anschließend kräftig. Auf 1 kg Sauerkraut verwenden Sie bitte ca. 1 Esslöffel Salz. Optional können Sie auch Dill und Kümmel hinzugeben. Ich esse es am liebsten ohne weitere Zusätze.

Dann schichten Sie das Gemüse zentimeterweise fest in ein Einmachglas, bis das Wasser aus dem Kohl und den Rüben beide bedeckt, sodass alles luftdicht mit einem Deckel verschlossen werden kann. Lassen Sie das Glas bei Zimmertemperatur über 10 Tage stehen, sodass die Milchsäurebakterien den Kohl zu Sauerkraut fermentieren können. Lagern Sie das Kraut anschließend im Kühlschrank, um die Fermentation zu stoppen.

Nutzen: Probiotische Versorgung durch Unmengen von Milchsäurebakterien sowie die Bereitstellung einer Vielzahl von Vitaminen, insbesondere auch B-Vitamine wie Vitamin B_{12}.

Hummus

Hummus besteht aus Kichererbsen und Tahin. Tahin ist eine Sesampaste, die Sie im Mixer selbst herstellen oder auch fertig kaufen können. Gute Qualität erhalten Sie auch hier im Reformhaus. Nehmen Sie auf 1 kg Kichererbsen ungefähr 300 g Tahin.

Die Kichererbsen weichen Sie mindestens acht Stunden, am besten über Nacht, in Wasser ein. Anschließend kochen Sie die Kichererbsen mindestens 1,5 Stunden, bis diese ganz leicht mit dem Finger zerdrückt werden können.

Nach dem Abkühlen geben Sie die Kichererbsen in einen Mixer und mischen sie mit dem Tahin. Dazu passen zwei ausgepresste Zitronen, am besten mit Fruchtfleisch, und Salz nach persönlichem Geschmack.

Zusätzlich geben Sie noch ca. 500–800 ml eiskaltes Wasser dazu und ein wenig Olivenöl. Mischen Sie die Masse, bis Sie cremig ist.

Nutzen: Hummus liefert Unmengen an wertvollen Proteinen, Magnesium und ungesättigten Fettsäuren. Es ist für Sportler fast schon Pflicht, aber genauso wichtig für uns alle, wenn man bedenkt, dass Muskeln, Gehirn, Organe, Enzyme und Immunsystem ohne Eiweiße nicht aufgebaut werden können. Hummus liefert sämtliche notwendigen Aminosäuren, und zwar auch all jene, die wir als essenzielle Aminosäuren bezeichnen und die der Körper selbst nicht produzieren kann.

Rote-Bete-Salat

Kaufen Sie am besten auf dem Bio-Markt bereits vorgekochte Rote Bete in einem Päckchen. Zu Hause schneiden Sie diese in kleine Würfel; den Saft heben Sie für das Salatdressing auf. Geben Sie ein Stück geriebenen Ingwer, den Saft einer kleinen Zitrone, Salz und Pfeffer nach Geschmack dazu sowie Walnüsse. Verfeinern können Sie den Salat auch mit Koriander, Petersilie, Chili und etwas Naturhonig.

Besonders wertvoll wird dieses Gericht als Carpaccio, wenn Sie noch Rucolasalat und Parmesan hinzugeben.

Nutzen: Durch die Rote Bete erhalten Sie einen sehr hohen Anteil an Nitraten, welche die Gefäßdurchblutung steigern. Gleichzeitig regen die sekundären Pflanzenstoffe die Produktion der Mitochondrien an. Rucolasalat erhöht noch einmal die Nitratmenge und liefert zudem den Pflanzenstoff Chlorophyll, der die generelle Zellregeneration anregt.
Wenn Sie das Gericht etwas süßer mögen, geben Sie Wassermelone dazu. Das Citrullin der Wassermelone steigert die Zufuhr an gefäßerweiternden Substanzen noch zusätzlich.
Gerade Patienten mit Gefäßerkrankungen, die sich in Leistungseinschränkungen, aber auch mangelnder Libido äußern können, profitieren hiervon. Für Leistungssportler ist dieses Gericht Pflichtprogramm.

Smoothies

Passend zu dem vorherigen Gericht empfehlen wir gerade für Kinder, aber auch für die meisten Erwachsenen, einen schmackhaften Smoothie. Bitte verwenden Sie hierfür eine ganze Rote Bete, eine ganze Avocado, zwei Handvoll rote Beeren (z. B. Himbeeren), eine Handvoll Salat (z. B. Rucola und Feldsalat), einen Teelöffel Honig, zwei Datteln und – wenn es Ihnen noch nicht süß genug ist oder Sie keinen Honig verwenden wollen – etwas Wassermelone. In den fertigen Smoothie geben Sie nach Wunsch Eis. (Kein Milcheis, sondern nur Wasser.) Der Geschmack ist grandios und die Wirkung geradezu unglaublich.

Nutzen: Siehe oben; die Polyphenole der Beeren und das Chlorophyll des Salates sind zudem hervorragende Schutzsubstanzen gegen jede Form von Erkrankungen, z. B. auch Krebs.

Avocado-Snack

Die Avocado eignet sich für viele verschiedene Gerichte. Nehmen wir den Avocadosalat, der aus einer Avocado, Tomaten nach Geschmack, einer kleinen Chili, Mohrrüben und gutem Harzer Käse hergestellt werden kann. Für mich ist das eines der leckersten und gesündesten Gerichte, denn es ist voller gesunder Fette, insbesondere wenn Sie zusätzlich – wie bei allen hier aufgeführten Gerichten – hochwertiges Olivenöl verwenden. Zudem enthält es durch den Harzer Käse Spermidin gegen die Zellalterung und durch die Avocado sehr viel Vitamin E. Die Mohrrüben liefern Vitamin A, Chili und Tomaten enthalten Anti-Krebsstoffe wie Capsaicin und Lycopin.

Gerne können Sie Avocado auch auf einer Scheibe Brot (siehe folgendes Rezept) mit Hummus, Tomate, Olivenöl und einem Spiegelei genießen.

Nutzen: Für alle, die lange leben wollen und für die Anti-Aging im Vordergrund steht. Und natürlich für all jene, die gerne fett und lecker essen.

Glutenfreies Brot

Backen Sie ein Brot aus Leinsamen, Chiasamen, Buchweizen, Sonnenblumenkernen und eventuell Haferflocken. Ergänzen können Sie auch Feigen, Oliven oder was Sie gerne mögen. Spezielle Backanleitungen finden Sie überall im Internet. Auch fertige Backmischungen aus dem Reformhaus eignen sich.

Nutzen: Für alle, die unter einem Leaky-Gut-Syndrom leiden, ist es absolute Pflicht. Geeignet ist es aber auch für alle anderen, weil es – ähnlich wie Sauerteigbrot – viel besser verträglich ist. Zudem liefert es unendlich viele B-Vitamine, Mineralstoffe und ungesättigte Fettsäuren.

Linsensalat

Linsen liefern – genauso wie Kichererbsen – eine Vielzahl an gesunden Proteinen, B-Vitaminen, Ballaststoffen und Mineralien.

Nehmen Sie Berg- oder Provençal-Linsen und kochen Sie diese etwa 20-25 Minuten. Gießen Sie das Wasser ab und stellen Sie die Linsen kalt. Dazu geben Sie Schalotten, Möhren, Chili und ein paar Scheiben Paprika. Braten Sie die Masse in Kokosnussöl mit Pinienkernen kurz an und schmecken Sie das Gericht mit Zitronensaft, Salz, Pfeffer und gehackter Petersilie oder Koriander ab.

Nutzen: Dieses Gericht ist eine gute Quelle für Eiweiße, Mineralstoffe und B-Vitamine. Linsen haben den Ruf, das Leben zu verlängern, weil ihre Faserstoffe bzw. Ballaststoffe in einzigartiger Weise unseren Darm pflegen. Der regelmäßige Verzehr von Linsen, Hülsenfrüchten generell und Sauerkraut sichert uns eine gesunde Darmflora und hierdurch auch ein gesundes und längeres Leben.

Artischocken

In Italien weiß man es schon lange: Artischocken reinigen – wie alle Distelpflanzen – unsere Organe von Giftstoffen und werden von Ernährungsmedizinern für die Behandlung von Lebererkrankungen sehr gerne eingesetzt. Bitte kochen Sie eine Artischocke in leicht gesalzenem Wasser mit etwas Olivenöl und Zitronensaft. Danach genießen Sie die Artischocke, indem Sie das Fruchtfleisch von der Innenseite der Blätter mit den Zähnen abziehen. Den krönenden Abschluss bildet der Artischockenboden.

Nutzen: Entgiftung und Schutz vor Giften, insbesondere bei hohen Belastungen der Leber.

Spargelgerichte

Spargel hat einen sehr hohen Anteil an Glutathion, das die intrazelluläre Entgiftung fördert und zudem die Mitochondrienproduktion sowie den verbesserten Energietransfer in der Zelle anregt.

Spargel enthält auch einen geringen Anteil an Ballaststoffen wie Inulin, das besonders wichtig für unsere Darmflora ist.

Kochen Sie Spargel und richten Sie ihn nur mit Olivenöl und Parmesan-Käse an. Dazu passt Wildfisch oder Wildfleisch; wenn Sie Schinken verwenden, nehmen Sie bitte Ibérico-Schinken.

Nutzen: Schutz vor der intrazellulären Belastung durch Schadstoffe sowie zur intrazellulären Entgiftung. Weiterhin ist Spargel ein sehr gutes Präbiotikum (also das „Futter" für unsere gesunden Darmbakterien).

Kefir-Müsli

Mein bevorzugtes Frühstücksmüsli ist eine Mischung aus Buchweizen, Hirse, Chia- und Leinsamen sowie Haferflocken, die Sie im Reformhaus kaufen oder selbst mischen können. Gießen Sie die Mischung mit heißem Wasser leicht auf. Je nach Menge erhalten Sie eine unterschiedlich leichte und wohlschmeckende Breimasse. Geben Sie 2–4 Esslöffel (oder mehr, wenn Sie mögen) hochwertigen Kefir dazu, gerne auch selbst gemacht. Kefir ist fermentierte Schafs- oder Kuhmilch. Hierfür wird der Kefirpilz verwendet, dem besondere Gesundheitseffekte nachgesagt werden.

Dazu passen Früchte und Naturhonig, je nach Geschmack. Meine Favoriten sind Himbeeren für die Versorgung mit Polyphenolen, Kiwi für die Bereitstellung von Pyrrolochinolinchinonen und Banane.

Nutzen: Die sekundären Pflanzenstoffe der Früchte liefern Schutz vor Infektionen, chronischen Erkrankungen wie Krebs und stärken Ihren Energiehaushalt. Zudem erhalten Sie probiotische Bakterien durch den Kefir, Kalzium und Vitamin K aus der Milch sowie viele Vitamine, insbesondere B-Vitamine und Mineralien, aus dem Körnermix.

Quinoa mit Gemüse

Quinoa ist ein toller Ersatz für Reis und steckt voller Eisen, Proteine, Mineralien und komplexer Kohlenhydrate.

Kochen Sie Quinoa und richten Sie es mit gebratenen Pilzen oder Gemüse und dazu mit Petersilie, etwas Knoblauch, Schalotten, Kräutern und geriebenem Parmesan an. Geben Sie zum Schluss gerne noch etwas Olivenöl auf das Gericht – Sie werden sehen, es schmeckt fantastisch.

Nutzen: Für Sportler die beste Energiequelle und für Diabetiker ein toller Reis- und Pasta-Ersatz. Die komplexen Kohlenhydrate werden langsam aufgenommen, sodass der Insulinspiegel nicht stark ansteigt.

Graupensuppe

Nehmen Sie ein Stück Hähnchenbrust oder Keule vom Bio-Huhn und kochen es mit einer Möhre, einem Stück Sellerie und einer Stange Porree auf. Dazu geben Sie etwa 150 g Graupen. Nach 45 Minuten geben Sie gehackten Dill und Petersilie dazu, zum Abschmecken dann noch etwas Salz und Gemüsebrühe.

Nutzen: Dieser Eintopf liefert eine Vielzahl an sekundären Pflanzenstoffen und über die Graupen viele Ballaststoffe und komplexe Kohlenhydrate. Der sich bildende Schleim ist wie ein Magen- und Darmschutz gerade bei entzündlichen Darmerkrankungen oder Magengeschwüren. Zudem hilft diese Suppe auch bei akuten Infektionen.

Kartoffelsalat

Kartoffelsalat ist heilsam, denn abgekühlte Kartoffeln enthalten retrograde Stärke und diese ist gesund. Kochen Sie am besten Drillinge mit wenig Wasser, sodass diese eher gedämpft als gekocht werden. Nach dem Abkühlen schälen; wer mag, kann die Schale auch mitessen. Nur bei entzündlichen Darmerkrankungen sollten Kartoffeln immer geschält werden. In Würfel schneiden, gehackte Petersilie, Basilikum und Rucola untermengen. Dann aus reichlich Olivenöl, etwas Balsamico-Essig, Zitronensaft, ein wenig Senf, etwas Gemüsebrühe und gehackter Chili eine Vinaigrette herstellen und über die Kartoffeln geben. Am Ende noch frisch gehackte Kräuter über die Kartoffeln streuen und den Salat zwei Stunden abkühlen lassen.

Nutzen: Die retrograde Stärke wird von den Laktobazillen in Buttersäure umgewandelt und das heilt die Darmwände. Zudem liefern Kartoffeln viele Mineralstoffe, die Vitamine B und C sowie Energie über komplexe Kohlenhydrate.

Datteln

Datteln mit Walnüssen sind ein fantastischer Nachtisch aus dem Nahen Osten. Es ist ein einfacher Snack und doch sehr lecker und gesund. Datteln enthalten Ballaststoffe und Tryptophan als Vorstufe von Serotonin, was die Nerven beruhigt. Walnüsse liefern hohe Mengen an ungesättigten Fettsäuren, Ballaststoffen und B-Vitaminen.

Nutzen: Beruhigt die Nerven und heilt den Darm.

Mix aus Erdnüssen mit roter Schale und Weintrauben

Essen Sie das rote Häutchen unbedingt mit, denn es enthält eine Vielzahl an sogenannten Oligomeren Proanthocyanidinen, die uns vor Krebs und Infektionen schützen. Sie können in Apotheken zwar viele OPC-Produkte kaufen, aber nichts ist vergleichbar mit der Erdnusshaut oder auch den dickschaligen roten Weintrauben. Diese enthalten zudem noch Salvestrole, die selektiv Krebszellen angreifen.

Nutzen: Schutz vor Krebserkrankungen und Infektionen. Die Mischung sollte jeden zweiten Tag auf dem Tisch stehen.

Grüner Tee und griechischer Bergtee

Grüner Tee und griechischer Bergtee sollten im Wechsel morgens und abends getrunken werden. Der grüne Tee wirkt anregend und ist durch das Epigallocatechingallat ein echter Lebensverlängerer. Er erhöht die Aktivität der SIRT-Enzyme, die für eine reduzierte Alterung sorgen. Griechischer Bergtee entspannt und liefert ätherische Öle sowie Triterpene und weitere Polyphenole. Außerdem hemmt er die Aufnahme von Serotonin in die Zellen, sodass es länger zur Verfügung steht und nicht so schnell abgebaut wird – Serotonin ist ein Glückshormon, das bei depressiven Patienten teilweise erheblich reduziert vorkommt. Mischen Sie den jeweiligen Tee mit einem Teelöffel Kurkuma, einer Messerspitze Pfeffer und Ingwerscheiben. Gerne können Sie auch geschnittenen frischen Kurkuma dazugeben und etwas Honig.

Nutzen: Griechischer Bergtee hilft bei Schlafstörungen, Depressionen und Unruhe. Grüner Tee wirkt lebensverlängernd und ist ein echtes Anti-Aging-Mittel.

Glutenfreie Pasta mit Bolognese-Soße aus Weidefleisch

Wer nicht auf Pasta verzichten will, sollte auf glutenfreie Nudeln aus Quinoa zurückgreifen. Dennoch ist Pasta besser als ihr Ruf, weil der Zuckerspiegel eher langsam ansteigt und stabiler bleibt als zum Beispiel bei gekochten Kartoffeln, die man nicht hat abkühlen lassen. Auch Nudeln kann man für die geringere Resorption von Zucker im Darm abkühlen lassen. Noch besser sind jedoch Nudeln aus Quinoa, die fast genauso schmecken wie normale Nudeln. Dazu geben Sie bitte eine Tomatensoße oder eine Bolognese aus Weidefleisch. Vergessen Sie nicht, frische Kräuter der Provence und Basilikum zu ergänzen.

Nutzen: Quinoa-Pasta ist ein toller Energielieferant für Spitzensportler und ein hervorragender Ersatz für all jene, die sich ein Leben ohne Nudeln nicht vorstellen können.

Im Folgenden stelle ich meine bevorzugten Nahrungsergänzungsmittel vor.

Aloe vera

Trinken Sie täglich 10-30 ml Aloe-vera-Saft. Im Durchschnitt kann man für Frauen 20 ml und für Männer 30 ml empfehlen. Für Kinder reichen 10 ml aus. Vorsicht ist für Diabetiker geboten, weil der Zuckerspiegel rapide absinken kann, wodurch die Insulindosis reduziert werden muss.

Nutzen: Entgiftet und entschlackt das Körpergewebe. Hervorragendes Anti-Aging-Produkt, das zudem durch einen sehr hohen Anteil an Polysacchariden den Aufbau unserer Darmmukosa unterstützt. Für Diabetiker ist Aloe vera ein Muss. Kein Produkt, welches ich kenne, ist so hilfreich für Diabetiker wie dieses. Achten Sie auf einen sehr hohen Acemannan-Anteil in der Aloe vera. Die meisten Anbieter verwässern ihren Saft stark und ernten die Blätter bereits nach drei statt nach fünf Jahren Wachstumszeit. Auch hier gilt: Nur weil Produkte den gleichen Namen tragen, ist noch lange nicht das Gleiche drin.
Das Acemannan ist es auch, das unser Immunsystem anregt. Es wurde nachgewiesen, dass dieses Polysaccharid unsere natürlichen Killerzellen aktiviert.

Zistrose

Zistrose ist auch bekannt unter dem Namen *Cistus* oder dem englischen Begriff *Rock Rose*. Sie besteht aus vielen Unterarten, z. B. der bekanntesten Art *Cistus incanus* oder der noch älteren Art *Cistus albidus*. Diese wunderschöne Mittelmeerblume enthält hohe Anteile an sekundären Pflanzenstoffen, die Sie vor Infektionen mit Viren schützen können. Verwenden Sie am besten Zistrose aus handgepflückter Wildsammlung und versichern Sie sich, dass diese besonders schonend verarbeitet wurde. Für die Qualität von Zistrose entscheidend ist auch der Zeitpunkt der Ernte. So hat sie nachweislich die höchsten Anteile an Antioxidanzien in den Monaten März bis Juni und vor allem nach 18 Uhr; nur zu diesen Zeiten sollte die Ernte stattfinden.

Nutzen: Die Zistrose ist das beste Antioxidans, das ich kenne. Zudem hat sie eine immunmodulatorische bzw. anregende Wirkung und umlagert durch ihre Öle direkt Viren und Bakterien, wodurch deren Pathogenität erheblich eingeschränkt wird.

Gesundheits-Cocktail

Mischen Sie 500 ml hochwertiges Leinöl mit der gleichen Menge an hochwertigem Aloe-vera-Saft und geben Sie einen Esslöffel Zistrosenpulver sowie einen Teelöffel Kurkuma-Gewürz dazu. Hiervon trinken Sie bitte zweimal täglich 20 ml.

Nutzen: Dieser Cocktail ist für Patienten mit chronischen oder akuten Infekten ein wahres Wundermittel.

Sonnengetrocknete Pilze

Pilze liefern Polysaccharide in Form von sogenannten Beta-Glucanen. Diese aktivieren unser Immunsystem und sind Ballaststoffe. Zudem liefern Pilze sekundäre Pflanzenstoffe wie Terpene, die unsere Zellen vor Krebs schützen, indem sie diese aktivieren bzw. regenerieren.

Sonnengetrocknete Pilze enthalten sehr viel Vitamin D und bereits 200 g können den Tagesbedarf decken.

Nutzen: Ebenso wie Sauerkraut, welches Vitamin B_{12} liefert, sind sonnengetrocknete Pilze ein tolles Produkt für Veganer, weil es sie vor einem Vitamin-D-Mangel bewahren kann.

Kaskadenfermentation-Regulat

Es gibt tatsächlich einige wenige Anbieter, welche durch eine sogenannte Kaskadenfermentation eine Vielzahl von Früchten und Gemüse ohne Zusätze von isolierten Wirkstoffen mehrfach fermentiert herstellen. In der Regel reicht die Einnahme von 20 ml täglich.

Nutzen: Sehr hoher Nutzen für die Zellregeneration durch sekundäre Pflanzenstoffe

Wie Sie sehen, empfehle ich keinerlei isolierte Wirkstoffe als Nahrungsergänzungsmittel. Achten Sie bei der Einnahme von Nahrungsergänzungsmitteln darauf, dass es sich ausschließlich um reine Naturextrakte handelt. Denken Sie daran, dass normales Kurkuma-Gewürz viel heilsamer ist, als ein Produkt aus isoliertem Kurkumin. Kurkumin ist der vermeintlich heilsame Wirkstoff aus Kurkuma – vermeintlich, weil wir es nicht genau wissen und genauso wenig wissen wir, ob es auf lange Sicht schädlich werden kann, wie alle Produkte, die aus einer Pflanze hochgereinigt isoliert wurden. Bei Aloe vera ist das reine Aloin als schädlich erkannt worden. So verhält es sich ja auch mit Zucker aus der heilsamen Zuckerrohrpflanze.

Fazit

Am Ende möchte ich noch einmal zusammenfassend auf die unglaubliche Wirkung einer natürlichen Ernährung eingehen.

Aus irgendeinem Grund glauben viele Menschen heute an Massenware und Pillen. Alles muss schön verpackt sein, glänzen und ein buntes, ansprechendes Etikett haben.

Inzwischen ahnen und wissen viele Menschen jedoch auch, dass in diesen Produkten nicht viele hochwertige Nährstoffe stecken können. Trotzdem kaufen sie immer noch fast alles im Supermarkt, weil es bequem und angeblich auch meist viel günstiger ist. Aber wenn man sich einmal auf den Weg macht, dann wird man feststellen, dass es eben nicht viel günstiger ist und zudem das Einkaufen auf Märkten, in Hofläden oder ausgewählten Geschäften viel mehr Freude und Gesundheit liefert.

Wenn ich in einen Supermarkt gehe, sehe ich Zucker und Chemie ohne Ballast- und hochwertige Nährstoffe in den Produkten. Wenn ich auf einem Markt bin, fühle ich geradezu die Heilkräfte der Natur und denke über die biochemische Wirkung der einzelnen Produkte nach.

Resveratrol und OPC aus Weintrauben stelle ich mir dann schon in einem Smoothie mit Chlorophyll aus Blattsalaten, Glutathion aus Avocado und Pyrrolochinolinchinon aus Kiwi vor; dazu eine Bombe an Ballaststoffen und Milchsäurebakterien für meinen Darm. Ich denke an einen grünen Tee voller Epigallocatechingallat mit Kurkumin aus Kurkuma, Gingerol aus Ingwer und Acemannan aus Aloe vera, die ich ebenfalls alle in den grünen Tee gebe. Die Anzahl an Vitaminen, Spurenelementen und Elektrolyten hier aufzuzählen, würde den Umfang des Buches sprengen.

Sie sehen also, ich esse und trinke die Produkte nicht einfach so, sondern stelle mir die Heilwirkung der Nährstoffe vor. Gerade wenn man weiß, wie intensiv diese Substanzen wirken und in welch hoher Anzahl sie in der Natur vorhanden sind, kann man sich leicht die biochemischen Auswirkungen für unseren Körper deutlich machen.

Noch erstaunlicher ist aber das Geheimnis der Nährstoff-Mixtur in den Pflanzen. Meines Erachtens ist es unmöglich, diese Zusammenstellung komplett zu entschlüsseln, um daraus synthetisch ideale Nahrungsergänzungsprodukte zu erzeugen. Das Zusammenspiel der einzelnen Nährstoffe ist zu komplex und löst zu viele Stoffwechselprozesse aus, als dass wir es in der Gänze verstehen könnten.

Würde ein Arzt uns eine Formel versprechen, die eine ideale Behandlung darstellt, wären wir bereit, Unsummen dafür zu bezahlen. Doch wenn die Natur sie uns liefert, dann meckern wir über kleinste Summen für ein natürlich gewonnenes Produkt, das angeblich zu teuer ist.

Die Natur hält Medizin für uns bereit und wir haben uns von ihr die Wirkung einzelner Substanzen abgeschaut und zu eigen gemacht. Dabei isolieren wir diese Substanzen, bis sie zwar die Symptome einer Erkrankung abschalten, doch wir zahlen dafür den hohen Preis von Nebenwirkungen.

Während meiner Zeit als Arzt habe ich nicht einen Patienten gesehen, dessen Allergien oder Diabetes wir heilen konnten. Am Ende stand eine Insulin-Therapie und dann nahm das Schicksal seinen Lauf. Auch bei Herz-Kreislauf-Erkrankungen war es nicht anders. Sie endeten zumeist in Kombination mit Diabetes, Bluthochdruck, Übergewicht und erhöhten Blutfettwerten, was die Einnahme einer Vielzahl von Tabletten erforderlich machte. Nicht selten haben Patienten heute 12-15 Tabletten täglich einzunehmen. Niemand kann ernsthaft glauben, dass das eine sinnvolle Behandlung ist. Ich erinnere mich noch gut an meinen Chefarzt, der regelmäßig sagte: „Setzen Sie erst einmal die Hälfte der Tabletten ab, dann wird es dem Patienten schnell besser gehen.“ Und so war es dann auch.

Wenn ich heute auf meine Patienten blicke, dann sehe ich sehr viele gesunde Menschen. Darunter sind ehemalige Diabetiker, die inzwischen unauffällige Zucker-, Fett- und Blutdruckwerte aufweisen. Etliche Patienten konnten ihre Allergien, Akne, Neurodermitis und Psoriasis überwinden. Gelenkbeschwerden sind verschwunden und generell liegt das biologische Alter nun niedriger als das chronologische.

Anstatt auf einen Gemüsemarkt zu gehen, kaufen viele Frauen noch immer teuerste Anti-Aging-Kosmetika. Dabei ist der Sonnenschutzfaktor vieler Produkte so hoch, dass keine Vitamin-D-Produktion mehr möglich ist – und das ist ein gravierender Faktor für eine schnelle Alterung. Man erreicht damit also nur das Gegenteil des Gewünschten.

Wer jeden Tag Aloe vera, Beeren, Salate, Hummus, Sauerkraut, Avocado, Grüntee mit Zistrose und Kurkuma auf dem Speiseplan stehen hat, wenig Fertigprodukte verwendet und Zucker spart, sich dafür aber täglich im Freien bewegt, kann sich deutlich verjüngen – teilweise sogar um viele Jahre.

Ich hoffe sehr, dass mein Buch einen Beitrag leisten kann, damit mehr Menschen sich wieder selbst helfen können und eine neue Lebensqualität durch eine andere Lebensweise gewinnen.

Guten Appetit und guten Einkauf wünscht Ihnen

Dr. med. Kay Bredehorst

Literatur

1. Kalorienrestriktion verlängert Leben

Thilmany, Sandra Cornelia: Das mitochondriale Proteom von Rattus norvegicus in Abhängigkeit von Alter und Kalorienrestriktion. Technische Universität Darmstadt 2013

2. Geringeres Prostatakrebsrisiko durch Verzicht auf oder Reduktion von tierischen Produkten

Qin LQ, XuJY, Wang PY,Kaneko T, Hoshi K, Sato A. Milk consumption is a risk factor for prostate cancer cell in culture. Nutr Cancer 2004, 48 (1):22-7

Richman EL, Stampfer MJ, Paciorek A, Broering JM, Carroll PR, Chan JM. Intakes of meat, fish, poultry, and eggs and risk of prostate Cancer progression. Am J Clin Nutr. 2010,91(3)712-21

Barnard RJ, Ngo, TH, Leung PS, Aronson WJ, Golding LA. A low Fat diet and/or strenuous exercise alters the IGF axis in vivo and reduces prostate tumor cell growths in vitro. Prostate 2003,56(3):201-6

3. Auswirkungen von Fasten auf den Glukosestoffwechsel

R. Michael Anson, Zhihong Guo, Rafael de Cabo, Titilola Iyun, Michelle Rios, Adrienne Hagepanos, Donald K. Ingram, Mark A. Lane, and Mark P. Mattson: Intermittent fasting dissociates beneficial effects of dietary restriction on glucose metabolism and neuronal resistance to injury from calorie intake. Proc Natl Acad Sci U S A. 2003 May 13;100(10):6216-20.

4. Methionin und Stoffwechsel

Xia Gao, Sydney M. Sanderson, Ziwei Dai, Michael A. Reid, Daniel E. Cooper, Min Lu, John P. Richie Jr, Amy Ciccarella, Ana Calcagnotto, Peter G. Mikhael, Samantha J. Mentch, Juan Liu, Gene Ables, David G. Kirsch, David S. Hsu, Sailendra N. Nichenametla, Jason W. Locasale: Dietary methionine influences therapy in mouse cancer models and alters human metabolism. Nature 2019 Aug;572(7769):397-401.

5. Einfluss von Kurkumin auf den Zuckerstoffwechsel

Kim T, Davis J, Zhang AJ, He X, Methews SF (2009) Curcumin activates AMPK and suppresses gluconeogenic gene expression in hepatoma cell lines cells. Biochem Biophys Res Commun Oct 16,388(2):377-382

Bolin Kin, Quirin S Panickar, Richard A. Anderson Cinnamon: Potential Role in the prevention of Insulin Resistance, Metabolic Syndrom and Diabetes Mellitus Typ 2. Journal of Diabetes Science and Technology Volume 4, Issue 3, May 2010

6. M. Parkinson: Autoimmunerkrankung

Annika Sommer, Maxreiter, Florian Krach, Tanja Fadler, Janina Grosch, Michele Maroni, Daniela Graef,Esther Eberhardt, Markus J. Riemenschneider, Gene W. Yeo, Zacharias Kohl, Wei Xiang, Fred H. Gage, Jürgen Winkler, Iryna Prots, and Beate Winner. Th17 Lymphocytes Induce NeuronalCell Death in a Human iPSC-BasedModel of Parkinson's Disease. Cell Stem Cell23, 123-131, 2018.

7. Aflatoxine und Casein

Preston RS, Hayes JR, and Campbell TC. The effect of protein deficiency on the in vivo binding of aflatoxin B1, to rat liver macromolecules. Life Sci. 19 (1976):1191-1198.

Portman RS, Plowman KM, and Campbell TC. On mechanisms affecting species susceptibility to aflatoxin. Biochem. Biopys. Acta 208 (1970):487-495

Youngman LD, and Campbell TC. Inhibition of aflatoxin B1 induced gamma-glutamyl transpeptididase positive hepatic preneoplastic foci and tumors by low protein diets: evidence that altered GGT+foci indicate neoplastic potential. Carinogenesis 13 (1992) 1607-1613

Youngman LD. The growth and development of aflatoxin B1—Induced preneoplastic lesions, tumors, metastasis and spontaneous tumors as they are influenced by dietary protein level, type and intervention. Ithaca, NY: Cornell University, PH.D.Thesis, 1990

8. Karzinomwachstum: Prostata und Bruskrebs

Maria Pfeuffer, Bernhard Watzl. Nutrition and health aspects of milk and dairy products and their ingredients. Ernährungsumschau 65(2): 22-33.e14-e17; 2018.

Qin LQ, XuJY, Wang PY,Kaneko T, Hoshi K, Sato A. Milk consumption is a risk factor for prostate cancer: Meta Analysis of case-control studies.. Nutr Cancer 2004, 48 (1):22–7

Quin LQ, Xu JY, Wang PY, Tong J, Hoshi K. Milk consumption is a risk factor for prostate cancer: meta-analysis of case-control studies. Nutr. Cancer, 2004,48(1):22-7

Tate PL, Bibb R, Larcom LL, Milk stimulates growth of prostate cancer cells in culture. Nut Cancer, 2011, 63(8):1361-6

9. Effekt von Milch auf die Entwicklung von Leberkrebs in Zusammenhang mit HBV

Zhiqiang Cheng, Jifanhu, John King, Gilbert Jay, and Thomas Colin Campbell. Inhibition of Hepatocellular Carcinoma Development in Hepatitis B Virus Transfected Mice by Low Dietary Casein. Hepatology 1997; 26:1351-1354

10. Effekt von Casein auf die MFO-Aktivität der Leber

Mgbodile MUK, and Campbell TC. Effect of protein deprivation of male weanling rats on the kinetics of hepatic microsomal enzyme activity. J. Nutr:102 (1972):53-60

Hayes JR, Mgbodile MUK, and Campbell TC. Effect of protein deficiency on the inducibility of the hepatic microsomal drug-metabolizing enzyme system. I. Effect on substrate inter-action with cytochrome P-450. Biochem, Pharmacol. 22(1973):1005-1014

Mgbodile MUK, Hayes JR, and Campbell TC. Effect of Protein deficiency on the inducibility of the hepatic microsomal drug-metabolizing system. II Effect on enzyme kinetics and electron transport system. Biochem. Pharmacol. 22 (1973): 1125-1132

Hayes JR, and Campbell TC, Effect of Protein deficiency on the inducibility of the hepatic microsomal drug-metabolizing enzyme system. Effect of 3. methylcholanthrene induction on activity and binding kinetics. Biochem, Pharmacol 23 (1974):1721-1732

11. Gesundheitsfördernde Wirkung fermentierter Milchprodukte

L. Ebringer, M. Ferencik, J. Krajcovic. Beneficial Health Effects of Milk and Fermented Dairy Products – Review. Folia Microbiol. 53 (5), 378-394 (2008)

12. Gesundheit durch Fleisch

E. Ginter: Vegetarian diets, chronic diseases and longevity. In: Bratislavské lekárske listy. Band 109, Nr.10, 2008, S. 463-466

13. Transfette

Brouwer IA, Wanders AJ, Katan MB: Effect of animal and industrial trans fatty acids on HDL and LDL cholesterol levels in humans – a quantitative review. PLoS ONE (2010) de Souza RJ, Mente A, Maroleanu A et al.: Intake of saturated and trans unsaturated fatty acids and risk of all cause mortality, cardiovascular disease, and type 2 diabetes: systematic review and meta-analysis of observational studies. BMJ 2015

14. Auswirkungen: LDL Cholesterin

Trumbo PR, Shimakawa T. Tolerable upper intake levels for trans fat, saturated fat, and cholesterol, Nutr Rev, 2011, 69(5):270-8

15. Auswirkungen: HDL-Cholesterin zu LDL-Cholesterin

Roberts WC, It's the cholesterol, stupid! Am J Cardiol. 2010,106(9):1364-6

O Keefe JH, Cordain L, Harris WH, Moctein is 50 to 70 m/dl: lower is better and physiologically normal. J Am Coll Cardiol, 2004,43(11):2142-6

Esselstyn CB. In cholesterol lowering, moderation kills, Cleve Clin J Med. 2000,67(8):560-4

16. China Study

T. Colin Campbell, Thomas M. Campbell: The China Study:The Most Comprehensive Study of Nutrition Ever Conducted and the Startling Implications for Diet, Weight Loss and Long-term Health, Benbella Books, 2006

T. Colin Campbell, Thomas M. Campbell: Die „China Study“ und ihre verblüffenden Konsequenzen für die Lebensführung, Verlag für Ganzheitliche Medizin, 2010

T. Colin Campbell, Thomas M. Campbell: China Study – Die wissenschaftliche Begründung für eine vegane Ernährungsweise, Verlag Systemische Medizin, Juli 2011

T. Colin Campbell, Thomas M. Campbell: China Study: Pflanzenbasierte Ernährung und ihre wissenschaftliche Begründung, Verlag Systemische Medizin, Oktober 2015

17. Nurses Health Study: Pflanzliche vs. tierische Ernährung

Belanger CF, Hennekens CH, Rosner B, et al., The Nurses Health Study. Am. J. Nursing (1978):1039-1040

Marchione M. Taking the long view, for 25 years, Harvards Nurses Health Study has sought answers to womens health questions, Milwaukee Journal-Sentinel July 16,2001:01G

Kyungwon Oh, Frank B. Hu, JoAnn E. Manson, Meir J. Stampfer, Walter C. Willett: Dietary fat intake and risk of coronary heart disease in women. 20 years of follow-up of the nurses' health study. In: American Journal of Epidemiology. Band 161, Nr. 7, 1. April 2005

18. Fleisch fördert Krebs

Pan A, Sun Q, Bernstein AM, et al, Red meat Consumption and mortality, Results from 2 prospective cohort studies, Arch Intern Med. 2012, 172(7):555-63

SinhaR, Cross AJ, Graubard BI, Leitzmann MF, Schtzkin A. Meat intake and mortality: a prospective study of over half a million people. Ach Intern Med. 2009,169(6):562-71

Popkin BM. Reducing meat consumption has multiple benefits for the worlds health. Arch Intern Med. 2009,169(6):543

19. Reaktives Häm-Eisen als Ursache von freien Radikalen und Krebs

Dixon SJ, Stockwell BR. The role of iron and reactive Oxygen species in cell death. Nat Chem Biol,2014,10(1):9-17

20. AGE und Alzheimer

Lorena Perrone and William B. Grant. Observational and Ecological Studies of Dietary Advanced Glycation End Products in National Diets and Alzheimer's Disease Incidence and Prevalence. Journal of Alzheimer's Disease 45 (2015) 965–979).

Rahmadi A, Steiner N, Münch G. Advanced glycation endproducts as gerontotoxins and biomarkers for carbony-based degenerative processes in Alzheimer disease. Clin Chem Lab Med. 2011,49(3):385-91

21. Methylgruppen als epigenetischer Gesundheitsfaktor

Esteller, M. (2007) »Cancer epigenomics: DNA methylomes and histone-modification maps« Nat Rev Genet 8(4):286 – 98.

Horsthemke, B. (2006) »Epimutations in human disease« Curr Top Microbiol Immunol 310: 45–59.

Horsthemke, B. und M. Ludwig (2005) »Assisted reproduction: the epigenetic perspective« Hum Reprod Update 11(5): 473-82.

Jirtle, R.L. und M. K. Skinner (2007) »Environmental epigenomics and disease susceptibility« Nat Rev Genet 8(4): 253-62.

McGowan, P.O., A. Sasaki et al. (2008) »Promoter- wide hypermethylation of the ribosomal RNA gene promoter in the suicide brain« PLoS ONE 3(5): e2085.

Moore, T. und D. Haig (1991) »Genomic imprinting in mammalian development: a parental tug-of-war« Trends Genet 7(2): 45-9.

Renthal, W., I. Maze et al. (2007) »Histone deacetylase 5 epigenetically controls behavioral adaptations to chronic emotional stimuli« Neuron 56(3): 517 – 29.

Sweatt, J.D. (2009) »Experience-dependent epigenetic modifications in the central nervous system« Biol Psychiatry 65(3): 191–7.

Weidman, R. L. J. a. J.R. (2007) »Imprinted and More Equal« American Scientist 95: 143-149.

22. Tannine im Rotwein

Lukas Snopek, Jiri Mlcek, Lenka Sochorova, Mojmir Baron, Irena Hlavacova,Tunde Jurikova, Rene Kizek, Eva Sedlackova and Jiri Sochor. Contribution of Red Wine Consumption to HumanHealth Protection- Review. Molecules2018, 23, 1684.

Bell et al. (2014) American Journal of Epidemiology, 179,S.710-720

Bell et al. (2017) British Medical Jounal,356,J909

23. Autophagie

Ohsumi, Yoshinori; et al. (October 1992). “Autophagy in Yeast Demonstrated with Proteinase-Deficient Mutants and Conditions for Its Induction”. The Journal of Cell Biology. 119 (2): 301–311

Ohsumi, Yoshinori; et al. (March 1994). “Ultrastructural Analysis of the Autophagic Process in Yeast: Detection of Autophagosomes and Their Characterization”. The Journal of Cell Biology. 124 (6): 903–913

Ohsumi, Y (March 2001). „Molecular dissection of autophagy: two ubiquitin-like systems“. Nature Reviews Molecular Cell Biology. 2 (3): 211–6.

24. Aktivierung des Gens TKTL1

S Langbein, M Zerilli, A zur Hausen, W Staiger, K Rensch-Boschert, N Lukan, J Popa, MP Ternullo, A Steidler, C Weiss, R Grobholz, F Willeke, P Alken, G Stassi, P Schubert and JF Coy. Expression of transketolase TKTL1 predicts colon and urothelial cancer patient survival: Warburg effect reinterpreted. British Journal of Cancer (2006) 94,578 – 585.

S Langbein, M Zerilli, A zur Hausen, W Staiger, K Rensch-Boschert, N Lukan, J Popa, MP Ternullo, A Steidler, C Weiss, R Grobholz, F Willeke, P Alken, G Stassi, P Schubert and JF Coy. Expression of transketolase TKTL1 predicts colon and urothelial cancer patient survival: Warburg effect reinterpreted. British Journal of Cancer (2006) 94,578 – 585.

Gaurang P. Deshpande, Hugh-George Patterton and M. Faadiel Essop. The human transketolase-like proteins TKTL1 and TKTL2 are bona fide transketolases. BMC Structural Biology (2019) 19:2.

25. Belege für eine erfolgreiche Stilllegung des TKTL1-Gens

Rais B, Comin B, Puigjaner J, Brandes JL, Creppy E, Saboureau D, Ennamany R, Lee WN, Boros LG, Cascante M. Oxythiamine and dehydroepiandrosterone induce a G1 phase cycle arrest in Ehrlich’s tumor cells through inhibition of the pentose cycle. FEBS Lett. 1999;456(1):113–8.

Huan Lu and Huili Zhu. Effect of siRNA-mediated gene silencing of transketolase on A549 lung cancer cells. Oncology Letters 14: 5906-5912, 2017.

26. Morgan Spurlock in seinem Doku-Drama „Supersize me"

S Kechagias, A˚Ernersson, O Dahlqvist, P Lundberg, T Lindstrőm, F H Nystrom, for the Fast Food Study Group. Fast-food-based hyper-alimentation can induce rapidand profound elevation of serum alanineaminotransferase in healthy subjects. Gut 2008;57:649–654.

27. Säure fördert die Entwicklung von Tumoren

Veronica Huber, Chiara Camisaschia, Angela Berzia, Simona Ferroa, Luana Lugini, Tiziana Triulzi, Alessandra Tuccitto, Elda Tagliabue, Chiara Castelli, Licia Rivoltini. Review-Cancer acidity: An ultimate frontier of tumor immune escape and a novel target of immunomodulation. Seminars in Cancer Biology 43 (2017) 74–89.

28. Übergewicht bei Kindern

Wijnhoven TM, et al. (2014). WHO European Childhood Obesity Surveillance Initiative: body mass index and level of overweight among 6-9-year-old children from school year 2007/2008 to school year 2009/2010. BMC Public Health 14(1):806.

29. Telomerlänge der DNA wird durch Ernährung gefördert

Ornish D, Lin J, Daubenmier J, Weidner G, Epel E, Kemp C, Magbanua MJ, Marlin R, Yglecias L, Carroll PR, Blackburn EH. Increased telomerase activity and comprehensive lifestyle changes: a pilot study, Lancet Oncol. 2008 Nov;9(11):1048-57.

Dean Ornish, Jue Lin, June M Chan, Elissa Epel, Colleen Kemp, Gerdi Weidner, Ruth Marlin, Steven J Frenda, Mark Jesus M Magbanua, Jennifer Daubenmier, Ivette Estay, Nancy K Hills, Nita Chainani-Wu, Peter R Carroll, Elizabeth H Blackburn. Effect of comprehensive lifestyle changes on telomerase activity and telomere length in men with biopsy-proven low-risk prostate cancer: 5-year follow-up of a descriptive pilot study. Lancet Oncol 2013; 14: 1112–20.

30. Verzicht auf tierische Fette

Caldwell B. Esselstyn Jr, MD; Gina Gendy, MD; Jonathan Doyle, MCS; Mladen Golubic, MD, PhD; Michael F. Roizen, MD. A way to reverse CAD? Though current medical and surgical treatments manage coronary artery disease, they do little to prevent or stop it. Nutritional intervention, as shown in our study and others, has halted and even reversed CAD. The Journal of Family Practice. 2014, Vol 63, No7.

31. Einfluss von Antioxidanzien auf das Altern

Denham Harman. Aging: A Theory Based on Free Radical and Radiation Chemistry. *Journal of Gerontology* 11: 298–300; 1956

32. Reaktive Sauerstoffspezies als Schutz vor Atherosklerose

Christoph Schürmann, Flavia Rezende, Christoph Kruse, Yakub Yasar, Oliver Löwe, Christian Fork, Bart van de Sluis, Rolf Bremer, Norbert Weissmann, Ajay M. Shah, Hanjoong Jo, Ralf P. Brandes, and Katrin Schröder. The NADPH oxidase Nox4 has anti-atherosclerotic functions. Eur Heart J. 2015; 36(48): 3447–3456.

33. Einfluss von Nahrungsergänzungsmitteln auf die Entwicklung von Krebs

María Elena Martínez, Elizabeth T. Jacobs, John A. Baron, James R. Marshall, Tim Byers. Dietary Supplements and Cancer Prevention: Balancing Potential Benefits Against Proven Harms. J Natl Cancer Inst 2012;104:732–739.

34. Beta-Carotine (Vitamin-A-Präparate) erhöhen Lungenkrebsrisiko um 40 %

Omenn GS, Goodman GE, Thornquist MD, Almes JB, Cullen MR, Glass AG, Keogh JP, Meyskens Jr FL, Valanis B, Williams JH, Barnhart S, Hammar S. Effects of a combination of beta carotene and vitamin A on lung cancer and cardiovascular disease. *N Engl J Med.* 1996;334(18):1150–1155.

The effect of vitamin E and beta carotene on the incidence of lung cancer and other cancers in male smokers. The Alpha-Tocopherol, Beta Carotene Cancer Prevention Study Group. *N Engl J Med.* 1994;330(15):1029–1035.

Duffield-Lillico AJ, Reid ME, Turnbull BW, et al. Baseline characteristics and the effect of selenium supplementation on cancer incidence in a randomized clinical trial: a summary report of the Nutritional Prevention of Cancer Trial. *Cancer Epidemiol Biomarkers Prev.* 2002;11(7):630–639.

Klein EA, Thompson IM Jr, Tangen CM, et al. Vitamin E and the risk of prostate cancer: the Selenium and Vitamin E Cancer Prevention Trial (SELECT). *JAMA.* 2011;306(14):1549–1556

35. Metaanalyse von 26 Studien zur Prävention chronischer Erkrankungen mithilfe von Multivitaminpräparaten

Stephen P. Fortmann, Brittany U. Burda, Caitlyn A. Senger, Jennifer S. Lin, and Evelyn P. Whitlock._Vitamin and Mineral Supplements in the Primary Prevention of_Cardiovascular Disease and Cancer: An Updated Systematic Evidence_Review for the U.S. Preventive Services Task Force. Ann Intern Med. 2013;159:824-834.

36. N-Acetylcystein verdoppelt die Ausbildung von Metastasen bei Mäusen

Kristell Le Gal, Mohamed X. Ibrahim, Clotilde Wiel, Volkan I. Sayin, Murali K. Akula, Christin Karlsson, Martin G. Dalin, Levent M. Akyürek, Per Lindahl,

Jonas Nilsson, Martin O. Bergo. Antioxidants can increase melanoma metastasis in mice.Science Translational Medicine. 2015 Vol 7 Issue 308.

37. Einflüsse auf zelluläre Funktionen durch Acetylcystein

Špela Šalamon , Barbara Kramar, Tinkara Pirc Marolt, Borut Poljšak and Irina Milisav. Review: Medical and Dietary Uses of N-Acetylcysteine. Antioxidants 2019, 8, 111; doi:10.3390/antiox8050111

38. Inulin und Leberkarzinome

Vishal Singh, Beng San Yeoh, Benoit Chassaing, Xia Xiao, Piu Saha, Rodrigo Aguilera Olvera, John D. Lapek, Jr., Limin Zhang, Wei-Bei Wang, Sijie Hao, Michael D. Flythe, David J. Gonzalez, Patrice D. Cani, Jose R. Conejo-Garcia, Na Xiong, Mary J. Kennett, Bina Joe, Andrew D. Patterson, Andrew T. Gewirtz, and Matam Vijay-Kumar. Dysregulated Microbial Fermentation of Soluble Fiber Induces Cholestatic Liver Cancer. Cell 175, 679–694, 2018.

39. Mastersubstanz Klotho

Makoto Kuro-o, Yutaka Matsumura, Hiroki Aizawa, Hiroshi Kawaguchi, Tatsuo Suga, Toshihiro Utsugi,Yoshio Ohyama, Masahiko Kurabayashi, Tadashi Kaname, Eisuke Kumek, Hitoshi Iwasakik, Akihiro Iida,Takako Shiraki-Iida, Satoshi Nishikawa, Ryozo Nagai & Yo-ichi Nabeshima. Mutation of the mouse *klotho* gene leads to a syndrome resembling ageing. Nature 390: 45-51; 1997.

40. Klotho ist ein Protein mit Hormonfunktion

Makoto Kuro-o. The Klotho proteins in health and disease. Nature Reviews Nephrology 15: 27-44; 2019.

41. Einfluss von Klotho auf den Stoffwechsel

Rika Jimbo, Fumiko Kawakami-Mori, Shengyu Mu, Daigoro Hirohama, Bohumil Majtan,Yuichiro Shimizu, Yutaka Yatomi, Seiji Fukumoto, Toshiro Fujita and Tatsuo Shimosawa. Fibroblast growth factor 23 accelerates phosphate-induced vascular calcification in the absence of Klotho deficiency. Kidney International (2014) 85, 1103–1111.

42. Resveratrol und Kurkumin

Shih-Che Hsu, Shih-Ming Huang, Ann Chena, Chiao-Yin Sun, Shih-Hua Lina, Jin-Shuen Chena, Shu-Ting Liu, Yu-Juei Hsua. Resveratrol increases anti-aging Klotho gene expression via the activating transcription factor 3/c-Jun complex-mediated signaling pathway The International Journal of Biochemistry & Cell Biology 53 (2014) 361–371

Kejing Zeng, Lili Tian, Rucha Patel, Weijuan Shao, Zhuolun Song,Ling Liu, Justin Manuel, Xuezhong Ma, Ian McGilvray, Carolyn L. Cummins, Jianping Weng, and Tianru Jin. Diet Polyphenol Curcumin Stimulates Hepatic Fgf21 Production and Restores Its Sensitivity in High-Fat-Diet–Fed Male Mice. Endocrinology, 2017, 158(2): 277–292.

43. Steuerung der Klotho-Gen-Aktivierung

Ryan E. Forstera, Peter W. Jurutkab, Jui-Cheng Hsieha, Carol A. Hausslera, Christine L. Lowmillera, Ichiro Kanekob, Mark R. Hausslera, and G. Kerr Whitfielda. Vitamin D Receptor Controls Expression of the Anti-aging Klotho Gene in Mouse and Human Renal Cells. Biochem Biophys Res Commun. 2011, 414(3): 557–562.

44. Klotho-Expression und kalorische Restriktion

Miyazaki T., et al., Klotho expression is induced by calorie restriction in adult male rats. Trace Nutritients Research 27: 92-96; 2010.

45. Epigalocatechingallat (EGCG) aus grünem Tee

Fang Li, Chen Gao, Ping Yan, Meng Zhang, Yinghao Wang, Yue Hu, Xiaoyun Wu, Xuanjun Wang and Jun Sheng. EGCG Reduces Obesity and White Adipose Tissue Gain Partly Through AMPK Activation in Mice. Frontiers in Pharmacology 2018, Volume 9, Article 1366.

Shirin Pournourmohammadi, Mariagrazia Grimaldi, Malin H. Stridh,Vanessa Lavallard, Helle S. Waagepetersen, Claes B. Wollheim, Pierre Maechlera. Epigallocatechin-3-gallate (EGCG) activates AMPK through theinhibition of glutamate dehydrogenase in muscle and pancreatic ß-cells: A potential beneficial effect in the pre-diabetic state? The International Journal of Biochemistry & Cell Biology 88 (2017) 220–225.

46. Sirtuine

David B. Lombard, Daniel X. Tishkoff, and Jianjun Bao. Mitochondrial sirtuins in the regulation of mitochondrial activity and metabolic adaptation. Handb. Exp. Pharmacol. 2011 ; 206: 163–188.

Vazquez BN, Thackray JK, Simonet NG, Kane-Goldsmith N, Martinez-Redondo P, Nguyen T, Bunting S, Vaquero A, Tischfield JA, Serrano L. SIRT7 promotes genome integrity and modulates non-homologous end joining DNA repair. The EMBO Journal 2016; 35(14):1488-503.

47. Aktivierung von Nrf2

Ungvari Z, Bagi Z, Feher A, Recchia F, Sonntag WE, Pearson K, de Cabo R, Csiszar A. Resveratrol confers endothelial protection via activation of the antioxidant transcription factor Nrf2. Am J Physiol Heart Circ Physiol 299:H18-H24; 2010.

Miriam Martínez-Huélamo, Jose Rodríguez-Morató , Anna Boronat and Rafael de la Torre. Modulation of Nrf2 by Olive Oil and Wine Polyphenols and Neuroprotection. Antioxidants 2017, 6, 73.

Violetta Krajka-Kuźniak, Jarosław Paluszczak, Lech Celewicz, Jan Barciszewski, WandaBaer-Dubowska. Phloretamide, an apple phenolic compound, activates the Nrf2/ARE pathway in human hepatocytes. Food and Chemical Toxicology 51: 202-209; 2013.

Ye T, Zhen J, Du Y, Zhou JK, Peng A, Vaziri ND, et al. (2015) Green Tea Polyphenol (–)-Epigallocatechin-3-Gallate Restores Nrf2 Activity and Ameliorates Crescentic Glomerulonephritis. PLoS ONE 10(3): e0119543. doi:10.1371/journal.pone.0119543.

48. Freie Radikale und Nrf2

Tarumoto T, Nagai T, Ohmine K, Miyoshi T, Nakamura M, Kondo T, Mitsugi K, Nakano S, Muroi K, Komatsu N and Ozawa K: Ascorbic acid restores sensitivity to imatinib via suppression of Nrf2-dependent gene expression in the imatinib-resistant cell line. Exp Hematol 32: 375-381, 2004.

49. 100 g Apfel enthalten 1500 mg Vitamin C

Marian V. Eberhardt, Chang Yong Lee, Rui Hai Liu. Antioxidant activity of fresh apples. Nature 405 903-904; 2000 .

50. Kardiovaskuläre Schäden

Duk-Hee Lee, Aaron R Folsom, Lisa Harnack, Barry Halliwell, and David R Jacobs Jr. Does supplemental vitamin C increase cardiovascular disease risk in women with diabetes? Am J Clin Nutr 2004;80:1194 –200.

Seon Hwa Lee, Tomoyuki Oe, Ian A. Blair. Vitamin C-Induced Decomposition of Lipid Hydroperoxides to Endogenous Genotoxins. Science 292: 2083-2086; 2001.

51. Gesunde Ernährung und Genexpression

Diego Haro, Pedro F. Marrero and Joana Relat. Review: Nutritional Regulation of Gene Expression: Carbohydrate-, Fat- and Amino Acid-Dependent Modulation of Transcriptional Activity. Int. J. Mol. Sci. 2019, 20, 1386; doi:10.3390/ijms20061386.

52. Mikrobiom

Gill SR, Pop M, Deboy RT, et al. Metagenomic analysis of the human distal gut microbiome. Science. 2006;312:1355–1359.

Saito YA, Schoenfeld P, Locke GR, 3rd. The epidemiology of irritable bowel syndrome in North America: a systematic review. Am J Gastroenterol. 2002;97:1910–1915.

53. Bacteroides und Gehirnfunktion

Alexander L. Carlson, Kai Xia, M. Andrea Azcarate-Peril, Barbara D. Goldman, Mihye Ahn, Martin A. Styner, Amanda L. Thompson, Xiujuan Geng, John H. Gilmore, and Rebecca C. Knickmeyer. Infant Gut Microbiome Associated with Cognitive Development. Biol. Psychiatry 83(2): 148–159; 2018.

Falony G, Joossens M, Vieira-Silva S, Wang J, Darzi Y, Faust K, et al. Population-level analysis of gut microbiome variation. Science 2016; 352:560–564).

54. Darmmukosa

Mahesh S. Desai, Anna M. Seekatz, Nicole M. Koropatkin, Nobuhiko Kamada, Christina A. Hickey, Mathis Wolter, Nicholas A. Pudlo, Sho Kitamoto, Nicolas Terrapon, Arnaud Muller, Vincent B. Young, Bernard Henrissat, Paul Wilmes, Thaddeus S. Stappenbeck, Gabriel Nunez, and Eric C. Martens. A Dietary Fiber-Deprived Gut Microbiota Degrades the Colonic Mucus Barrier and Enhances Pathogen Susceptibility. Cell 167: 1339–1353; 2016.

55. Lektine

Bardocz, S., Grant, G., Pusztai, A., Franklin, M.F., Carvalho, A.F.F.U., The effect of phytohaemagglutinin on the growth, body composition, and plasma insulin of the rat at different dietary concentrations. Brit. J. Nutr. 76, 613–626; 1996.

H. P. Schnebli and T. Bachi. Reactions of lectins with human erythrocytes. I. Factors Governing the Agglutination Reaction. Experimental Cell Research 91: 75-183; 1975.

56. Morbus Parkinson

Seidl SE, Santiago JA, Bilyk H, Potashkin JA. The emerging role of nutrition in Parkinson's disease. Front. Aging Neurosci. 2014 Mar 7; 6:36. doi: 10.3389/fnagi.2014.00036.

Alexandra Gaenslen, Thomas Gasser, Daniela Berg. Nutrition and the risk for Parkinson's disease: Review of the literature. J. Neural. Transm. 115: 703-713; 2008.

57. Kaiserschnitt und Darmflora

Hein M. Tun, Sarah L. Bridgman, Radha Chari, Catherine J. Field, David S. Guttman, Allan B. Becker Piush J. Mandhane, Stuart E. Turvey, Padmaja Subbarao, Malcolm R. Sears, James A. Scott, and Anita L. Kozyrskyj. Roles of Birth Mode and Infant Gut Microbiota in Intergenerational Transmission of Overweight and Obesity From Mother to Offspring. JAMA Pediatr. 172(4): 368–377; 2018.

Linda Wampach, Anna Heintz-Buschart, Joëlle V. Fritz, Javier Ramiro-Garcia, Janine Habier, Malte Herold, Shaman Narayanasamy, Anne Kaysen, Angela

H. Hogan, Lutz Bindl, Jean Bottu,Rashi Halder, Conny Sjöqvist, Patrick May, Anders F. Andersson, Carine de Beaufort & Paul Wilmes. Birth mode is associated with earliest strain-conferred gut microbiome functions and immunostimulatory potential. Nature Commun. 9:5091; 2018.

Chu S, Chen Q, Chen Y, Bao Y, Wu M, Zhang J (2017) Cesarean section without medical indication and risk of childhood asthma, and attenuation by breastfeeding. PLoS ONE 12(9): e0184920.

Astrid Sevelsted, Jakob Stokholm, Klaus Bønnelykke, Hans Bisgaard. Cesarean Section and Chronic Immune Disorders. Pediatrics volume135, number 1, January 2015.

58. Zonulin

Fasano A, Not T, Wang W, Uzzau S, Berti I, Tommasini A, Goldblum SE. Zonulin, a newly discovered modulator of intestinal permeability, and its expression in coeliac disease. Lancet.2000; 355:1518–1519.

Drago S, El AR, Di PM, Grazia CM, Tripathi A, Sapone A, Thakar M, Iacono G, Carroccio A,D'Agate C, Not T, Zampini L, Catassi C, Fasano A. Gliadin, zonulin and gut permeability: Effects on celiac and non-celiac intestinal mucosa and intestinal cell lines. Scand J Gastroenterol. 2006;41:408–419.

59. Nurses Health Study

Colditz, Graham A., Sydney E. Philpott, and Susan E. Hankinson. "The impact of the Nurses' Health Study on population health: prevention, translation, and control." American journal of public health 106.9 (2016): 1540-1545.

Morabia, Alfredo. "120 000 nurses who shook public health." American journal of public health 106.9 (2016): 1528-1529.

Bao, Ying, et al. "Origin, methods, and evolution of the three Nurses' Health Studies." American journal of public health 106.9 (2016): 1573-1581.

60. Schädlichkeit von Lektinen

Rabia Hamid and Akbar Masood. Dietary Lectins as Disease Causing Toxicants. Pakistan Journal of Nutrition 8 (3): 293-303, 2009.

Ilka M. Vasconcelos, Jose´ Tadeu A. Oliveira. Review: Antinutritional properties of plant lectins. Toxicon 44 (2004) 385–403

61. Milch und Osteoporose

Feskanich D, Willett WC, Stampfer MJ, Colditz GA. Milk, dietary calcium, and bone fractures in women: a 12-year prospective study. Am J Publ Health. 1997;87:992-997.

Karl Michaëlsson, Alicja Wolk, Sophie Langenskiöld, Samar Basu, Eva Warensjö Lemming, Håkan Melhus, Liisa Byberg. Milk intake and risk of mortality and fractures in women and men: cohort studies. BMJ 2014;349: g6015 doi: 10.1136/bmj.g6015.

Jing Guo, Arne Astrup, Julie A. Lovegrove, Lieke Gijsbers, David I. Givens, Sabita S. Soedamah-Muthu. Milk and dairy consumption and risk of cardiovascular diseases and all-cause mortality: dose–response meta-analysis of prospective cohort studies. Eur J Epidemiol (2017) 32:269–287.

62. Milch und Krebsrisiko

Mettlin CJ[1], Schoenfeld ER, Natarajan N., Patterns of milk consumption and risk of cancer. Nutr. Cancer. 1990;13(1-2):89-99.

Hector R. Galván-Salazar et al. Association of Milk and Meat Consumption with the Development of Breast Cancer in a Western Mexican Population. Breast Care 2015;10:393–396.

63. Milch und Krebsrisiko

Maya M Jeyaraman, Ahmed M Abou-Setta, Laurel Grant, Farnaz Farshidfar, Leslie Copstein, Justin Lys, Tania Gottschalk, Danielle Desautels, Piotr Czaykowski, Marshall Pitz, Ryan Zarychanski. Dairy product consumption and development of cancer: an overview of reviews. BMJ Open 2019;9:e023625. doi:10.1136/bmjopen-2018-023625

Lu Chen, Min Li, Hao Li. Milk and yogurt intake and breast cancer risk. A meta-analysis. Medicine (2019) 98:12

Tian S-b, Yu J-c, Kang W-m, Ma Z-q, Ye X, et al. (2014) Association between Dairy Intake and Gastric Cancer: A Meta-Analysis of Observational Studies. PLoS ONE 9(7): e101728. doi:10.1371/journal.pone.0101728

64. Zonulin und Darmpermeabilität

Fasano A, Not T, Wang W, Uzzau S, Berti I, Tommasini A, Goldblum SE. Zonulin, a newly discovered modulator of intestinal permeability, and its expression in coeliac disease. Lancet.2000; 355:1518–1519.

Drago S, El AR, Di PM, Grazia CM, Tripathi A, Sapone A, Thakar M, Iacono G, Carroccio A,D'Agate C, Not T, Zampini L, Catassi C, Fasano A. Gliadin, zonulin and gut permeability: Effects on celiac and non-celiac intestinal mucosa and intestinal cell lines. Scand J Gastroenterol. 2006;41:408–419.

65. Vollkornprodukte

Ye, E.Q.; Chacko, S.A.; Chou, E.L.; Kugizaki, M.; Liu, S. Greater whole-grain intake is associated with lower risk of type 2 diabetes, cardiovascular disease and weight gain. J. Nutr.2012,142, 1304–1313

Kelly, S.A.M.; Summerbell, C.D.; Brynes, A.; Whittaker, V.; Frost, G. Wholegrain cereals for coronary heart disease. Cochrane Database Syst. Rev.2007.

Hollænder, P.L.B.; Ross, A.B.; Kristensen, M. Whole-grain and blood lipid changes in apparently healthy adults: A systematic review and meta-analysis of randomized controlled studies. Am. J. Clin. Nutr. 2015, 102, 556–572.

66. Fermentation macht Lektine unschädlich

Carmen Cuadrado, Gyongyi Hajos, Carmen Burbano, Mercedes M. Pedrosa, Gema Ayet, Mercedes Muzquiz, Arpad Pusztai, Eva Gelencser, Effect of Natural Fermentation on the Lectin of Lentils Measured by Immunnolgical Methods, Food and Agricultureal Immunology, Volume 14, Issue 1 March 2002, pages 41-49

67. Gemüse schützt vor Krebs und Herz-Kreislauf-Erkrankungen

Willcox JK, Catignani GL, Lazarus S. Tomatoes and cardiovascular Health Crit Rev Food SCI Nutr. 2003,43(1):1-18

Cooper AJ, Sharp SJ, Lentjes MA, et al. A prospective Study of the association between quantity and variety of fruit and vegetable intake and incident type 2 diabetes , Diabetes Care, 2012,35(6):1293-300

Lichtenstein AH, Appel LJ, Brands M, et al. Diet and lifestyle recommendations revision 2006: a scientific statement from the American Heart Association Nutrition Commitiee. Circulation, 2006,114(1):82-96

68. Vitamin-B_{12}-Produktion durch Darmbakterien

Albert MJ, Mathan VI, Baker SJ. Vitamin B_{12} synthesis by human small intestinal bacteria. Nature. 1980 Feb 21;283(5749):781-2]]

69. Ballaststoffarme Ernährung

Mahesh S. Desai, Anna M. Seekatz, Nicole M. Koropatkin, Nobuhiko Kamada, Christina A. Hickey, Mathis Wolter, Nicholas A. Pudlo, Sho Kitamoto, Nicolas Terrapon, Arnaud Muller, Vincent B. Young, Bernard Henrissat, Paul Wilmes, Thaddeus S. Stappenbeck, Gabriel Nunez, and Eric C. Martens. A Dietary Fiber-Deprived Gut Microbiota Degrades the Colonic Mucus Barrier and Enhances Pathogen Susceptibility. Cell 167: 1339–1353; 2016.

70. Bacteroides fragilis

Donaldson, Gregory P. and Chou, Wen-Chi and Manson, Abigail L. and Rogov, Peter and Abeel, Thomas and Bochicchio, James and Ciulla, Dawn and Melnikov, Alexandre and Ernst, Peter B. and Chu, Hiutung and Giannoukos, Georgia and Earl, Ashlee M. and Mazmanian, Sarkis K. (2020) Spatially distinct physiology of Bacteroides fragilis within the proximal colon of gnotobiotic mice. Nature Microbiology

71. Vitamin B_{12} wird von Lactobacillus reuteri produziert

María P. Taranto, Jose´ L. Vera, Jeroen Hugenholtz,Graciela F. De Valdez and Fernando Sesma. Lactobacillus reuteri CRL1098 Produces Cobalamin, Journal of Bacteriology, Sept. 2003, p. 5643–5647

72. Umweltschadstoffe

Crinnion, W-J. Do Environmental Toxicants Contribute to Allergy and Asthma? Altern. Med. Rev. 17: 6-18; 2012.

73. Bauernhof-Effekt

Vuitton, D.A., Dalphin; J.-C. From Farming to Engineering: The Microbiota and Allergic Diseases. Engineering 3: 98–109; 2917.

Plunkett, C.A., Nagler, C.R. The influence of the microbiome on allergic sensitization to food. J. Immunol. 198: 581-589; 2017.

74. Vitamin-D-Mangel

Wang, H., et al. Vitamin D and chronic diseases. Aging Disease 8: 346-353; 2017.

Young, M.R., Young Y. Influence of vitamin D on cancer risk and treatment: Why the variability? Trends Cancer Res. 13: 43-53; 2018.

75. Vitamin-D-Mangel

El-Hajj Fuleihan; G. Vitamin D Deficiency in the Middle East and its Health. Consequences for Children and Adults. Clinic. Re. Bone Miner. Metab. 7: 77-93; 2009.

76. Vitamin D und Hautkrebs

Field, S., Newton-Bishop, J.A. Melaoma and vitamin D. Mol. Oncology 5: 197-214; 2011.

Stucci, L.S., et al. Vitamin D in melanoma: Controversies and potential role in combination with immune check-point inhibitors. Cancer Treatment Rev. 69: 21-28; 2018.

77. Vitamin D reguliert die Aufnahme von Kalzium und Phosphor im Darm

Wassermann, R.H. Intestinal absorption of calcium and phosphorus. Fed. Proc. 40:68-72; 1981.

78. Vitamin-D-Mangel steht mit Darmkrebs und abnehmender Muskelmasse in Verbindung

Klampfer, L. Vitamin D and colon cancer. World J. Gastrointest. Oncol. 6: 430-437; 2014.

Gunton, J.E., Girgis, C.M. Vitamin D and muscle. Bone Rep. 8: 163-167; 2018.

79. Vitamin-D-Supplementation und Krebs

Keum, N. et al. Vitamin D supplementation and total cancer incidence and mortality: a meta-analysis of randomized controlled trials. Ann. Oncol. 30: 733-743; 2019.

80. Auswirkung von Stress auf Darmmikrobiom

Yarandi, S.S., et al. Modulatory Effects of Gut Microbiota on the Central Nervous System: How Gut Could Play a Role in Neuropsychiatric Health and Diseases. J. Neurogastroenterol. Motil. 22: 201-212; 2016.

Marin. I.A., et al., Microbiota alteration is associated with the development of stress-induced despair behavior. Scientific Rep. 7: 43859; 2017.

81. Reduzierte Kalorienzufuhr bei Mäusen

Mitchell, S.J., et al., Daily Fasting Improves Health and Survival in Male Mice Independent of Diet Composition and Calories. Cell Metabolism 29: 221–228; 2019.

Xie, K., et al., Every-other-day feeding extends lifespan but fails to delay many symptoms of aging in mice. Nature Commun. 8: article No 155; 2017

82. Intermittierendes Fasten

De Cabo, R., Mattson, M.P. Effects of intermittent fasting on health, aging, and disease. N. Engl. J. Med. 381: 2541-2551; 2019.

83. Typ-2-Diabetes

Sami, W., et al. Effect of diet on type 2 diabetes mellitus: A review. Int. J. Health Sci. vol 11, issue 2 (April-Hune 2017).

Lim. E.L., et al. Reversal of type 2 diabetes: normalisation of beta cell function in association with decreased pancreas and liver triacylglycerol. Diabetologia 54: 2506–2514; 2011.

84. Sekundäre Pflanzenstoffe

Plaumann, B., et al. Flavonoids activate wild-type p53. Onogene 13: 1605-1614; 1996.

85. Fasten und Nrf2

Kulkarni. S.R., et al. Fasting Induces Nuclear Factor E2-Related Factor 2 and ATP-Binding Cassette Transporters *via* Protein Kinase A and Sirtuin-1 in Mouse and Human. Antioxid. Redox Signal. 20: 15–30; 2014.

86. Zusammenhang Futtermenge und Lebenserwartung bei Tieren

McCay, C.M., Crowell, M.F., Maynard, L.A.. The effect of retarded growth upon the length of life span and upon the ultimate body size. J Nutr. 10: 63–79; 1935.

McDonald, R.B., Ramsey, J.J. Honoring Clive McCay and 75 Years of Calorie Restriction Research. J. Nutr. 140: 1205-1210; 2010.

87. Darmbakterien und Polysaccharide

Desai, M.S., et al. A Dietary Fiber-Deprived Gut Microbiota Degrades the Colonic Mucus Barrier and Enhances Pathogen Susceptibility. Cell 167: 1339-1353; 2016.

88. Ballaststoffe reduzieren das Krebsrisiko

Kim, Y.-I. AGA Technical Review: Impact of Dietary Fiber on Colon Cancer Occurrence. Gastroenterol. 118: 1235-1257; 2000.

89. Lösliche Ballaststoffe

Singh, V., et al. Dysregulated Microbial Fermentation of Soluble Fiber Induces Cholestatic Liver Cancer. Cell 173:679-694; 2018.

90. Einfluss von Omega-3-Fettsäuren auf Depressionen, ADHS, Morbus Parkinson

Liao, Y., et al. Efficacy of omega-3 PUFAs in depression: A meta-analysis. Translat. Psychiatry 9: 190; 2019

Häberling, I., et al. Omega-3 Fatty Acids as a Treatment for Pediatric Depression. A Phase III, 36 Weeks, Multi-Center, Double-Blind, Placebo-Controlled Randomized Superiority Study. Front. Psychiatry 10: 863; 2019.

Agostoni, C., et al. The Role of Omega-3 Fatty Acids in Developmental Psychopathology: A Systematic Review on Early Psychosis, Autism, and ADHD. Int. J. Mol. Sci. 18: 2608;L 2017.

Avallone, R., et al. Review-Omega-3 Fatty Acids and Neuro-degenerative Diseases: New Evidence in Clinical Trials. Int. J. Mol. Sci. 20: 4256; 2019.

91. Kurkuma

Hewlings, S.J., Kalman, D.S. Curcumin: A Review of Its' Effects on Human Health. Foods 6: 92; 2017

Zhang, D.-W., et al. Curcumin and diabetes: a systematic review. Evidence-based Complement.. Alternat. Med., Article ID63053, 16 pages; 2013.

Park, J., Conteas, C.N. Anti-carcinogenic properties of curcumin on colorectal cancer. World J. Gastrointest. Oncol. 2: 169-176; 2010.

Bimonte, S., et al. Curcumin AntiCancer Studies in Pancreatic Cancer. Nutrients 8: 433; 2016.

92. Polyphenole

D'Archivio, M., et al. Modulatory Effects of Polyphenols on Apoptosis Induction:Relevance for Cancer Prevention. Int. J. Mol. Sci. 9: 213-228; 2008.

Chen, X., et al. Tea polyphenols induced apoptosis of breast cancer cells by suppressing the expression of Survivin. Sci. Reports 4: 4416; 2013.

93. Aktivierung von Nrf2 durch Epigallocatechingallat

Na, H.K., et al. Epigallocatechin gallate induces Nrf2-mediated antioxidant enzyme expression via activation of PI3K and ERK in human mammary epithelial cells. Arch. Biochem. Biophys. 476: 171-177; 2008.

94. Epigallocatechingallat

Jung, Y.D., Ellis, L.M. Inhibition of tumour invasion and angiogenesis by epigallocatechin gallate (EGCG), a major componentof green tea. Int. J. Exp. Path. 82:309-316; 2001.

95. Pyrrolochinolinchinon und Gehirnfunktion

Akagawa, M., et al. Recent progress in studies on the health benefits of pyrroloquinoline quinone. Biosci. Biotechnol. Biochem., 80: 13-22; 2016.

96. Pyrrolochinolinchinon und Sirtuine

Zhang, J., et al. Pyrroloquinoline quinone increases the expression and activity of Sirt1 and -3 genes in HepG2 cells. Nutrition Res. 35: 844-849; 2015.

Pyrrolochinoline quinone stimulates mitochondrial biogenesis through cAMP response element-binding protein phosphorylation and increased PGC-1alpha expression, pubmed 19861415 2010

97. Antioxidative Kapazität von Äpfeln

Marian V. Eberhardt, Chang Yong Lee, Rui Hai Liu. Antioxidant activity of fresh apples. Nature 405 903-904; 2000 .

98. Avocado

Hiya A Mahmassani, Esther E Avendano, Gowri Raman, and Elizabeth J Johnson. Avocado consumption and risk factors for heart disease: a systematic review and meta-analysis. Am. J. Clin. Nutr. 107: 23–536; 2018.

Jamshid Tabeshpour, Bibi Marjan Razavi and Hossein Hosseinzadeh. Effects of Avocado (Persea americana) on Metabolic Syndrome: A Comprehensive Systematic Review. Phytother. Res. 31: 819-837; 2017.

Mark L. Dreher, Adrienne J. Davenport. Hass Avocado Composition and Potential Health Effects. Crit. Rev. Food Sci. Nutrition 53: 738–750; 2013.

99. Beeren

Arpita Basu, Michael Rhone, and Timothy J Lyons. Berries: emerging impact on cardiovascular health. Nutr. Rev. 68: 168–177; 2010.

Bincy Baby, Priya Antony & Ranjit Vijayan. Antioxidant and anticancer properties of berries. Crit. Rev. Food Sci. Nutrition. 58: 2491-2507; 2018.

100. Anthocyanidine

Hock Eng Khoo, Azrina Azlan, Sou Teng Tang and See Meng Lim. Anthocyanidins and anthocyanins: colored pigments as food, pharmaceutical ingredients, and the potential health benefits. Food Nutr. Res. 61: 1361779; 2017.

101. Anthocyanidine

Hock Eng Khoo, Azrina Azlan, Sou Teng Tang and See Meng Lim. Anthocyanidins and anthocyanins: colored pigments as food, pharmaceutical ingredients, and the potential health benefits. Food Nutr. Res. 61: 1361779; 2017.

Abdur Rauf, Muhammad Imran, Tareq Abu-Izneid, Iahtisham-Ul-Haq, Seema Patele, Xiandao Panf, Saima Naz, Ana Sanches Silva, Farhan Saeed, Hafiz Ansar Rasul Suleria. Proanthocyanidins: A comprehensive review. Biomed. Pharmacother. 116: 108999; 2019.

102. Vitamin-Supplemente

Alessandro M Misotti and Patrizia Gnagnarella. Vitamin supplement consumption and breast cancer risk: a review. ecancer 7: 365; 2013.

Sui-Liang Zhang, Ting-Song Chen, Chen-Yun Ma, Yong-Bin Meng, Yu-Fei Zhang, Yi-Wei Chen, Yu-Hao Zhou. Effect of vitamin B supplementation on cancer incidence, death due to cancer, and total mortality. A PRISMA-compliant cumulative meta-analysis of randomized controlled trials. Medicine 95: 31; 2016.

Manson, J.E., et al. Vitamin D Supplements and Prevention of Cancer and Cardiovascular Disease. N. Engl. J. Med. 380: 33-44; 2019.

103. Antivirale Aktivität von Fruchtextrakten

Konowalchuk, J., Speirs, J.I. Antiviral activity of fruit extracts. J. Food Sci. 41: 1013-1017; 1976.

104. Chlorophyll in Blattsalat

Nagini, S., et al. Chemopreventive Potential of Chlorophyllin: A Review of the Mechanisms of Action and Molecular Targets. Nutr. Cancer 67: 203-211; 2015)

105. Artischocke

Maryem Ben Salem, Hanen Affes, Kamilia Ksouda, Raouia Dhouibi, Zouheir Sahnoun, Serria Hammami, Khaled Mounir Zeghal. Pharmacological Studies of Artichoke Leaf Extract and Their Health Benefits. Plant. Foods Hum. Nutr. 70: 441–453; 2015.

106. Apigenin

Benford Mafuvadze, Yayun Liang, Cynthia Besch-Williford, Xu Zhang, Salman M. Hyder. Apigenin Induces Apoptosis and Blocks Growth of Medroxyprogesterone Acetate-Dependent BT-474 Xenograft Tumors. Horm. Canc.3: 160-171; 2012.

Xiaohui Yan, Miao Qi, Pengfei Li, Yihong Zhan and Huanjie Sha. Apigenin in cancer therapy: anti-cancereffects and mechanisms of action. Cell Biosci. 7: 50; 2017.

107. Mariendistel

Reinhard Saller, Reto Brignoli, Jörg Melzer, Rémy Meier. An Updated Systematic Review with Meta-Analysis for the Clinical Evidence of Silymarin. Forsch. Komplementärmed. 15: 9–20; 2008.

108. Mariendistel

Carmen Tamayo, Suzanne Diamond. Review of Clinical Trials Evaluating Safety and Efficacy of Milk Thistle (Silybum marianum [L.] Gaertn.). Integr. Cancer Ther. 6: 146-157; 2007.

109. Weintrauben

Jun Yang, Yang-Yu Xiao. Grape Phytochemicals and Associated Health Benefits. Crot. Rev. Food Sci. Nutrition 53: 1202-1225; 2013.

Nurhan Unusan. Proanthocyanidins in grape seeds: An updated review of their health benefits and potential uses in the food industry. J. Funct. Foods 67: 103861; 2020.

110. Resveratrol

Kai Liu, Rui Zhou, Bin Wang, Man-Tian Mi. Effect of resveratrol on glucose control and insulin sensitivity: a meta-analysis of 11 randomized controlled trials. Am. J. Clin. Nutr. 99: 1510-1519; 2014.

Rudra Pangeni, Jasjeet K Sahni, Javed Ali, Shrestha Sharma, Sanjula Baboota. Resveratrol: review on therapeutic potential and recent advances in drug delivery. Expert Opin. Drug Deliv. 11: 1285-1298; 2014.

111. Erdnüsse und Paranüsse

Shalini S. Arya, Akshata R. Salve, S. Chauhan. Peanuts as functional food: a review. J. Food Sci. Technol. 53: 31-41; 2016.

Jun Yang. Brazil nuts and associated health benefits: A review. LWT-Food Sci. Technol. 42: 1573–1580; 2009.

112. Walnüsse

Sabate, J., et al. Effects of walnuts on serum lipid levels and blood pressure in normal men. N. Engl. J. Med. 328: 603-607; 1993.

113. Walnüsse und Gehirn

Cristiane Rodrigues Silva Câmara, Vicki Schlegel. A Review on the Potential Human Health Benefits of the Black Walnut: A Comparison with the English Walnuts and Other Tree Nuts. Int. J. Food Properties 19: 2175-2189; 2016.

Shibu M. Poulose, Marshall G. Miller, Barbara Shukitt-Hale. Role of Walnuts in Maintaining Brain Health with Age. J. Nutrition 144: 561S-566S; 2014.

Janice Pellow, Elizabeth M. Solomon, Candice N. Barnard. Complementary and Alternative Medical Therapies for Children with Attention-Deficit/Hyperactivity Disorder (ADHD). Altern. Med. Rev. 16: 323-337; 2011.

114. Oliven und Olivenöl

Khanfar, Rigacci und Vitaglione 2015, Research 29, S.1776-1782

115. Kreuzblütler und Krebs

Erin L. Richman, Stacey A. Kenfield, Jorge E. Chavarro, Meir J. Stampfer, Edward L. Giovannucci, Walter C. Willett, June M. Chan. Fat intake after diagnosis and risk of lethal prostate cancer and all-cause mortality. JAMA Intern Med. 2013 173: 1318–1326; 2013.

Erin L. Richman, Stacey A. Kenfield, Meir J. Stampfer, Alan Paciorek, Peter R. Carroll, June M. Chan. Physical Activity after Diagnosis and Risk of Prostate Cancer Progression: Data from the Cancer of the Prostate Strategic Urologic Research Endeavor. Cancer Res. 71: 3889-3895; 2011.

116. Kreuzblütler und Brust- bzw. Prostatakrebs

Xin Jiang, Ye Liu, Lixin Ma, Rui Ji, Yaqin Qu, Ying Xin, Guoyue Lv. Chemopreventive activity of sulforaphane. Drug Design. Develop. Ther. 12: 2905-2913; 2018.

117. Leinsamen und Prostatakrebs

Demark-Wahnefried W, et al. Flaxseed supplementation (not dietary fat restriction) reduces prostate cancer proliferation rates in men presurgery. Cancer Epidemiol. Biomarkers Prev. 12: 3577-3587; 2008

Demark-Wahnefried W, et al. Pilot study to explore effects of low-fat, flaxseed supplemented diet on proliferation of benign prostatic epithelium and prostate-specific antigen. Urology 63: 900-9004; 2004.

118. Rote Bete

Stephen J. Bailey, Paul Winyard, Anni Vanhatalo, Jamie R. Blackwell, Fred J. DiMenna, Daryl P. Wilkerson, Joanna Tarr, Nigel Benjamin, Andrew M. Jones. Dietary nitrate supplementation reduces the O2 cost of low-intensity exercise and enhances tolerance to high-intensity exercise in humans. J. Appl. Physiol. 107: 1144–1155; 2009.

Raúl Domínguez, Eduardo Cuenca, José Luis Maté-Muñoz, Pablo García-Fernández, Noemí Serra-Paya, María Carmen Lozano Estevan, Pablo Veiga Herreros, Manuel Vicente Garnacho-Castaño. Effects of Beetroot Juice Supplementation on Cardiorespiratory Endurance in Athletes. A Systematic Review. Nutrients 9, 43; 2017.

119. Citrullin

Arturo Figueroa, Alexei Wong, Salvador J. Jaimea, Joaquin U. Gonzales. Influence of L-citrulline and watermelon supplementation on vascular function and exercise performance. Curr. Opin. Clin. Nutr. Metab. Care 20: 92–98; 2017.

120. Wassermelone

Ambreen Naz, Masood Sadiq Butt, Muhammad Tauseef Sultan, Mir Muhammad Nasir Qayyum, Rai Shahid Niaz. Watermelon lycopene and allied health claims. Exp. Clin. Sci. 13: 650-666; 2014.

121. Aloe arborescens

Lissoni P, Rovelli F, Brivio F, Zago R, Colciago M, Messinga G, Mora A, Porro G: A randomized study of chemotherapy versus biochemotherapy with chemotherapy plus Aloe arborescens in patients with metastatic cancer. In vivo 23: 171-176; 2009.

122. Aloe vera

Yiyi Zhan, Wen Li, Dan Liu, Tieyun Zhao, Haoming Tian. Efficacy of Aloe Vera Supplementation on Prediabetes and Early Non-Treated Diabetic Patients: A Systematic Review and Meta-Analysis of Randomized Controlled Trials. Nutrients 8, 388; 2016.

N. Suksomboon, N. Poolsup, S. Punthanitisarn. Effect of Aloe vera on glycaemic control in prediabetes and type 2 diabetes: a systematic review and meta-analysis. J. Clin. Pharm. Ther. 41: 180-188; 2016.

123. Zistrose

Hutschenreuther A, Birkemeyer C, Grötzinger K, Straubinger RK, Rauwald HW. Growth inhibiting activity of volatile oil from Cistus creticus L. against Borrelia burgdorferi s.s. in vitro. Pharmazie 65: 290-295; 2010.

124. Zistrose

Ulrich Kalus, Alexandre Grigorov, Oliver Kadecki, Jan-Peter Jansen, Holger Kiesewetter, Hartmut Radtke: Cistus incanus (CYSTUS052) for treating patients with infection of the upper respiratory tract. A prospective, randomised, placebo-controlled clinical study. Antiviral Res. 84: 267-271; 2009.

125. Zistrose

Droebner K., et al.: CISTUS052, a polyphenol-rich plant extract, exerts anti-influenza virus activity in mice. Antiviral Res. 76: 1-10; 2007.

Ehrhardt C. et al.: A polyphenol rich plant extract, CYSTUS052, exerts anti influenza virus activity in cell culture without toxic side effects or the tendency to induce viral resistance. Antiviral Res. 76: 38–47; 2007.

Rebensburg S., et al.: Potent *in vitro* antiviral activity of *Cistus incanus* extract against HIV and Filoviruses targets viral envelope proteins. Scientific Reports 6, 20394; 2016.

126. Löwenzahn und Krebs

Christopher Nguyen, Ali Mehaidli, Kiruthika Baskaran, Sahibjot Grewal, Alaina Pupulin, Ivan Ruvinov, Benjamin Scaria,Krishan Parashar, Caleb Vegh, Siyaram Pandey. Dandelion Root and Lemongrass Extracts Induce Apoptosis, Enhance Chemotherapeutic Efficacy, and Reduce Tumour Xenograft Growth *In Vivo* in Prostate Cancer. Evidence-Based Complem. Altern. Med.,vol 2019, article ID 2951428, 12 pages.

Pamela Ovadjel, Caroline Hamm, Siyaram Pandey. Efficient Induction of Extrinsic Cell Death by Dandelion Root Extract in Human Chronic Myelomonocytic Leukemia (CMML) Cells. PLoS ONE 7(2): e30604. doi:10.1371/journal.pone.0030604; 2012.

S. J. Chatterjee, P. Ovadje,1 M.Mousa, C. Hamm, S. Pandey. The Efficacy of Dandelion Root Extract in Inducing Apoptosis in Drug-Resistant HumanMelanoma Cells. Evidence-Based Complem. Altern. Med.,vol 2011, article ID 129045, 11 pages

Pamela Ovadje, Madona Chochkeh, Pardis Akbari-Asl, Caroline Hamm, Siyaram Pandey. Selective Induction of Apoptosis and Autophagy ThroughTreatment With Dandelion Root Extract in Human Pancreatic Cancer Cells. Pancreas 41: 1039-1047; 2012.

Pamela Ovadjel, Saleem Ammar, Jose-Antonio Guerrero, John Thor Arnason, Siyaram Pandey. Dandelion root extract affects colorectal cancer proliferation and survival through the activation of multiple death signalling pathways. Oncotarget 7: 73080-73100; 2016.

Carly Griffin, James McNulty, Siyaram Pandey. Pancratistatin induces apoptosis and autophagy in metastatic prostate cancer cells. Int. J. Oncol. 38: 1549-1556; 2011.

Rebecca S.Y. Wong. Apoptosis in cancer: from pathogenesis to treatment. J. Exp. Clin. Cancer Res. 30: 87; 2011.

127. Chili und andere Gewürze

Jun Lv, Lu Qi, Canqing Yu, Ling Yang, Yu Guo, Yiping Chen, Zheng Bian, Dianjianyi Sun, Jianwei Du, Pengfei Ge, Zhenzhu Tang, Wei Hou, Yanjie Li, Junshi Chen, Zhengming Chen, Liming Li. Consumption of spicy foods and total and cause specific mortality: population based cohort study. Brit. Med. J. 351: h3942; 2015.

Mustafa Chopan, Benjamin Littenberg. The Association of Hot Red Chili Pepper Consumption and Mortality: A Large Population-Based Cohort Study. PLoS ONE 12(1): e0169876. doi:10.1371/journal.pone.0169876; 2017.

128. Kefir

Stephen Moses John, Sirirat Deeseenthum. Properties and benefits of kefir -A review. Songklanakarin J. Sci. Technol.37: 275-282; 2015.

Benjamin C. T. Bourrie, Benjamin P. Willing, Paul D. Cotter. The Microbiota and Health Promoting Characteristics of the Fermented Beverage Kefir. Front. Microbiol. 7:647. doi:10.3389/fmicb.2016. 00647

Conor Slattery, Paul D. Cotter, Paul W. O'Toole. Analysis of Health Benefits Conferred by Lactobacillus Species from Kefir. Nutrients 2019, 11, 1252; doi:10.3390/nu11061252

Über den Autor

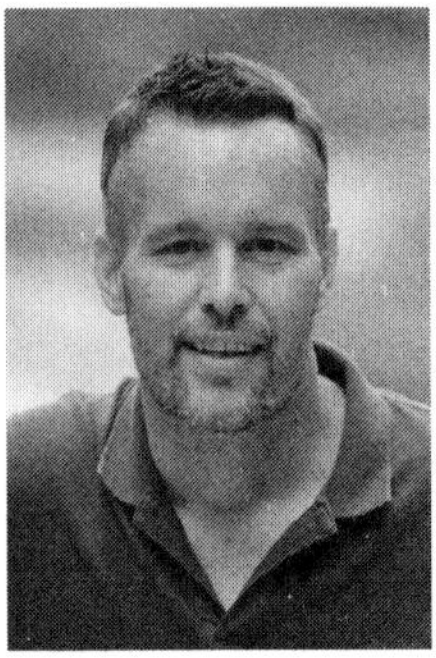

Dr. med. Kay Bredehorst hat in Hamburg Medizin studiert und im Bereich der Immunologie promoviert. Nach einigen Jahren der ärztlichen Tätigkeit in einer Klinik in Norddeutschland folgte ein Studium der Betriebswirtschaft und Gesundheitsökonomie am BI-Institut bei Prof. Dr. Braunschweig in Köln. Anschließend hat er mehr als 15 Jahre lang internationale Krankenhäuser bezüglich ihrer Leistungsausrichtung und Organisation begleitet.

Während seiner Tätigkeit in Russland kam er mit der Ernährungsmedizin in Kontakt. Seit 2012 beschäftigt sich Dr. Bredehorst mit der Auswertung wissenschaftlicher Studien über Pflanzen und ihre Auswirkungen auf unsere Gesundheit. Unterstützt wurde er dabei von seinem Vater, Prof. Dr. Reinhard Bredehorst, der seinerzeit an der Universität Hamburg eine Professur und an der Georgetown University (Washington D.C.) eine Gastprofessur für die Bereiche Immunologie, Biochemie und Molekularbiologie innehatte.

Mit den wachsenden Erkenntnissen wuchs auch der Wunsch, diese weiterzugeben; seit 2014 konnte eine Vielzahl von Patienten davon profitieren. Inzwischen vertrauen sich neben vielen chronisch kranken Menschen auch zahlreiche renommierte Sportler seiner Behandlung an.

Weitere Informationen: *www.bredehorst-health-method.de*

Dr. med. Joachim Mutter:

Grün essen!

Die Gesundheitsrevolution auf Ihrem Teller

Leseprobe: www.vakverlag.de

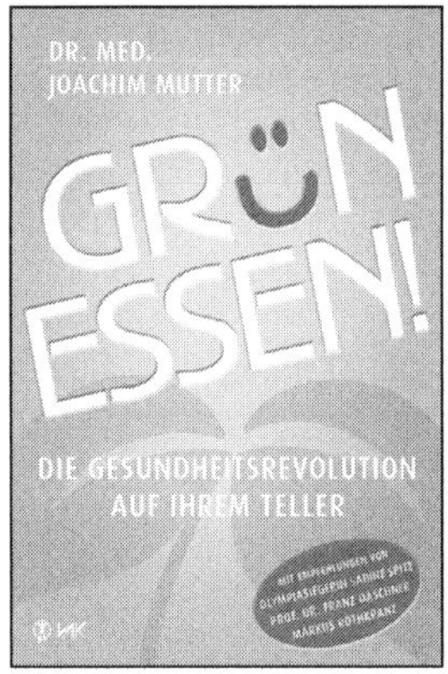

Dr. Joachim Mutter räumt mit gängigen Ernährungsempfehlungen und Diätansätzen auf und erklärt allgemein verständlich, welche gesundheitsschädigenden Vorgänge bei einer konventionellen Ernährungsweise in unserem Körper ablaufen. Dr. Mutter, der sich selbst durch konsequente Nahrungsumstellung von einer schweren Erkrankung geheilt hat, weiß, wie wir uns fit und gesund essen können: mit einer vitalstoffreichen, rohkostbetonten Ernährung. Der Ratgeber liefert neue Impulse für Gesunde und Kranke, für Ärzte und Heilpraktiker, für Ernährungsberater und Sportler, ... kurz: für alle, die voller Energie und Vitalität sein wollen und ihre Gesundheit selbst in die Hand nehmen möchten.

200 Seiten, 20 Abb. vierfarbig, Paperback (16,5 x 22,5 cm)
ISBN 978-3-86731-214-1

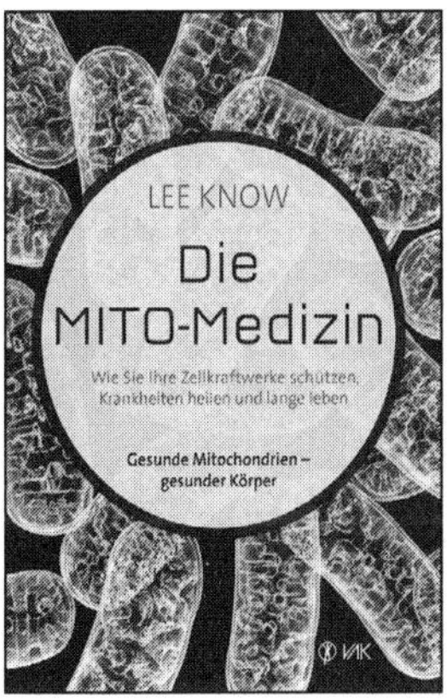

Lee Know:

Die Mito-Medizin

Wie Sie Ihre Zellkraftwerke schützen, Krankheiten heilen und lange leben

Leseprobe: www.vakverlag.de

Warum altern wir? Welche Verbindung besteht zwischen Alzheimer und Herzinfarkt? Was haben chronische Erschöpfung und Stress mit dem Stoffwechsel zu tun? Die Antworten auf all diese Fragen liefern die Mitochondrien, die nahezu jede Zelle in unserem Körper mit Energie versorgen. Wenn wir verstehen, wie sie funktionieren, verstehen wir auch, wie wir bis ins hohe Alter gesund bleiben können. Hier erfahren Sie, wie Sie Ihre Mitochondrien gesund erhalten können, wenn Sie z. B. in Ihren Alltag mehr Bewegung einbauen oder Ihre Ernährung mit gesunden Fetten, spezifischen Vitaminen und Nährstoffen aufwerten.

320 Seiten, 11 Illustrationen, Paperback (15 x 21,5 cm)
ISBN 978-3-86731-212-7

Dr. med. Klaus Erpenbach, Heike Schröder:

Voll fertig! Bin ich nur müde oder schon krank?

Mehr Energie und Gesundheit dank neuer Erkenntnisse aus der Mitochondrien-Medizin

Leseprobe: www.vakverlag.de

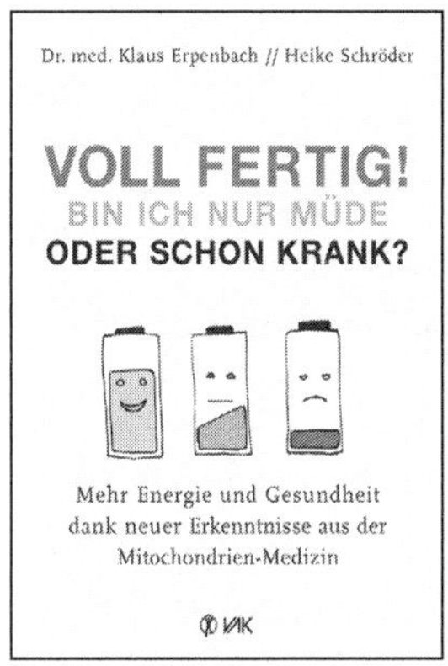

Die Mitochondrien spielen eine Schlüsselrolle für die Wirksamkeit des Immunsystems, für Stoffwechsel, Organfunktionen und gesundheitliche Stabilität des Menschen. Die Autoren klären auf über die Faktoren, die die Mitochondrien schädigen: Stress, Infekte, hormonelle Probleme, Giftstoffe, Elektrosmog, Mobilfunkstrahlung und Nebenwirkungen von Medikamenten. Viele Schädigungen beruhen auf einem Mangel an Mikronährstoffen. Daraus ergibt sich der Schwerpunkt der Behandlung.

208 Seiten, 150 Abbildungen, Paperback (16,5 x 22,5 cm)
ISBN 978-3-86731-178-6

Abonnieren Sie unseren Newsletter (gratis) unter: www.vakverlag.de